LES FOSSOYEURS

DU MÊME AUTEUR

Essais :
Patients, si vous saviez... Confessions d'un médecin généraliste, 2003, Robert Laffont.

Romans :
La Folie Kennaway, 1988, Rivages Noir, réédition, 2001.
La Tribu, 1990, Rivages Noir, réédition, 2003.
Un monde sans crime, 1993, Rivages Noir, réédition, 2000.
L'Évangile selon Caïn, 1995, Éditions du Seuil, Points Seuil-Romans.
Une éducation anglaise, 2000, Éditions de l'Olivier.
Une question de confiance, 2002, Rivages Noir.

Pour les adolescents :
No Pasaran, le jeu, 1996, École des Loisirs.
La Citadelle des cauchemars, 1998, École des Loisirs.
La Nature du mal, 1998, École des Loisirs.
Tant pis pour le Sud, 2000, École des Loisirs.
Andreas, le retour, 2005, École des Loisirs.

Pour les enfants :
Pomme et le magasin des petites filles pas sages, 1994, École des Loisirs.
Taxi et le bunyip, 1995, École des Loisirs.
Le Crocodile de la bonde, 1996, École des Loisirs.
Le Père Noël n'existe même pas, 1998, École des Loisirs.

Nouvelles :
Vincent Moranne, réanimateur, 2005, in *Noirs Scalpels,* Le Cherche Midi.

www.christianlehmann.net

Christian Lehmann

LES FOSSOYEURS

privé©

Ouvrage publié
sous la direction de Guy Birenbaum

À Quitterie, qui sera, elle aussi,
« médecin malgré eux »...
et
À la mémoire de Florence Lehmann, née Rohan
(1922-2006)

« Fais ce que dois, advienne que pourra. »

Les Fossoyeurs.

Ces êtres étranges venus d'une autre planète. Leur destination : la Terre.

Leur but : en faire leur univers, entièrement soumis aux lois du marché.

Christian Lehmann les a vus.

Pour lui, tout a commencé par une série de réformes médicales incohérentes et par un généraliste que le manque de sommeil avait rendu trop las pour continuer sa route.

Cela a commencé par l'atterrissage d'un vaisseau de néolibéraux apparemment venus d'une autre galaxie.

Maintenant, Christian Lehmann sait que les Fossoyeurs sont là, qu'ils ont pris forme humaine, infiltré les postes de décision, et qu'il lui faut convaincre un monde incrédule que le cauchemar a déjà commencé.

Les parents de David Vincent

Quelqu'un a pensé, un instant, aux parents de David Vincent ? Non mais sans rire, quelqu'un y a pensé ? À ce qu'ils ont dû endurer ?

Vous imaginez le tableau ? Des gens d'extraction modeste, probablement. Des Américains tout ce qu'il y a de moyen, vivant une existence paisible dans un trou quelconque du Middle West, un de ces bleds paumés dans lequel la circulation se résume à cinq pick-up trucks et deux tornades de poussière par jour.

À la tombée de la nuit, sur le porche, les voisins viennent s'asseoir et tailler une bavette. Parler de l'état de la nation, de ces beatniks qui bloquent les universités (on est, si ma mémoire est bonne, dans les années soixante), des communistes, avec leur couteau entre les dents, qui sont à la porte, comme le Grand Méchant Loup dans les dessins animés de Walt Disney des années trente. Et puis heureusement, pour se remonter le moral, ils échangent des nouvelles de leurs enfants, qui ont fui ce trou à rats pour monter à la ville, épouser un vendeur de voitures d'occasion à Cincinnati (Peggy Sue), divorcer d'un directeur d'agence de voyages à Boston (Sue Ellen), s'associer à un cabinet d'architectes reconnu à Los Angeles (David).

David Vincent, la gloire de son père, le château de sa mère, la prunelle de leurs yeux.

Est-ce que quelqu'un a pensé, juste un instant, à ce qu'ils ont enduré, ces braves gens, le jour où un de leurs voisins, en ricanant sous cape, a sorti de sa salopette délavée un article découpé dans un journal de crâne d'œuf, un journal de Washington ou de New York ?

La déception que cela a dû être, le soudain basculement dans l'abîme. Certains ont des gosses qui boivent ou qui se droguent, d'autres ont des gosses homosexuels. Mais là, c'est le pompon. David, David qui promenait le chien de Mrs Buerger quand elle a eu sa phlébite, David qui filait toujours un coup de main s'il y avait une tondeuse à réparer, David à qui on a payé de belles études d'architecte, David est dans le journal maintenant.

Pas parce qu'il a décroché un contrat pour un immeuble de la Chase Manhattan Bank. Pas parce qu'un jet-setter californien lui a confié l'édification de son hacienda sur les hauteurs de Big Sur.

Non.

David est dans le journal parce qu'il raconte à qui veut l'entendre que les Envahisseurs sont parmi nous, et que le cauchemar a déjà commencé.

Un garçon si prometteur.

Papa.

Maman.

Désolé.

Mon père était expert-comptable, ma mère trésorière à l'Unesco. Ils maniaient des chiffres toute la journée, et moi j'étais nul en maths. Ce qui s'appelle nul. Alors j'ai décidé de « faire » médecine. C'est un raccourci, bien sûr, mais qu'est-ce qui n'est pas un raccourci ? Il y avait d'autres raisons, familiales, littéraires, mais cette aversion pour les chiffres, et plus spécifiquement pour l'argent, y est pour quelque chose. Pour l'enfant que j'étais, être médecin, c'était être utile à la société, être utile aux autres, sans avoir à se soucier d'argent. J'imaginais que le métier de médecin, au plus proche de l'humain, était le métier le plus éloigné des préoccupations matérielles, des questions financières. Il m'a fallu quelques années pour réaliser mon erreur. À l'hôpital, où, externe, j'enquillais des gardes de vingt-quatre heures au tarif horaire de 0,5 euro, cornaqué par des patrons paternalistes qui m'expliquaient que je me rattraperais une fois diplômé. En cabinet de médecine générale, quelques années plus tard, lorsque je découvris les joies du paiement à l'acte, plus d'un siècle après que les ouvrières des manufactures en eurent été affranchies. Et puis, plus récemment, lorsque commença à se dessiner la dernière réforme en date de la Sécurité sociale, la RDC (Réforme de la dernière chance), la MTR (Mère de toutes les réformes). C'est pendant les travaux d'approche, au moment où les puissants qui nous gouvernent posaient les premières pierres de leur réforme, que tout a commencé pour moi.

Salauds de généralistes !

Tout a commencé en avril 2004 par un colloque de l'association Dialogues, auquel j'avais été invité en tant que médecin généraliste, pour donner un peu de couleur locale à cette assemblée de « dirigeants d'entreprises, de syndicalistes, d'experts en relations sociales décidés d'associer leurs expériences, leur savoir-faire, et animés d'une même volonté : concilier efficacité économique et performance sociale ». À l'époque, à l'issue d'un processus long et complexe, le Haut Conseil pour l'avenir de l'assurance maladie venait de rendre son verdict sur la situation préoccupante des comptes de la protection sociale, premier étage d'une énième réforme attendue dans le courant de l'année. Comme toujours, les comptes étaient dans le rouge, et j'avais accepté l'invitation au colloque parce que j'étais curieux de savoir ce qui se tramait en dehors des murs de mon cabinet, où le système de distribution de soins semblait continuer à fonctionner, en dépit du catastrophique déficit annoncé.

Je devais l'honneur de cette invitation à un ouvrage que j'avais publié l'année précédente, ouvrage dans lequel j'avais tenté de résumer ce que j'avais appris de la médecine générale et du système de santé au cours de mon apprentissage à l'hôpital puis en vingt ans de pratique libérale. *Patients si vous saviez...* sous-titré *Confessions d'un médecin généraliste*, édité chez Robert Laffont, m'avait valu un succès d'estime, avec quelques articles élogieux dans la presse grand public. Au sein de la presse médicale, j'avais même eu droit à un article dans *Le Quotidien du médecin*, où Caroline Martineau notait avec un certain courage :

« Si elle est sévère, en règle générale, pour ceux qui détiennent le pouvoir, qu'il soit financier (l'industrie pharmaceutique dite "Big Pharma" est observée sous son jour le plus noir), médiatique ou politique, sa critique est argumentée et ne manquera pas de déclencher des débats qu'on espère féconds. »

Il n'en fut rien, bien entendu. Dans le monde médical comme ailleurs, le meilleur moyen de limiter la portée d'un livre comportant des révélations dérangeantes est non pas d'en empêcher la parution (même si certains hommes politiques avides de se forger un destin national s'y emploient encore aujourd'hui), mais d'assurer un cordon sanitaire autour de la sortie de l'ouvrage. Ainsi en 2001, Philippe Pignarre, l'un des spécialistes français (non-médecin) les plus éminents sur le sujet du médicament, avait publié *Le Grand Secret de l'industrie pharmaceutique*, un ouvrage de référence pour comprendre les tensions et les difficultés que rencontraient les industriels du secteur, et les moyens parfois peu avouables qu'ils employaient pour tenter de conserver leurs confortables marges bénéficiaires, dans une fuite en avant que l'auteur considérait, à juste titre, comme contre-productive, voire suicidaire. Traduit à l'étranger, salué dans *L'Encyclopaedia Universalis* cette année-là comme une œuvre majeure, le livre de Pignarre n'eut droit à aucun recensement dans la pléthorique presse médicale financée par les firmes pharmaceutiques. Pas un article, pas une notule de bas de page. Rien. Le médecin uniquement informé par la presse médicale, le médecin qui n'avait ni le goût ni le loisir de lire la presse grand public, pouvait passer très facilement à côté d'un livre indispensable pour comprendre l'évolution du secteur du médicament.

À un niveau moindre, mon livre avait subi le même sort. Il était apparu inutile aux rédacteurs en chef de la presse médicale de rendre compte d'un ouvrage retraçant dans sa première partie le vécu quotidien d'un généraliste, et décortiquant dans sa seconde partie quelques-unes des récentes affaires impliquant Big Pharma, en France comme à l'étranger. À *Impact-Médecine*, hebdomadaire médical auquel j'avais collaboré pendant plus de quinze ans au sein des pages culture, j'avais disparu du jour au lendemain, sans heurts. Simple pigiste, on ne m'avait même pas signifié mon congé. Il avait suffi de ne plus faire appel à mes services. Officieusement, j'avais eu droit à quelques explications, distillées avec la bienveillante patience qu'on accorde habituellement aux semi-demeurés : pourquoi cherchais-je donc à mordre la main qui me nourrissait ? Pourquoi ne pas admettre que, dans ce secteur comme dans d'autres, les annonceurs déterminaient l'étendue des domaines d'investigation acceptables ?

Que pouvais-je répondre ? Que pouvais-je répondre à quelqu'un pour qui il n'apparaissait pas d'évidence que ce secteur-là, le secteur de la santé, n'était pas tout à fait un marché comme un autre, et que la responsabilité vis-à-vis de la souffrance des patients y était autrement engagée que dans d'autres secteurs ? Que la recherche, même parcellaire, même imparfaite, de la vérité y était un impératif moral ?

La même année, un confrère et ami, Martin Winckler, en ferait lui aussi l'amère mais éclairante expérience, lorsque les firmes pharmaceutiques, avec un succès apparent, menaceraient France-Inter de poursuites judiciaires suite à une de ses chroniques.

Mon livre n'offrant pas de recettes miracle contre l'embonpoint, ne vantant pas les mérites de tel ou tel complément alimentaire disponible depuis les USA sur Internet, ne préconisant pas l'harmonisation lumnique des chakras ou l'intromission de suppositoires anti-oxydants aux oméga-3 en prévention du cancer de la prostate, avait donc été accueilli avec une certaine tiédeur, mais m'avait valu quelques invitations, lorsqu'un colloque se mettait en quête d'un généraliste, la quarantaine, bien sous tous rapports, capable de donner une petite « touche de terrain » à une noble assemblée d'énarques ou de technocrates. J'avais pu y confirmer en quelle piètre estime le monde politique et les « décideurs » tenaient la médecine générale, au-delà des sempiternelles déclarations d'intention sur le médecin généraliste, « pivot du système de santé », « garant de l'accès aux soins », « médecin du premier recours », et j'en passe. La réalité, mes confrères et moi l'avions touchée du doigt l'année précédente, début septembre, quand le gouvernement de l'époque avait réalisé l'ampleur de la mortalité durant l'épisode caniculaire de 2003. Il fallait un coupable, un bouc émissaire, vite, pour calmer la colère du public, et qui de plus acceptable sinon le médecin généraliste, ce pelé, ce galeux. Il fallait limiter la casse, faire oublier au plus vite l'image du ministre de la Santé d'alors, Jean-François Mattei, interviewé en polo noir sur son lieu de vacances, expliquant sereinement que la situation était sous contrôle, tandis que, depuis la fournaise des urgences de l'hôpital Saint-Antoine, Patrick Pelloux sonnait le tocsin devant les morts qui s'accumulaient. Tout d'abord, les communicants du ministère avaient ciblé les familles, et certains journalistes avaient suivi. D'éditoriaux en communiqués, on avait pointé du doigt la lourde responsabilité de ces enfants qui partent en vacances en « oubliant » leurs vieux en ville. On avait glosé sur la perte de solidarité entre les générations, l'égoïsme de nos sociétés occidentales. Ça n'avait eu qu'un temps. Le temps que les accusés, sous le choc du deuil, réalisent que le gouvernement, non content de se défausser, tentait de leur faire endosser la responsabilité du désastre sanitaire. Les communicants avaient fait marche arrière, vite, vite. Et avaient déposé sur le bureau du ministre le plan B. Une nouvelle cible : les gé-né-ra-lis-tes. Dans le rôle du coupable, ils étaient parfaits. Songez : certains étaient même absents, en vacances, en pleine urgence sanitaire !

Comme le ministre de la Santé ? Oui.

Comme le président de la République et Madâme ? Oui.

Un rapport avait été commandé en hâte à une palanquée de spécialistes hospitaliers, et rendu en urgence dans les premiers jours de septembre. Et les conclusions étaient claires : les généralistes n'avaient pas été à la hauteur.

Sur le terrain, les choses étaient fort différentes, mais pour le savoir il eût fallu auditionner un généraliste, ce à quoi les auteurs du rapport ne s'étaient évidemment pas abaissés, évitant ainsi toute fausse note. Cette audition aurait pourtant pu se révéler pleine d'enseignements sur le système de santé français, sur la nature de ses dysfonctionnements chroniques. D'où probablement son omission.

Ainsi Florence, généraliste dans les Yvelines, revenue de vacances fin juillet, s'était-elle étonnée du faible nombre d'appels reçus et de consultations à son cabinet en cette période estivale, alors que les informations télévisées montraient quotidiennement des urgences débordées, des brancards entreposés dans les couloirs, où s'entassaient morts et vivants. Elle était montée dans sa voiture, avait fait un tour à l'hôpital local où la situation était identique. Puis avait pris sur elle de faire le tour de l'ensemble des maisons de retraite de la région, et, dans chacune d'entre elles, avait improvisé un plan d'urgence, en tentant de tenir compte des contraintes matérielles des locaux et de la pénurie de personnel. Souvent, il lui avait fallu batailler pour faire déplacer les patients, vider les chambres surchauffées des derniers étages installées dans des combles réaménagés, instaurer des passages supplémentaires d'aides-soignantes ou d'auxiliaires de vie pour faire boire les patients, quitte à éliminer certains soins, à diminuer le nombre de mobilisations de patients grabataires dans leur lit, au risque de favoriser l'apparition d'escarres. Car à force de bonne gouvernance, de gestion au millimètre, à force de rogner sur les coûts, on en était arrivés là, dans l'ensemble du système de santé français, de l'hôpital public jusqu'à la maison de retraite : fonctionner à flux tendu, ne pas remplacer le personnel, fermer des lits ou des services dès que le taux de remplissage n'atteignait pas les 100 %. Jusqu'à se retrouver en slip devant un événement sanitaire d'ampleur imprévue. Mais cela, seul un con de généraliste aurait pu le dire, comme l'enfant au passage du char impérial s'étonne, dans sa candeur, d'être le seul à voir que l'empereur est nu.

Ce qu'avait fait Florence contrevenait totalement aux règles de l'exercice libéral en vigueur, où le médecin, payé à la pièce, attend sagement qu'un patient l'appelle pour intervenir et déposer une ordonnance en échange d'un chèque ou de monnaie sonnante et trébuchante. Ce qu'elle avait fait, c'était improviser dans l'urgence une réelle gestion sanitaire, à son niveau local, sans attendre le réveil de la DRASS (Direction régionale des affaires sanitaires et sociales) ou de la DGS (Direction générale de la Santé). Elle avait probablement sauvé quelques vies, évité des hospitalisations, des souffrances, mais qui s'en souciait ?

Car la réalité, la réalité à laquelle sont quotidiennement confrontés les généralistes, est bien celle-ci : longtemps, personne dans les cercles du pouvoir ne sut à quoi ils servaient. Personne ne s'était préoccupé de déterminer leur fonction, d'engager une vraie réflexion sur leur statut, leurs missions, les moyens à mettre en œuvre pour leur permettre de les remplir. Et dans le dossier de la canicule, comme dans celui des gardes de nuit, l'absence de cette réflexion servait à conforter les sacro-saints dogmes de la médecine libérale, sans jamais se risquer à poser la question de leur adaptation au monde moderne. Partant, en cas de dysfonctionnement, et selon une habitude bien française, la désignation consensuelle d'un coupable « acceptable » pour tous évitait de remettre en cause l'ensemble de l'édifice branlant qui nous servait de « meilleur système de santé du monde selon l'OMS [Organisation mondiale de la santé] », alors qu'en réalité, depuis des années déjà, le système ne fonctionnait plus que sur la bonne volonté et la débrouillardise des individus, laminés par le hachoir à deux lames d'une gestion purement comptable et d'une idéologie libérale inadaptée au secteur de la santé.

Personne n'était responsable ni coupable de la canicule de 2003. Elle prit l'ensemble du système de santé, l'ensemble de la société en défaut. C'était le premier épisode de ce type et, à part quelques visionnaires malheureusement inaudibles, nul n'avait envisagé la possibilité d'une canicule de cette ampleur ni ses conséquences en termes de morbidité et de mortalité. Ce n'était pas la faute des familles. Ce n'était pas la faute des urgentistes, débordés à l'accueil des hôpitaux. Ce n'était pas la faute des généralistes, qui, souvent, comme Florence, n'avaient pas même été contactés par les patients isolés ou les maisons de retraite, soit que les premiers n'aient pas pris conscience du risque, soit que les secondes aient directement appelé le SAMU quand un patient décompensait brutalement.

Les vraies causes de cette mortalité excessive étaient à rechercher ailleurs, dans la société de consommation que nous avions collectivement acceptée et mise en place, et dans laquelle, confronté en 1995 aux premières études sur la surmortalité liée à la pollution atmosphérique, le confrère Bernard Pons, ministre des Transports, avait décrété qu'il était urgent de ne rien faire qui puisse nuire aux intérêts du secteur automobile. Il fallait les rechercher, ces causes, dans le mode de gestion de nos hôpitaux, de nos services publics, censés fonctionner à flux tendu pour respecter des impératifs de rentabilité. Chaque été, on ferme des lits hospitaliers, voire des services entiers, profitant de la baisse d'activité estivale programmée (peu de gens attendent le mois d'août pour se faire retirer leur vésicule biliaire ou opérer du ménisque). En théorie, ces fermetures doivent permettre aux hôpitaux de continuer à fonctionner au ralenti sans avoir à embaucher du personnel intérimaire pour pallier les vacances des uns et des autres. En réalité, cela revient à fragiliser le système, d'autant que les Français ne disparaissent pas par enchantement pendant cette période, ils ne font que se déplacer. Et si dans les villes balnéaires, souvent, les généralistes gardent leur cabinet ouvert, on y ferme des lits hospitaliers comme partout ailleurs, et ce malgré l'afflux estival.

2006. Trois ans plus tard. Trois années pendant lesquelles le système aurait dû avoir le temps de se réformer, de mettre en place un plan prévention. C'est d'ailleurs ce qui était annoncé par le ministère, par l'Institut national de veille sanitaire. Et dans une certaine mesure, ces trois ans avaient été mis à profit. Les collectivités locales avaient établi un recensement des personnes à risque. Les revues médicales indépendantes avaient procédé à une revue de la littérature sur la conduite à tenir en cas de nouvel épisode caniculaire. Au-delà des conseils d'hydratation et de refroidissement, une réflexion avait été engagée, enfin, sur le rôle délétère de certains médicaments pendant ces périodes : ainsi certains diurétiques anti-hypertenseurs, utiles et efficaces sur le long terme, peuvent-ils aggraver la déshydratation de patients âgés en période de forte chaleur ; certains psychotropes utilisés largement pour « tasser » les personnes âgées dans des établissements démunis de personnel d'accompagnement peuvent diminuer la sensation de soif et précipiter un coma.

Mais sur le plan humain, rien n'avait été fait. Dans les quelque dix mille maisons de retraite de France, le taux d'encadrement, à peine suffisant en temps normal, ne permettait toujours pas de ventiler, soigner, mobiliser, faire boire tous les pensionnaires. Dans les hôpitaux, le ministère en était réduit à faire appel à des intérimaires d'un genre nouveau : étudiants en médecine, médecins retraités étaient sollicités pour venir prêter main-forte aux urgentistes hospitaliers, en cas de besoin. Étrange manière de gérer l'urgence, quand depuis des années les syndicats hospitaliers dénonçaient le manque de personnel et de lits. Hors des murs de l'hôpital, la situation était aussi tendue. Certains généralistes partaient en vacances, se reposant honteusement de semaines de travail de cinquante à soixante-dix heures, avec parfois un remplaçant, quand ils en trouvaient un, pénurie démographique oblige. Notons que, dans les dix ans à venir, les « vacances » risqueront d'être plus longues car plus d'un médecin généraliste sur deux partira sans trouver de successeur. Cette situation, qui préexistait à la réforme, n'a fait que s'aggraver, nous le verrons, du fait de celle-ci.

Les jeunes internes en médecine générale, par le biais de leur syndicat, dénonçaient la vision strictement hospitalière du ministère : « On ne parle que des urgences de l'hôpital... Mais le besoin est en amont ! » Selon l'Intersyndicale nationale autonome des résidents et internes en médecine générale (ISNAR-

IMG), la crise était en partie due à un « problème récurrent » : « La faible reconnaissance de l'importance des soins de premier recours, spécificité de la médecine générale. » Or, prévenaient les internes, « avec la dégradation entamée de la démographie médicale, cette situation de débordement exceptionnel risque de devenir la norme ». Oui, dans certaines villes, certains départements, il n'y avait plus de services de permanence de soins généralistes organisée, parce qu'il ne suffit pas d'ânonner que « la permanence des soins est une obligation déontologique », encore faut-il donner aux médecins la possibilité d'y participer de manière cohérente. Combien de fois faudra-t-il répéter qu'un médecin généraliste n'est pas un surhomme, et qu'il ne peut travailler jour et nuit sans discontinuer, alors que par ailleurs, et heureusement, le repos de sécurité a enfin été imposé au personnel soignant hospitalier ? Parmi les devoirs déontologiques du médecin, rappelons-le, il est stipulé que celui-ci « ne doit pas exercer sa profession dans des conditions qui puissent compromettre la qualité des soins et des actes médicaux ou la sécurité des personnes examinées ». Le rapport sur la canicule 2003 avait noté la difficulté pour le personnel hospitalier à faire face à « la réduction du temps médical disponible du fait de l'ARTT et de l'intégration des gardes dans le temps de travail, au moment où la démographie médicale commence à baisser », mais ne semblait pas avoir imaginé un instant que l'épuisement des soignants à l'hôpital se retrouvait en ville, où 35 heures, RTT et repos de sécurité n'existent évidemment pas. Trois ans plus tard, en 2006, et dans la grande tradition du mépris ouvertement affiché par la hiérarchie hospitalière envers la médecine de ville, cela n'empêchait pas le président du SAMU de France, une fois l'alerte passée, de décerner un satisfecit à l'hôpital et à ses services : l'institution « a assumé ses responsabilités », la communauté des professionnels de l'hôpital s'est « rapidement et fortement impliquée », tandis qu'en ville, à l'en croire, « dans de nombreux secteurs, l'accroissement de l'activité pendant la canicule semble avoir été majorée par les insuffisances de la permanence de soins en médecine ambulatoire, en particulier du fait de la période des congés ». Salauds de généralistes, inhumains au point de partir en vacances quand l'hôpital ferme des lits.

Jean-Marc Sylvestre sur le chemin de Damas

De RTT, ce 14 avril 2004, il allait en être question, lors du colloque « Assurance maladie : la réforme pour quoi faire ? ». De RTT, de CMU, de carte Vitale... Mais je ne le savais pas encore. Il était 8 heures passées de quelques minutes, ce matin-là, et tandis que je me rasais, Jean-Marc Sylvestre venait m'entretenir de l'état du système économique français, ou plutôt, soyons précis, de l'état de la Bourse. Comme chaque matin, il me parlait comme à un attardé pour me marteler, encore une fois, que j'étais quand même un gros nul, réticent à suivre le mouvement, à faire partie de la France qui bouge et saisit les opportunités, qui boursicote et délocalise, qui se flexibilise le fion et se stock-optionne le groin. Ce matin-là, comme souvent, il était question de la coupable mollesse des Français, de leur trop faible consommation. Pour relancer la croissance, expliquait JMS, il suffirait pourtant que les Français achètent quelques lave-vaisselle de plus, quitte, j'imagine, à les stocker au garage. Je tendis l'oreille, d'autant plus que l'homme qui tous les matins sur France Inter m'incitait sur le ton d'un commentateur cycliste à participer à cette grande aventure qu'est la soumission aux « lois du marché » était l'un des participants à ce fameux colloque.

Quelque temps plus tôt, j'avais découvert avec surprise, dans *Les Échos*, une tribune de JMS au ton inhabituel. Inhabituel, car elle comportait une sorte de remise en cause, une ébauche de mea culpa. « Jusqu'à cet été, je ne connaissais du système de santé français que l'ampleur du déficit de l'Assurance maladie. Depuis, je sais que ce déficit, que j'ai tellement critiqué, m'a sauvé la vie. »

Jean-Marc Sylvestre, « chantre autoproclamé du libéralisme et gourou du CAC 40 », avait été « guéri de ses préjugés », analysait *Le Figaro*.

Depuis l'accident anesthésique de Jean-Pierre Chevènement et sa réanimation « miraculeuse », c'était la seconde fois qu'un membre de la « France d'en haut » découvrait, interloqué, que les médecins, dépensiers, inconséquents, sont aussi là incidemment, à l'occasion, pour sauver des vies humaines. Mais cette fois-ci l'opposant à la mutualisation des risques frappé sur le chemin de Damas n'était autre que Jean-Marc Sylvestre, l'économiste multicartes que le monde entier nous envie, qui chaque jour sur France Inter, LCI ou TF1 nous assène la vulgate libérale, bon gré mal gré, avec cette apparente certitude que confère l'appartenance à une secte qui a réussi. Et ce nouveau saint Paul, fraîchement converti, trouvait soudain des accents déchirants pour défendre l'Assurance maladie solidaire...

« Quand on sait la valeur détruite chez Vivendi sous le règne de Jean-Marie Messier [...], quand on sait les salaires que demandent les stars du football, on se dit que les hôpitaux pourraient dépenser un peu plus d'argent sans qu'on les traite d'inciviques, et les médecins, les bons, gagner plus. » Suivait un plaidoyer plus convenu pour ces « bons médecins », que JMS, à l'évidence, semblait n'imaginer que spécialistes hospitaliers aux manettes d'un plateau technique ultraperformant. L'ultralibéralisme laisse toujours des traces, parmi lesquelles la dévotion à un technicisme considéré comme tout-puissant. Restait cet aveu d'un des plus célèbres économistes de France, qui reconnaissait avoir daubé le système de santé français sans rien en connaître d'autre que le versant financier. Et qui soudain, malade, défait, apeuré, avait découvert « des médecins extraordinaires de compétence » qui avaient continué à se battre, œuvrant sans souci du retour sur investissement, quand lui-même avait cessé d'y croire. « Le *return* était trop improbable », notait JMS, probablement imparfaitement remis d'une trop longue exposition à la mondialisation. Quoi qu'il en fût, cette tribune m'avait intrigué. Je m'en serais voulu de rater la conversion d'un puissant, d'un chantre des incontournables lois du marché, à la Sécurité sociale « à la française ».

Hervé Nathan, journaliste à *Libération*, animait la table ronde. Il présenta Jean-Marc Sylvestre, rappela brièvement le grave problème de santé qu'avait vécu l'économiste, à l'origine de son livre : *Une petite douleur à l'épaule gauche*, problème de santé qui l'aurait « transformé ».

Apparemment gêné par cette formulation, JMS s'empressa de corriger, en expliquant qu'il ne se considérait nullement comme un expert. Ce séjour à l'hôpital, expliqua-t-il, ne l'avait pas « transformé », mais lui avait permis d'approcher un milieu qu'il connaissait mal, ce qu'il concédait volontiers. À la demande de son éditeur, il avait rédigé un compte rendu de son périple difficile et brossé un rapide tableau économique de la situation. Il expliqua qu'il avait été victime d'une maladie nosocomiale, rendit grâce au système de santé français, qu'il considérait « bon à 98 %, puisque [il s'] en [était] sorti », (la pertinence de cette analyse statistique me laissa sans voix), puis insista sur deux observations qui l'avaient choqué au plus haut point lors de son hospitalisation.

Tout d'abord, l'économiste confia l'abattement qu'il ressentit lorsqu'au troisième jour de son hospitalisation, alors qu'il se sentait au plus mal moralement et physiquement, l'infirmière qui représentait son point de référence, son ancrage psychologique... l'avait prévenu qu'elle serait absente les jours suivants car elle était soit en repos, soit en récupération. Là où je ne discernais rien que le processus normal de repos d'une salariée du service public effectuant un travail pénible, JMS trouvait moyen, d'entrée de jeu, de dénoncer les effets pervers des 35 heures. Je ne pus m'empêcher de penser que je n'avais pas perdu mon temps en venant ici.

La seconde anomalie, beaucoup plus grave selon JMS, était qu'il avait été obligé de demander la communication de son dossier à la sortie de l'hôpital, afin de savoir... COMBIEN ÇA COÛTE.

– Car figurez-vous, expliqua-t-il, qu'aucun médecin du service ne connaissait le prix des soins prodigués !

Dans la salle, et du côté du Medef et de ses représentants, nombre de participants hochèrent la tête d'un air entendu. L'image d'Épinal du médecin dépensier, mauvais gestionnaire, venait conforter leurs préjugés. Quelle gabegie chez ces blouses blanches, semblait murmurer une partie de la salle, tout en rotant discrètement quelques stock-options.

Ménageant son suspense mais pas son indignation, JMS asséna le coup final, martelant ces derniers mots :

– Figurez-vous que le traitement antibiotique qui m'a été administré coûtait plusieurs milliers de francs par jour, et qu'aucun des médecins ne le savait !

À nouveau, frémissements dans la salle. On avait délocalisé au Tadjikistan pour moins que ça.

Hervé Nathan me passa alors la parole. Je brossai un rapide tableau du système de santé français, avant de m'inscrire en faux contre l'assertion de JMS :

– Mon problème n'est pas de savoir COMBIEN ÇA COÛTE. Je ne travaille pas à TF1. JMS a bien de la chance : il a bénéficié de la compétence de médecins hospitaliers qui ne se sont jamais posé la question du coût global des soins, du « retour sur investissement », parce que ce n'est pas leur rôle.

Bernard Boisson, conseiller spécial du président du Medef[1], tint à s'élever immédiatement contre cette stupéfiante assertion :

– Je suis scandalisé d'entendre une chose pareille. C'est avec ce genre de propos qu'on creuse chaque jour un peu plus le déficit de la Sécurité sociale. Les choses sont simples, il ne faut pas dépenser plus que ce qu'on a en poche. C'est du simple bon sens. Les gens doivent savoir combien ça coûte pour être res-pon-sa-bi-li-sés. Ce système où les gens ne connaissent pas

1. Le 12 mai 2004, soit un mois plus tard, Guillaume Sarkozy, vice-président du Medef, et chargé de la question sociale, déclarerait à *La Tribune* : « Notre position est claire : le Medef n'a ni la légitimité ni la compétence pour intervenir dans le domaine de la santé. Notre seule compétence, c'est de gérer des entreprises. » Ni la légitimité ni la compétence ? Je suis assez d'accord.

le coût de leur santé est mauvais. En les faisant payer, on les fera réfléchir, ils prendront conscience.

JMS renchérit :

– Je suis effaré d'avoir entendu le Dr Lehmann réclamer le droit à l'indifférence de la part des médecins hospitaliers quant au coût des soins. Ce système où personne, surtout les patients, ne connaît le coût réel des choses pousse à la surconsommation. Je plaide pour une responsabilisation individuelle. Mais comment voulez-vous être responsabilisé avec des mécanismes aussi pervers que la carte Vitale !

Je me calai dans mon siège, avide d'entendre la suite. Une citation du notaire Martinaud, interprété par Michel Serrault dans *Garde à vue*, le film de Claude Miller, traversa mon esprit : « Ce soir, je sens qu'on va atteindre des sommets... »

– Cette carte que vous nous vantez tous comme une innovation fantastique, poursuivit JMS, est d'une totale perversion ! Personne ne sait plus combien coûte la santé, les gens n'ont même plus besoin de payer. Sur la carte, il n'y a pas de photo, il n'y a même pas de nom...

Ces propos furent – quand même – accueillis par une bronca dans la salle, comme sur l'estrade, où les représentants de la CFDT et de la CGT, entre autres, réagirent à cette surprenante déclaration, totalement erronée, de la part d'un économiste qui, même s'il se défendait d'être un expert, venait de commettre un ouvrage de trois cent quarante-cinq pages sur le sujet.

Un instant décontenancé, JMS enfonça le clou :

– Enfin, quoi qu'il en soit, je ne connais pas beaucoup de médecins qui demandent à voir les papiers d'identité au moment de prendre la carte Vitale...

Tu m'étonnes ! pensai-je. Pourquoi pas les empreintes digitales, aussi, pendant que nous y sommes ? Je me jurai alors d'acheter et de décortiquer le livre de Jean-Marc Sylvestre. En matière de sommets, à ce rythme-là, je craignais qu'on tente l'Everest par la face nord avant la fin de l'après-midi. Si seulement j'avais su, alors, que ce qui m'apparaissait comme un stupéfiant tissu de divagations était, en fait, une opinion largement partagée par nos « élites »...

Jean Peyrelevade, président de l'association Dialogues, ex-directeur adjoint du cabinet de Pierre Mauroy, quand celui-ci était à Matignon (1981-1983), ex-président de certaines des plus grandes institutions financières de notre pays (Suez, UAP, Crédit Lyonnais), intervint pour souligner que la déresponsabilisation des acteurs de l'offre de soins (les médecins) et des acteurs de la demande de soins (les patients) contribuait à une surconsommation, et que c'était l'une des raisons, avec l'absence de comptabilité fiable[1], pour lesquelles le Medef avait claqué la porte de l'Assurance maladie.

Si les représentants de la CFDT et de la CGT tentèrent de défendre l'hôpital public, de faire entendre une autre logique que la logique financière (rappelant en particulier l'inégalité sociale et territoriale devant la maladie), seul José Caudron, de la Fondation Copernic, osa sortir du cadre borné par la pensée libérale pour remettre en cause la notion même de déficit ou de dépenses excédentaires, en rappelant la part dévolue aux profits financiers et la diminution de la part dévolue aux salaires. Il rappela que la France se situait au onzième rang de l'Union européenne pour les dépenses de soins, que sur la période 1990-2003, le taux de croissance des dépenses de santé en France était au neuvième rang sur quinze, que le déficit était dû non pas à une hausse inconsidérée de la dépense de santé, comme le martelaient les intervenants libéraux, mais au basculement d'une partie non négligeable des fruits de la croissance du travail vers le capital, intervenu sur ces dix dernières années. José Caudron aurait pu parler en direct d'une autre planète : sa critique argumentée de la pensée libérale ne trouva aucun écho, pas même un détracteur, pas plus que sa remise en cause du dogme selon lequel la gratuité des soins contribue à la déresponsabilisation du patient. En effet, expliqua-t-il, le système suédois,

1. Patient dépensier, médecin complaisant, joue avec nous : Crédit Lyonnais, déresponsabilisation, comptabilité fiable, sauras-tu retrouver l'intrus ?

avec un accès aux soins totalement gratuit, revenait beaucoup moins cher que le système américain, et ce avec de bien meilleurs indices de mortalité.

Ayant été mis en cause successivement pour mon irresponsabilité financière par le représentant du Medef et JMS, je redemandai la parole :

– Je voudrais clarifier mon propos parce que je me rends compte que, apparemment, j'ai été très mal compris quand j'ai dit que je ne me souciais guère du coût de votre traitement antibiotique. Je voudrais réinsister sur le fait, monsieur Sylvestre, que vous avez eu beaucoup de chance, une chance inouïe, de vivre et d'être pris en charge dans un système où vos médecins n'ont pas partagé votre obsession du coût. Car enfin cette obsession libérale du tout économique, du « combien ça coûte ? », est en fait une manière déguisée de définir « jusqu'où ça coûte trop cher »... Autrement dit de fixer une limite « raisonnable » aux dépenses. Si vos médecins avaient partagé votre mode de pensée, vous ne seriez plus là pour en parler, car à un moment le système de contrôle aurait décidé que ça commençait à bien faire et que, quelle que soit la valeur du chroniqueur économique sur le marché, ces dépenses avaient dépassé les bornes du « raisonnable » et qu'il fallait jeter l'éponge... Si vous êtes vivant, c'est bien parce que les médecins ne raisonnent pas comme vous, en terme de coût, mais doivent raisonner en terme d'efficacité pour le patient. L'objectif primordial du médecin est l'intérêt médical du patient, le prix est secondaire. Mon problème n'est pas : « Ce médicament est-il trop cher ? » Mais : « Ce médicament est-il nécessaire à mon patient ? ». Et là, pour le déterminer, je suis seul dans la jungle avec ma bite et mon couteau. Parce que aucun des économistes ici présents n'a envie de parler du coût des médicaments, ni du poids occulte des firmes pharmaceutiques sur notre Sécurité sociale mutualisée. Qui ici sait que les firmes dépensent vingt mille euros par an et par médecin pour les « informer » et agir sur leurs prescriptions ?...

S'ensuivit un long laïus sur le manque de courage des politiques, avec des exemples chiffrés, tirés de mon livre, comme celui du déremboursement en catimini du fluor en prévention dentaire, huit ans après que l'inutilité de sa prescription systématique aux enfants en bas âge eut été publiée dans *Prescrire* (ce qui n'empêche pas, encore aujourd'hui, les bébés de sortir de l'hôpital avec une prescription systématique dans la grande majorité des cas). Ou comme l'exemple de la désinformation entretenue d'abord auprès des futurs patients, puis auprès des médecins, sur la supériorité du Vioxx sur les anti-inflammatoires classiques, à coups d'études tronquées permettant aux firmes de se mettre indûment des milliards dans la poche. Ou encore l'exemple de la manipulation des pharmacies hospitalières auxquelles sont vendus 1 centime le comprimé des médicaments que le patient paiera ensuite de sa poche 2 euros le comprimé en ville, dans le but d'impulser la consommation sur le long terme. Comme l'exemple enfin de ces fausses nouveautés thérapeutiques que sont les énantiomères ou métabolites, qu'on met sur le marché en clamant à l'innovation, pour éviter la percée d'un générique lorsqu'un médicament ancien tombe dans le domaine public.

Jean-Marc Sylvestre ne disait plus rien, le conseiller spécial du Medef non plus, les libéraux découvrant (ne le savaient-ils donc pas ?) que les médecins ne sont pas dupes de la double casquette du Medef, qui brandit le bâton devant patients et médecins « dépensiers » mais se montre bien incapable d'aller s'intéresser aux arrière-cours des véritables profiteurs du système.

Un membre de l'assistance, le surlendemain, noterait ceci dans le courrier de *Libération* : « Un médecin, intervenant au colloque, a décortiqué pendant de longues minutes les mécanismes mis en jeu par l'industrie pharmaceutique pour conserver ses positions et échapper aux contraintes d'autolimitation imposées à tous. Juste après lui, le conseiller spécial du Medef a fait une longue déclaration, dans laquelle il s'en prenait spécifiquement aux dépenses de médecine de ville, indiquant que, pour son organisation, la priorité devait être donnée à ce secteur, et que, dans son esprit, cette maîtrise revenait à mener une politique sévère sur les revenus des professionnels de santé. Ce discours pourrait être audible s'il ne s'accompagnait d'une prudence de Sioux sur l'hôpital et, surtout, d'un silence total sur le médicament. »

Jean-Marc Sylvestre reprit alors le micro pour s'excuser de ne pas avoir compris mon propos :

– Je saisis mieux lorsque vous dites vous préoccuper avant tout de l'efficacité, avant même le coût. Mais... vous devez reconnaître que vous êtes la seule profession à ne pas accepter d'être évalués...

Un peu surpris par ce bottage en touche, j'omis de demander, au vu de l'histoire alors récente de la bulle Internet et du crash qui en avait découlé, qui au juste évaluait les économistes... Suivit un plaidoyer, appuyé par le représentant du Medef, afin que soient sanctionnés les « mauvais médecins », ceux qui prescrivent trop de lignes d'ordonnance.

Je répondis que ce n'était pas possible et que la question était beaucoup plus complexe qu'il n'y paraissait. Un généraliste répond habituellement à deux ou trois demandes par consultation. Sachant que les patients présentent souvent plusieurs pathologies ou symptômes intriqués, qu'un patient diabétique nécessitera actuellement trois voire quatre médicaments différents pour la seule prise en charge optimale de son diabète, comment ne pas dépasser trois lignes d'ordonnance si on prend en charge globalement ce patient et qu'il présente ce jour-là une bronchite et un ongle incarné ?

– Préférez-vous qu'il multiplie les consultations chez x spécialistes ou généralistes différents pour rester dans le cadre de votre vision comptable ?

Silence du côté des libéraux : soudain le monde devenait plus compliqué, n'était plus réductible à des slogans simplistes du type « les médecins sont des irresponsables et les patients consomment trop ».

Je répétai, encore une fois, que le problème était de mettre en place un système cohérent de prise en charge des patients, pas de les taxer plus. D'évaluer les techniques et les médicaments, indépendamment des pouvoirs politiques et financiers.

Enfin je rappelai que nous devions à nos brillants économistes le déficit à venir en médecins. La médecine est faite par des hommes et des femmes. On l'avait oublié et ça revenait comme une évidence aujourd'hui. Des hommes et des femmes qui n'acceptaient plus de travailler dans de mauvaises conditions avec des horaires indécents, car ils souhaitaient se préserver, et préserver leurs compétences et la sécurité des patients. Le repos de l'infirmière de Jean-Marc Sylvestre n'était pas un « effet pervers des 35 heures », il était normal.

Je terminai en reparlant de cette obsession de la res-pon-sa-bi-li-sa-tion individuelle :

– Ce qui vous gêne, dans la carte Vitale, c'est que les pauvres puissent l'utiliser. Que les riches sortent une carte bleue pour consommer du soin, ça ne gêne personne. J'ai bien entendu ce matin sur France Inter Jean-Marc Sylvestre expliquer que le problème en France, c'était le manque de confiance et la consommation insuffisante, alors qu'aux USA les Américains se remettaient à acheter des réfrigérateurs et des bagnoles. La consommation, toujours la consommation comme solution à tous les problèmes. Ce qui vous hérisse avec la carte Vitale, c'est l'accès des pauvres aux soins, que leurs dépenses de santé soient mu-tua-li-sées. Que les pauvres puissent avoir droit aux mêmes soins que les riches, ça vous dépasse.

Après cette table ronde, le public eut droit à un débat animé par Serge July entre Jean-Pierre Davant, président de la Mutualité française, et Claude Bébéar, président du conseil de surveillance d'AXA, et du très libéral Institut Montaigne.

Comme on pouvait s'y attendre, le milliardaire Bébéar prôna la responsabilisation des malades. Mieux, il insista sur le fait que le système actuel n'était plus tenable, pas tant du fait de l'allongement de la durée de vie des populations ou du progrès technique, mais parce que, le niveau de vie augmentant, les patients se montraient plus exigeants, et donc plus dépensiers. Il allait donc falloir organiser, payer ce surcoût, et dans la mesure où il résultait d'un choix de vie, il était cohérent d'en faire porter à chacun, individuellement, la responsabilité... au-delà d'une base solidaire minimale.

Jean-Pierre Davant nuança le propos, proposa d'optimiser la gestion des dépenses de santé en y associant les organismes complémentaires (assurances et mutuelles), mais refusa d'opérer une distinction entre « petit » et « gros » risque, dépenses de santé et dépenses de confort, comme l'avait fait Claude Bébéar.

Ce dernier répéta qu'il s'agissait d'un choix de vie, d'un choix de liberté (ah, la liberté !!!) : les soins indispensables devaient être pris en charge... mais le patient devait disposer de la liberté de choix d'en faire plus...

Ce plaidoyer pour une modification du rapport entre malade et soignant en une transaction commerciale entre un consommateur de soins et un prestataire de service, c'était évidemment tout bénéfice pour les assurances privées, même si cela n'avait, médicalement, aucun sens. À double titre : en premier lieu parce que ce luxe tant vanté par ceux qui ont choisi de devenir prestataires de services de soins pour riches crédules (et assurés chez AXA ?) au lieu d'être médecins, c'est la porte ouverte à toutes les escroqueries anti-âge et autres interventions de pseudoconfort sans aucune base scientifique (après tout, me direz-vous, les libéraux gonflés de Botox n'auront que ce qu'ils méritent) ; en second lieu, parce que dans ce type de système, comme le démontre déjà cruellement les différences de délais entre consultation publique et privée à l'hôpital, la part dévolue au système solidaire et aux soins essentiels est vite réduite, du fait même de la pénurie en personnel médical, au profit de ces prestations de luxe qui se veulent innocentes mais détournent au bénéfice de quelques-uns un savoir et une compétence utiles à tous.

Jean Peyrelevade clôtura le colloque en réaffirmant ce que j'avais entendu à plusieurs reprises cet après-midi : les dépenses de santé allaient augmenter plus rapidement que le produit intérieur brut, et cette augmentation serait intenable pour les comptes sociaux de la nation. Il faudrait donc déterminer quelle part de ces dépenses devait rester socialisée... et, proposa-t-il, inventer des mécanismes innovants, comme par exemple une franchise sur les remboursements, au-delà d'un certain seuil de revenus.

Pour le simple généraliste que j'étais, confronté du matin au soir à des êtres humains souffrant, ou désireux de protéger leur santé, cette vision du système de santé comme un gigantesque supermarché où viendraient s'abreuver des patients avides de consommer le dernier attrape-gogo thérapeutique ou technologique en vogue était totalement déconnectée de la réalité quotidienne. Mais je pressentais que cette vision avait un but : ancrer dans la pensée commune l'idée que le soin était une marchandise comme une autre, que, partant, il était licite, voire même vertueux, de lui appliquer les lois du marché, de l'offre et de la demande, de définir des niveaux de prestation en fonction du revenu ou de la couverture santé individuelle, sans plus se préoccuper de la dimension éthique, de ce qui avait fait de moi un soignant. Je voyais bien, confusément, ce qui était en jeu, ce qui s'annonçait : redéfinir une sécurité sociale de base réduite aux acquêts, gonfler les attributions des complémentaires, et par glissements successifs, remplir les caisses du secteur privé avec l'argent longtemps mutualisé pour soigner tout le monde, pauvres y compris. Je suis sorti du colloque troublé comme si j'avais passé l'après-midi sur une autre planète que celle où m'attendaient des retraités vivant avec le minimum vieillesse, et auxquels seule la dispense d'avance de frais permettait l'accès aux soins.

Courir de plus en plus vite ?

Comment peut-on ne pas être libéral ?

Dans « libéral », il y a liberté...

La liberté d'entreprendre, la liberté de vivre, la liberté de choisir...

Le libéralisme, ça va avec tout.

Comment peut-on critiquer le libéralisme quand (wôôô l'aut !) on est soi-même médecin libéral ?

N'est-ce pas là le comble du ridicule, de la haine de soi ?

J'entends déjà les commentaires, chanterait Serge Reggiani...

Mais, au fait, le libéralisme, c'est quoi ?

Tournons-nous vers Wikipédia :

« Au sens large, le libéralisme prône l'établissement d'une société caractérisée par la liberté de pensée des individus, le règne du droit naturel, le libre échange des idées, l'économie de marché et son corollaire l'initiative privée, et un système transparent de gouvernement dans lequel les droits des minorités sont garantis. Il existe plusieurs courants de pensée libéraux, qui se différencient notamment par leurs fondements philosophiques, par les limites qu'ils assignent à l'État, et par le domaine auquel ils appliquent le principe de liberté [...] Alors que pour les libéraux classiques, la primauté de la liberté individuelle est un principe absolu qui s'applique à tous les domaines de la vie en société, il est devenu courant de subordonner l'application de ce principe aux circonstances, de considérer que les volets philosophique, politique, social et économique du libéralisme sont indépendants les uns des autres, voire de réduire le libéralisme à ses aspects économiques comme le fait l'usage moderne français.

Le mot "libéralisme" est utilisé dans des sens différents, plus ou moins larges, et quelquefois contradictoires. »

C'est le moins qu'on puisse dire. Aux USA, est *liberal* celui qui s'oppose aux conservateurs, à la guerre en Irak et au clan Bush... Le *liberal* americain est un Rouge qui s'ignore. En France, le terme, accepté dans sa seule dimension économique, a souvent été confondu avec le capitalisme, dans lequel l'initiative privée, à l'origine de l'économie de marché, serait le facteur primordial de l'accroissement des richesses de tous (mais de certains plus que d'autres)...

Mais le capitalisme, au cours du XXe siècle, a connu de profondes mutations. Le capitalisme industriel, le capitalisme d'entreprise, avec ses maîtres de forges et autres grands patrons paternalistes investissant pour l'avenir, a disparu, au profit d'un capitalisme essentiellement financier, un capitalisme du profit à court terme, quel qu'en soit le prix à payer pour les populations, et pour l'avenir de la planète. Un capitalisme myope, pour ne pas dire un capitalisme aveugle. C'est ce capitalisme que je nomme néolibéralisme. Le terme ultralibéralisme me semble inapproprié, il sert d'ailleurs aux néolibéraux comme repoussoir. « Regardez, disent-ils, avons-nous franchement l'air d'être des ultra ? » Et en effet, rien dans leur accoutrement ne laisse transparaître, au premier abord, qu'ils se situent, sur l'échiquier des valeurs humaines, légèrement à droite de Gengis Khan (1162-1227)...

Le capitalisme victime consentante d'une mutation, délaissant l'investissement industriel à long terme pour favoriser le seul gain financier à court terme ? Ce n'est pas moi qui l'affirme, mais ses plus zélés supporters.

Tenez, au hasard, Éric Le Boucher, l'homme qui dans ses chroniques économiques du quotidien *Le Monde*, dépasse chaque semaine Jean-Marc Sylvestre par la droite, en klaxonnant... Dans un article d'octobre 2006 sobrement intitulé « Ce qu'il faut faire », Éric Le Boucher nous donne un cours d'économie rapide et précis, comme on aimerait en recevoir plus souvent :

« Excluons l'extrême gauche et l'extrême droite du raisonnement. Pour elles deux, la solution passe par la fermeture des frontières aux biens, aux capitaux et aux personnes, or chacun sait, sauf elles, que l'histoire comme les études économiques ont montré que cela conduirait à une précipitation du pays dans le déclin. Raisonnons avec la gauche et la droite dites de gouvernement. »

C'est pas déjà du puissant, là ? C'est pas du décoiffant ?

« Pour cette gauche et cette droite, le constat est commun. Le monde est entré dans une nouvelle phase sous la poussée de trois forces puissantes et conjuguées : une accélération technologique fulgurante, une mondialisation généralisée et l'émergence d'un nouveau capitalisme dit patrimonial qui accorde une place première à l'actionnaire. »

Qu'est-ce que je vous avais dit ?

« L'émergence d'un nouveau capitalisme dit patrimonial qui accorde une place première à l'actionnaire. »

C'est pas exquisement écrit ? On est économiste, on n'en est pas moins poète... Parce que « l'émergence d'un nouveau totalitarisme financier dans lequel, se goinfrant tel le goret, l'actionnaire saigne le travailleur tout en lui serinant que pour gagner plus, il faut travailler plus [1] »... je ne sais pas pour vous, mais personnellement je trouve que ça sonne moins bien...

Continuons :

« Le changement est radical : il ne suffit plus de bouger une fois, de trouver une invention, d'engager une réforme, mais de bouger en permanence, de créer quotidiennement, de réformer les réformes, pour courir de plus en plus vite [...] Il faut que les hommes et femmes politiques [...] fassent la pédagogie de cet ordre neuf. »

Ça devient chaud, hein... Bouger en permanence. Courir de plus en plus vite. La flexibilité, on vous dit. « La vie, la santé, l'amour sont précaires. Pourquoi le travail échapperait-il à cette loi ? » C'est beau comme du Medef, dis. Et c'en est, copyright Laurence Parisot.

Bizarrement, c'est le genre de programme qui m'inquiète un peu. Pas parce que je serais foncièrement opposé à l'initiative privée. Mais parce que « courir de plus en plus vite », comme programme de vie, ça me semble un peu court. Et que ça me rappelle de très mauvais souvenirs. Parce que, si dans ce monde merveilleux de l'économie sociale de marché libre et non faussée, il faut courir de plus en plus vite... qu'arrive-t-il à ceux qui ne tiennent pas le rythme ?

De très mauvais souvenirs, vous dis-je.

Pour comprendre de quoi il retourne, il faut revenir un quart

1. Au début du mois de décembre 2006, l'annonce d'une probable dérégulation des tarifs du gaz et de l'électricité en France fit bondir le cours boursier d'EDF, provoquant la jubilation matutinale de Jean-Marc Sylvestre. La bonne nouvelle qu'il claironnait sans aucun recul au nom du marché n'en était pas une pour le commun des auditeurs, condamnés à augmenter prochainement leur budget de chauffage et d'éclairage pour satisfaire les boursicoteurs.

de siècle en arrière, quand la chute de Phnom Penh aux mains des Khmers Rouges incita au lyrisme révolutionnaire nombre de nos éditorialistes, et non des moindres. Au nom de l'anti-américanisme, de la lutte légitime des peuples frères et de la dictature du prolétariat, les Khmers Rouges mirent en œuvre un programme hors du commun : du passé, ils firent table rase. Quelques millions de morts plus tard, l'Occident découvrit, décontenancé, la face cachée de ces ultras en quête d'absolu. J'avais quoi, dix-sept ans à l'époque. J'étais étudiant en médecine. Je me souviens des unes des journaux, je me souviens des articles de Jean Lacouture, et de beaucoup d'autres.

Et des slogans... Ah, les slogans ! « Qui proteste est un ennemi, qui s'oppose est un cadavre », « Notre cœur ne nourrit ni sentiments ni esprit de tolérance », « L'Angkar voit tout, l'Angkar a les yeux de l'ananas »...

Les Khmers Rouges rassemblèrent les habitants de Phnom Penh en longues colonnes, les poussèrent hors de la ville, vers la campagne, afin de détruire l'ordre ancien, de forcer l'avènement d'un monde neuf, d'un homme neuf. Il fallait laver l'esprit et le corps des habitants de la ville, pourris par l'idéologie et le consumérisme américains. Des commentateurs français s'extasiaient de ce spectacle écologique, forcément écologique... Moi, je n'avais alors que dix-sept ans. Je n'avais encore jamais pénétré dans un hôpital de ma vie. Jamais vu de près un malade. Mais en lisant les journaux, en écoutant la radio, en apprenant qu'on chassait tout le monde des villes, j'ai imaginé ces colonnes de déplacés terrorisés, et je me suis posé des questions qui ne semblaient pas, alors, effleurer l'esprit des commentateurs avisés : le vieillard fatigué, le dialysé, l'opéré récent, la femme enceinte, l'enfant handicapé... combien de temps leurs cornacs accepteront-ils qu'ils ralentissent toute la colonne ?

Combien de temps avant qu'on décide de les sortir du troupeau pour permettre à la masse d'avancer plus vite ?

Combien de temps avant que leur petit groupe, séparé, isolé, disparaisse, au détour d'une colline, aux yeux de ceux qui osent encore un regard en arrière ?

Et une fois qu'ils seront seuls avec leurs gardiens en armes, qu'adviendra-t-il de tous ces gens, cette piétaille, incapable de « courir de plus en plus vite » ?

Ce sont des questions qui m'ont hanté pendant près d'un quart de siècle.

Oh certes, me direz-vous, les néolibéraux n'ont pas d'armes.

Ils ne vont tuer personne.

Ils ne vont pousser personne dans une fosse.

Vous délirez, monsieur David Vincent, ce n'est pas sérieux.

Les Fossoyeurs n'existent pas.

Nous sommes en pleine science-fiction...

Eh bien moi je voudrais vous persuader du contraire. Je voudrais vous faire toucher du doigt l'ampleur des changements en cours dans le monde de la santé, et les effets pervers de la doctrine néolibérale, qui s'exerce tout d'abord, comme toute idéologie déconnectée du réel, sur les plus faibles. Ceux qui ralentissent la colonne en marche vers des lendemains qui chantent pour l'actionnaire.

Douste-Blazy sonde le trou

La France n'est pas réformable. C'est l'antienne que nous serinent à longueur de colonnes et de débats télévisés les commentateurs avisés et autres chroniqueurs multicartes. La France n'est pas réformable parce que les Français restent attachés à un système passéiste de privilèges indus, de conventions sociales inadaptées au monde moderne et à son économie libérale saine, idéale, où la concurrence entre les individus sonnerait enfin la fin de l'histoire sociale. Partant, toute réforme ferait l'objet d'une réaction de défense inadaptée, du simple fait qu'il s'agit d'une réforme, et non parce qu'aux Français, sous couvert de fausses réformes, on impose en fait souvent de vraies régressions. Au printemps 2004, le gouvernement Raffarin s'apprêtait, après une longue phase de préparation et de consultation des différents partenaires sociaux, à présenter son plan de réforme de la Sécurité sociale. En fait de concertation, il s'est agi pour l'essentiel, comme souvent, de faire semblant d'entendre les propositions des uns et des autres, de donner à chaque organisation, syndicale, patronale ou mutualiste, l'impression d'être prise en compte, alors que pour l'essentiel les grandes lignes de la réforme sont décidées en amont par le pouvoir politique. Mais, « paritarisme » oblige, il est nécessaire de donner le change, et le ministère s'y emploie. L'essentiel, du moins dans un premier temps, est de faire gober la pilule aux Français, afin d'éviter un remake des cortèges de protestation du printemps 2003 contre la réforme des retraites. De les convaincre, par le biais d'une intense campagne de communication, que le système de santé français est à la dérive, et que seule une réforme en profondeur pourra en assurer la pérennité. Pour avoir l'air objectif, le gouvernement a chargé un comité d'experts, le Haut Conseil pour l'avenir de l'assurance maladie, de remettre un état des lieux en janvier 2004. Celui-ci est suffisamment flou pour laisser le champ libre aux cabinets gouvernementaux. Il y est réaffirmé que le système présente un déficit intenable à long terme, et que « sans remettre en cause l'universalité de la couverture, nous devons être capables de faire des choix ». De ces choix bien évidemment « rationnels » et supposés indépendants des divers groupes de pression et lobbies devront découler trois niveaux de prise en charge : une couverture maladie pour les soins indispensables (?), une assurance complémentaire payée par les assurés, et enfin un troisième étage de soins de luxe et de confort que draineraient les assurances privées. Tout cela reste d'un flou admirable, car personne ne se risque à définir ce que serait le « panier de soins indispensable » et ce qui relève du superflu.

Chacun, des syndicats de salariés au Medef, des syndicats médicaux à la Mutualité, a fourbi ses arguments, avancé ses pions discrètement, dans un jeu d'alliances opaque dont les cabinets ministériels français ont le secret. Car la santé, loin d'être simplement l'affaire des patients ou des médecins, représente surtout un poste budgétaire conséquent, qui attise bien des convoitises, et dont la « gouvernance » aiguise bien des appétits.

En ce mois de mai 2004, quelques semaines après ce colloque où j'avais été confronté pour la première fois à la logique du néolibéralisme, Philippe Douste-Blazy, ministre de la Santé, présentait sur France 2 dans l'émission *Cent minutes pour convaincre*, sous l'intitulé « Il faut sauver la Sécurité sociale », les grandes lignes de la réforme. Il avait été nommé pour cela. Non pas pour sauver la Sécurité sociale, mais pour convaincre, pour communiquer, chose à laquelle il excellait et excelle encore, si l'on garde en mémoire la différence fondamentale entre la communication et l'information, à savoir : la communication, c'est ce dont les puissants cherchent à persuader le peuple ; l'information, ce sont les faits qu'ils préféreraient le voir ignorer. En tant que communicant, Philippe Douste-Blazy, loin d'être l'erreur de casting que certains dénonçaient, était tout simplement parfait. Pour un gouvernement qui voulait surtout éviter un remake du désastre politique qu'avait incarné à son corps défendant Jean-François Mattei en polo noir sur sa pelouse durant la canicule 2003, « Douste-Blabla », ainsi que vont vite le surnommer les médecins, était le gendre idéal, un ministre de choix. Membre, comme son prédécesseur, de la caste médicale, il avait sur ce dernier l'avantage de savoir mieux que quiconque faire prendre à ses interlocuteurs des vessies pour des lanternes, lui qui entretient avec la vérité, à la différence de nombre de politiciens besogneux, un rapport véritablement créatif et novateur. Qu'importent les chiffres, qu'importent les réalités, pourvu qu'on ait l'ivresse... de passer à la télé... Jugeons sur pièces :

« Avec 23 000 euros de déficit par minute, avait déclaré le ministre au 20 heures de TF1, le 3 mai 2004, on n'y arrivera pas... Nous sommes en faillite. Si on ne fait rien, le système de sécurité sociale n'existe plus. »

Deux semaines plus tard, le 17 mai, devant Olivier Mazerolle, qui l'interrogeait, les chiffres avaient changé : « Et d'ailleurs, quand on dit 23 000 euros par minute de déficit, pourquoi pas

40 000, pourquoi pas 50 000, bref, les chiffres n'ont même plus d'intérêt. Personne n'y croit. »

Manière habile de ne pas risquer de se voir questionné sur ce chiffre choisi expressément pour choquer, pour dramatiser et culpabiliser l'opinion. Preuve aussi de l'incroyable légèreté du ministre. Car le trou « abyssal » de la Sécurité sociale correspondait en fait, pour 2003 (et sans même une réflexion sur l'assise des cotisations), à un déficit du budget global annuel de la Sécurité sociale, cinq fois moindre que le déficit du budget de l'État.

Ici, une précision d'importance. Comme moi, comme nombre de Français, vous avez mille fois entendu que le déficit de la Sécurité sociale est intenable, insupportable, qu'il est le fruit du comportement irresponsable des patients et des médecins. Que nous allons vers le gouffre en klaxonnant.

Voici les chiffres de l'année 2004, avec un comparatif entre le déficit du budget de la Sécurité sociale (ce que l'on appelle le régime général) et le déficit du budget de l'État :

Budget régime général : 274,2 milliards.

Déficit : 12,5 milliards, soit 4,58 % ou 16,7 jours de fonctionnement.

Budget de l'État : 283,6 milliards.

Déficit : 43,9 milliards, soit 15,47 % ou 56,5 jours de fonctionnement.

Exonérations de charges aux entreprises : 17 milliards (dont, selon les sources, 5 à 9 milliards restent dus par l'État et ne sont pas reversés à la Sécurité sociale).

Cela signifie que, sur l'année 2004, la Sécurité sociale est entrée en déficit le 15 décembre. À partir de cette date, les soins ont été financés sur la dette. Encore faut-il prendre en compte le fait que l'État ne reverse pas au régime général l'intégralité des exonérations aux entreprises. Selon les sources, cela amènerait la Sécurité sociale à financer les soins sans déficit... jusqu'autour du 25 décembre. Pas mal pour un système archaïque, dispendieux, à bout de souffle, nécessitant de profondes réformes en urgence...

L'État, lui, est entré en déficit cette année-là le 4 novembre. À partir de cette date, soit pendant près de deux mois, la France a vécu à crédit. Vous entendez une mouche voler dans l'hémicycle ? Moi aussi.

Au cours de *Cent minutes pour convaincre*, donc, tout au long de la soirée, Douste-Blazy va développer quelques thèmes, toujours les mêmes : le système est à bout de souffle, la Sécurité sociale solidaire est en péril, la réforme programmée est « la dernière chance, le dernier carat, j'y crois en tout cas ». Cette dramatisation d'un « trou de la Sécu » qui reste mystérieux pour nombre de Français s'accompagne de manœuvres répétées pour appeler ces mêmes Français à la responsabilisation. D'abord, une petite louche de culpabilisation, avec cette « fausse » carte Vitale brandie comme à la tribune de l'ONU le général Colin Powell avait brandi une fiole d'anthrax : « Il y a dix millions de cartes Vitale en surnombre ! » Et la proposition de demander à l'entrée à l'hôpital la carte d'identité en même temps que la carte Vitale, avant de mettre en circulation dès 2006 une carte Vitale avec photo.

Dès le lendemain, les gros titres rivaliseraient sur la présence de dix millions de fausses cartes Vitale en France quand en réalité il s'agissait d'une comptabilisation des doublons envoyés au fil des ans aux mêmes bénéficiaires.

L'arrêt maladie « de complaisance » va ensuite être la cible du ministre, accréditant l'idée d'une fraude généralisée génératrice de déficits importants. De plus, les habitués de l'arrêt de travail seraient repérés depuis longtemps : « Les usagers, vous et moi, on les voit tous, on les connaît, ceux qui font des arrêts maladie sans arrêt... » Qu'importent les chiffres de la Sécurité sociale, les études mettant à jour un pourcentage très faible (6 %) d'arrêts litigieux lors des contrôles. L'important est de marteler l'idée que la fraude existe, et de faire naître chez l'assuré moyen la certitude que les fraudeurs n'ont qu'à bien se tenir. Car le fraudeur, bien entendu, c'est toujours « l'autre ».

Le thème de la fraude, et celui des actes inutiles, est repris plusieurs fois, pour mettre en cause la gestion du système. Et le ministre d'annoncer la couleur : chaque Français devra choisir un médecin traitant, qui tiendra son dossier médical informatisé, et pourra, le cas échéant, l'adresser à une consultation spécialisée, au tarif de la Sécurité sociale. L'assuré gardera la possibilité de consulter directement, de son propre chef, le spécialiste de son choix, « mais je permettrai, à ce moment-là, aux spécialistes d'augmenter leurs honoraires. » Cerise sur le gâteau, le ministre confirma l'annonce faite précédemment, au débotté, par le Premier ministre, Jean-Pierre Raffarin : chaque consultation ferait l'objet d'une ponction, d'une franchise de 1 euro sur les remboursements. Face à Odile Plichon, journaliste à *Aujourd'hui en France-Le Parisien*, qui l'asticote sur le champ d'application de cette mesure, Philippe Douste-Blazy, fidèle à lui-même, répond sans répondre.

– Est-ce qu'un acte médical, c'est juste une consultation chez le médecin, ou les gens vont devoir payer aussi quand on leur fera une radio du poignet ou autres ?... est-ce que ce n'est pas un système... où, en gros, plus on est malade, plus on va payer ? l'interroge Odile Plichon.

– Nous avons besoin de responsabiliser tout le monde, on va y revenir tout au long de la soirée, mais si on veut responsabiliser tout le monde, il faut responsabiliser aussi celui qui va chez le médecin. Alors franchement, 1 euro quand le Premier ministre l'a dit, et je reprends...

– ... Pour une radio du poignet, pour un accouchement dans une clinique privée, tout ça ce sont des actes médicaux, est-ce que les Français paieront aussi dans ces cas-là ?

– Je vous réponds que c'est... Je vous réponds de manière très claire, c'est 1 euro par consultation médicale, et d'ailleurs un malade ira donc chez le médecin, il ne va pas donner 1 euro, c'est au moment du remboursement.

Au bout du compte, lorsque la réforme entrera en action l'année suivante, le patient se verra ponctionné de 1 euro pour toute consultation médicale, toute analyse biologique (prise de sang, examen d'urines), tout examen complémentaire (radiographie, scanner, fibroscopie, frottis) au titre de la « responsabilisation », à concurrence de 50 euros par an. Mais cela, le ministre s'est bien gardé de l'annoncer, laissant entendre que seules étaient concernées les consultations médicales. Or cette ponction n'est pas neutre, même si face à ses divers interlocuteurs de la soirée, dont Ségolène Royal et Jean-Claude Mailly, de Force ouvrière, le ministre va se charger de la minimiser :

– À titre personnel, je crois que vous ne ferez croire à personne qu'aujourd'hui dans ce pays, 1 euro pour une consultation médicale pose un énorme problème, on est peut-être... sur de l'idéologie, ce qui est quand même encore autre chose. Mais un geste de 1 euro par consultation, écoutez, franchement je pense que ça ne pose pas un grand problème.

« On est peut-être sur de l'idéologie. » La phrase est savoureuse, attardons-nous dessus un moment. Car à plusieurs reprises ce soir-là, et sans jamais nommer personne, Philippe Douste-Blazy va brandir la menace d'une franchise généralisée sur les remboursements : « Je vais déjà vous dire, les débats qu'il y avait, certains, on pouvait dire... des gens qui nous envoient des mails et qui disent : "Ce n'est pas compliqué, faisons une franchise de 100, ou 200, ou 300 euros par personne et comme ça, les 100, ou 200, ou 300 premiers euros, vous les payez, après ça sera l'Assurance maladie." Ça... je le refuse, nous le refusons parce que c'est comptable, c'est injuste parce qu'on ne peut pas faire payer de la même manière celui qui a un gros salaire, que celui qui est au SMIC. »

Notons ici, déjà, que ponctionner 1 euro sur chaque acte médical, c'est justement « faire payer de la même manière celui qui a un gros salaire, que celui qui est au SMIC », mais quel intérêt y aurait-il à être ministre de la Santé si en plus il fallait rester cohérent d'une phrase à l'autre, d'une minute à l'autre. Un peu de fantaisie, que diantre !

Notons aussi qu'à aucun moment Philippe Douste-Blazy ne nomme ces adeptes d'une franchise de 100 à 300 euros sur les remboursements. Tout juste apprend-on qu'il s'agit de « gens qui nous envoient des mails ». Moi aussi, tous les jours, je reçois des mails de types étranges qui désirent m'impliquer dans un transfert de fonds depuis Kinshasa ou me proposent d'élargir mon pénis pour moins de 6 dollars. Mais étrangement, les anonymes spammeurs réduits à communiquer par mail avec le ministère ne semblent pourtant pas dénués d'entregent. Car, à en croire Philippe Douste-Blazy, si le comportement des assurés ne changeait pas grâce à sa réforme : « Eh bien je vais vous dire il y aura un système de franchise et c'est évident que ça partira, et de toute façon le système changera, ce ne sera plus le système de l'Assurance maladie que l'on connaît, je vous l'ai dit il y aura brutalement... Qu'est-ce qui se passe quand il y a une franchise de 200 euros ? Eh bien, vous avez tout de suite des gens pour vous dire : "Moi je vous les paie, les assureurs." C'est un système que je ne veux pas, en tout cas je ne resterai pas dans ce système politique si vraiment on perd le système de la protection sociale. »

En français dans le texte, cette tirade semble signifier que l'affaire est entendue. Loin de représenter simplement une lubie de spammeur anonyme, la franchise est dans les tuyaux, elle est là, elle menace. C'est LA réforme Philippe Douste-Blazy, ou le chaos. « *There is no other alternative* », comme disait Margaret Thatcher, égérie des libéraux, qui n'adorent rien tant qu'imposer au peuple la nature irrémédiable de leurs décisions.

Mais d'où vient donc la certitude du ministre, pour qui l'équation complexe de la protection sociale des Français ne se résume plus qu'à deux solutions apparemment antagonistes :

• le parcours coordonné agrémenté de sanctions et de dépassements d'honoraires

OU

• la franchise massive sur les remboursements ?

D'où tire-t-il cette conviction de représenter le dernier rempart d'une assurance maladie solidaire ? : « Je le fais parce que le Président et le Premier ministre me font confiance, mais si je me suis trompé, et que je peux me tromper, si vraiment les gens ne me suivent pas, si les médecins ne me suivent pas, alors là je sais que derrière il y aura une franchise. » Quelque part dans les allées du pouvoir, semble nous dire Philippe Douste-Blazy, on réfléchit déjà à une sortie franche du système d'assurance solidaire. C'est moi ou le chaos.

Ce chaos, PDB ne le dit pas clairement, a un nom. Celui du ministre des Finances de l'époque, Nicolas Sarkozy, avec qui, nous le verrons, la guerre froide du camp chiraquien a déjà commencé, sur le front de la santé comme ailleurs. Nicolas Sarkozy, que Philippe Douste-Blazy a rencontré quelques heures à peine avant l'émission, lors de la dernière grande réunion ministérielle à Matignon sur ce dossier, et qui a mis au défi le ministre de la Santé d'annoncer des mesures contraignantes, quand, en général, et de l'aveu même de Xavier Bertrand, alors secrétaire d'État à l'Assurance maladie : « Philippe est là pour dire des choses agréables, je suis là pour aller dans le détail et dire des choses désagréables... »

Sur le plan politique, la prestation télévisée de Philippe Douste-Blazy est un succès. Les annonces faites sont suffisamment ambigues pour ne pas provoquer de levée de boucliers, pour ne pas jeter dans la rue des milliers de manifestants. La culpabilisation, l'appel au sens civique, les chiffres bombardés, « 23 000 euros de déficit par minute », ont semble-t-il eu raison de la combativité des Français sur ce dossier qui pourtant leur tient à cœur. Qu'importe la contradiction portée par Jean-Claude Mailly, de FO, tentant d'apporter un peu de complexité dans le débat en rappelant, quitte à lancer des chiffres, que « chaque minute, les entreprises bénéficient en France de 36 000 euros d'exonération de cotisations patronales », dont une partie n'est pas compensée par l'État, ou la proposition faite par Ségolène Royal, de rembourser en trois ans l'intégralité du déficit accumulé en attribuant directement à l'Assurance maladie « la totalité des taxes sur l'alcool et le tabac », soit 10 milliards d'euros.

Le souvenir des défaites cuisantes des précédentes mobilisations sur le dossier des retraites ou la réforme de l'école sont probablement pour beaucoup dans l'atonie des Français. Ainsi que les dissensions entre syndicats : l'année précédente, l'attitude de la CFDT, deuxième centrale syndicale française, sur la réforme des retraites comme dans l'affaire des « recalculés » de l'assurance chômage ou le dossier des intermittents, a été considérée comme une trahison. Une journée d'action unitaire le 5 juin manque de faire le plein, d'autant que le ministre, tissant sa toile, ne cesse de donner des gages à chacun, laissant espérer aux organisations syndicales et aux mutuelles une place dans la nouvelle « gouvernance » de l'Assurance maladie. Si la santé passionne beaucoup de monde [1], la gestion des comptes sociaux est autrement problématique, et les annonces du ministère sont assez floues pour laisser planer le doute.

Au cours de l'été 2004, dans la torpeur du mois d'août, la loi est votée, il ne reste plus qu'à la « mettre en musique », à la décliner dans la « convention » qui lie professionnels de santé et Assurance maladie.

Et si déjà certains tirent le signal d'alarme devant les mesures annoncées, d'autres espèrent encore influer jusqu'au dernier moment sur les décisions prises, et, partant, gagner un strapontin au sein des conseils d'administration des caisses de la Sécurité sociale, haut lieu du pouvoir décisionnel jusque-là, tenu depuis des années par un syndicat après l'autre, au gré des alliances politiques, en dépit des règles démocratiques, les élections permettant de gérer le système ayant été stoppées après 1967 puis supprimées définitivement au moment du plan Juppé. D'un système géré démocratiquement à sa naissance en 1945 avec une représentation majoritaire des salariés, on est peu à peu passés à un système paritaire entre syndicats et patronat, puis à un système éminemment bureaucratique, payeur aveugle dénué d'autorité mais pas avare en matière de paperasserie administrative, incapable de poser la question de la pertinence des dépenses, et laissant le champ libre à l'État, au gré des alliances politiques de circonstance. Pendant de nombreuses années, la puissante Confédération des syndicats médicaux français, (CSMF), représentant plutôt, nous le verrons plus tard en détail, les intérêts des médecins spécialistes et des cliniques, a œuvré main dans la main avec Force ouvrière. Puis, à l'arrivée de la

1. Dans un sondage ouvert effectué par la Sofres en mars 2004, le chômage et l'emploi étaient spontanément notés comme une préoccupation prioritaire pour 71 % des Français, tandis que la qualité des soins médicaux recueillait 48 %, et le financement de l'Assurance maladie 32 %. (Acrimed).

gauche au pouvoir, retour de bâton, avec une alliance de fait entre la CFDT et MG France, le jeune syndicat de généralistes créé pour échapper à l'hégémonie de la CSMF. Mais en août 2004, l'État siffle la fin de la récréation. Plus question d'alliances de circonstance qui ne soient pas directement pilotées sous contrôle du pouvoir politique. Par décret, Jacques Chirac fait nommer en Conseil des ministres à la tête de l'Union nationale des caisses d'Assurance maladie (UNCAM), chapeautant l'ensemble des caisses et leurs conseils d'administration, un directeur choisi par ses soins en toute indépendance : Frédéric Van Roekeghem, ancien directeur de l'audit du groupe d'assurances AXA de 2001 à 2003 et directeur de cabinet de Philippe Douste-Blazy. On ne saurait rêver mieux pour mener la réforme qui s'annonce en tous points conforme aux intérêts du pouvoir politique, tandis que les conseils d'administration des caisses d'Assurance maladie, où siègent théoriquement des représentants des syndicats et du patronat, se retrouvent simples chambres d'enregistrement réduites à émettre des avis favorables ou défavorables dont personne n'a plus besoin de tenir compte.

Rapt sur l'Assurance maladie

L'événement, s'il passe inaperçu pour le commun des mortels, est d'importance : les syndicats de salariés se sont fait dépouiller de leur marge de manœuvre, même si celle-ci était assez mince.

Du côté des syndicats médicaux, on fourbit les armes, mais là aussi le ministre et son cabinet s'y entendent pour rassurer leurs interlocuteurs. Car une partie non négligeable de l'enjeu politique de la réforme se trouve là, dans ce rapport au corps médical. Au-delà de l'hypothétique équilibre des comptes de la Sécurité sociale, de la lutte contre le déficit, c'est du lien indéfectible entre la droite de gouvernement et les médecins qu'il est question. De même que les enseignants sont censés voter à gauche, les médecins sont présumés faire partie du peuple de droite. De l'élite du peuple de droite. Et lorsque le pouvoir politique leur a déplu, comme en 1996 par certaines dispositions du plan Juppé, ils se sont chargés de le lui faire savoir, et de le lui faire payer lors des échéances électorales suivantes. Philippe Douste-Blazy ne s'en cache pas, lors de ses fréquentes interviews dans les colonnes de la presse médicale sponsorisée par les firmes pharmaceutiques : c'est avec les médecins, jamais contre eux, qu'il veut bâtir une grande réforme. Sans les médecins, rien n'est possible. Embrassons-nous, Folleville, entre confrères. Pourtant, et la mise en musique de la réforme par le biais de la convention médicale va en apporter la preuve, si Philippe Douste-Blazy est médecin, tous les médecins ne sont pas forcément ses confrères. Ses préférences sont clairement affichées, quoi qu'on puisse penser de ses annonces de réforme et de la mise en place d'un médecin traitant. Dans les tractations qui s'annoncent, si tous les médecins sont égaux, certains sont plus égaux que d'autres.

Le syndicalisme médical expliqué à ma fille

Dresser un échiquier de la représentation syndicale des médecins. L'exercice n'est pas folichon, il est même plutôt casse-gueule. Mais il semble nécessaire, voire indispensable. À chaque événement médico-social, les journalistes retranscrivent les prises de position de tel ou tel responsable syndical, sans que le public puisse précisément déterminer qui représente qui, et qui, hormis Patrick Pelloux, roule pour quoi. Les déclarations souvent contradictoires de syndicalistes de ville ou hospitaliers, les revendications fréquentes d'être le plus grand syndicat, le premier, le tatoué, le meilleur et le plus beau, les annonces ultra-fantaisistes sur le nombre d'adhérents, tout cela crée une foire d'empoigne incompréhensible pour le citoyen, alors même que se joue là quelque chose de crucial, le lien entre les médecins et la société, la notion même de santé publique.

Le terme même de « médecine libérale » est trompeur. Il ne présuppose pas une adhésion aux thèses du libéralisme, mais concerne le statut du médecin exerçant hors de l'hôpital, en ville ou dans une clinique dont il n'est pas salarié. Si certains syndicats prônent l'unité du corps médical, la réalité quotidienne, tant au niveau des conditions d'exercice que de la rémunération, est tout autre. Ce discours lénifiant masque mal les très fortes disparités de rémunération entre les spécialistes disposant de plateaux techniques, comme les radiologues, et les spécialistes pratiquant peu d'actes techniques onéreux, et surtout des actes intellectuels : c'est le cas des généralistes, mais aussi des endocrinologues, des psychiatres...

De plus, comme je l'ai décrit dans *Patients, si vous saviez*, la caste médicale hospitalo-universitaire a longtemps considéré le généraliste comme un sous-fifre, « sélectionné par l'échec à la voie royale de l'internat ». À lui les horaires délirants, à lui les gardes de nuit entre deux journées de travail, car a-t-on réellement besoin d'être en parfaite possession de ses moyens quand on ne soigne, dans l'esprit des puissants, que des rhumes et des bobos qui guérissent tout seuls, quand on n'est bon qu'à recopier avec application, en tirant la langue sur le côté, des ordonnances de grands professeurs ? Jusque dans l'esprit des observateurs du secteur, cette vision du généraliste sous-fifre s'est diffusée, même inconsciemment. Ainsi un journaliste médical pouvait-il écrire en 2004 qu'il était interdit à un médecin généraliste de modifier une prescription médicamenteuse hospitalière. (Je prends la peine de préciser que c'est évidemment faux. Chaque médecin est personnellement responsable de ses prescriptions comme nous le reverrons, plus tard, en parlant de l'affaire du Vioxx, un anti-inflammatoire présenté comme miraculeux...)

Et même Jean Peneff, sociologue très critique envers le pouvoir de la caste médicale, comme en témoigne le titre de son livre, *La France malade de ses médecins* (éd. Les Empêcheurs de penser en rond), propage cette vision surannée de la médecine générale lorsqu'il base son analyse des dysfonctionnements du système de santé sur les ouvrages de douze médecins... tous professeurs ou chefs de service hospitaliers. Pourtant, quelques médecins généralistes se sont exprimés, ces dernières années, à ce sujet, et parmi eux Norbert Bensaïd et Martin Winckler (pour ne pas me citer !).

Clou du spectacle, Peneff conclut au terme de trois cent cinquante-quatre pages, par ces quelques lignes :

« Je voudrais terminer en rendant hommage à une catégorie de médecins dont j'ai peu parlé : "les travailleurs humbles et anonymes", ainsi qu'ils sont qualifiés dans la littérature sociale. Dans l'ombre, ils apportent une contribution irremplaçable en maintenant vivante une médecine populaire. »

C'est-y pas beau comme de l'antique, c'est-y pas émouvant ?

Au final, qu'y a-t-il de pire : le mépris de la caste médicale, ou le mépris des spécialistes autoproclamés du secteur, pour lesquels le généraliste est un fantassin indigène à qui on laisse quelques verroteries en partant, et dont on fait les éloges, un siècle plus tard, au pied des monuments aux morts avant d'aller dîner avec le sous-préfet ?

La centrale syndicale la plus ancienne est la puissante Confédération des syndicats médicaux français, ou CSMF. Née en 1928, elle se veut la garante des « cinq piliers du libéralisme » : liberté de choix du médecin par le patient, liberté d'installation, liberté de prescription, respect du secret médical... et entente directe sur les soins et les honoraires.

La Confédération regroupe divers syndicats de spécialistes (les radiologues, les cardiologues, etc.) au sein de l'UMESPE (Union nationale des médecins spécialistes confédérés). Chacun de ces syndicats est un syndicat à part entière et peut s'il le désire, en théorie, négocier et signer seul un accord avec l'Assurance maladie.

Les médecins généralistes sont aussi représentés au sein de la puissante CSMF, mais leur situation y est assez particulière. L'UNOF, Union nationale des omnipraticiens français, se satisfait d'exister auprès de ses grands frères spécialistes en tant que simple « collège » généraliste, ne disposant d'aucune autonomie de signature. En clair, cela signifie que si, au sein de la CSMF, les spécialistes peuvent négocier seuls pour une de leurs branches, les généralistes n'y sont pas assez grands pour négocier et signer pour leur propre compte. Cette différence étonnante et bien d'autres exemples du « deux poids, deux mesures » ont amené en 1989 à une scission, certains généralistes quittant l'UNOF pour créer MG France, un nouveau syndicat de généralistes indépendant de la tutelle des spécialistes.

Politiquement, et bien que son actuel président, Michel Chassang, s'en défende, la CSMF est classée à droite sur l'échiquier. On retrouve, au fil des ans, ses anciens présidents à des postes de responsabilité. Elisabeth Hubert, ancienne présidente de l'UNOF, fut ministre de la Santé sous Alain Juppé, puis directrice des laboratoires Fournier. Claude Maffioli, le prédécesseur de Michel Chassang, ancien membre fondateur de l'association des « Amis de Jacques Chirac », et candidat malheureux aux législatives à Reims en 2002 sous l'étiquette UMP, est aujourd'hui membre de la Haute Autorité de santé, organisme public indépendant d'expertise scientifique, dont les membres sont nommés... par le président de la République, le président du Sénat ou le président de l'Assemblée nationale. Cette « proximité » entre la CSMF et l'UMP ne s'est démentie qu'une fois, lors du plan Juppé, entraînant une fâcherie entre amis de trente ans, que Philippe Douste-Blazy était chargé de faire oublier, comme il s'en était expliqué à la télévision : « Vous ne ferez rien dans ce métier, dans ce dossier, si vous avez les professionnels contre vous. Regardez Alain Juppé qui était parti sur une réforme courageuse, qui avait eu la vision, comme d'habitude Alain Juppé qui avait eu la vision, mais les professions de santé n'ont pas fonctionné parce qu'il y avait eu des mesures comptables. »

Michel Chassang, président de la CSMF depuis 2002, généraliste à Aurillac, et principal artisan de la réforme au sein du corps médical, est un vrai politique, excellent tacticien, rompu aux intrigues de couloir et aux négociations discrètes. Lors de la Convention Santé de l'UMP organisée en juin 2006 dans le cadre de la précampagne présidentielle de Nicolas Sarkozy, l'action de la CSMF sera à juste titre qualifiée d'exemplaire.

La FMF, Fédération des médecins de France, est aussi un syndicat polycatégoriel, regroupant des médecins de spécialités différentes, et possédant une branche « spécialistes » et une branche « généralistes ». Après une période de relative mise en sommeil, elle a été réveillée et ragaillardie par l'arrivée en masse, courant 2002, des médecins des coordinations, ces jacqueries de généralistes qui ont mené le combat pour redéfinir les conditions de la garde de nuit sur le territoire français. Jusqu'alors, sous le poids combiné de la culpabilité et des menaces de l'Ordre des médecins et des pouvoirs publics, les médecins généralistes avaient accepté, bon gré mal gré, d'assurer seuls, sans statut ni moyens, la permanence des soins, jour et nuit, sans repos compensateur. À l'image traditionnelle et bonhomme donnée par le président, Jean-Claude Régi, du médecin FMF, notable en nœud papillon, s'était superposée celle d'une nouvelle génération de grandes gueules sympathiques, généralistes proches du terrain, dont Jean-Paul Hamon, médecin généraliste à Clamart devenu président de la FMF-Généralistes, était l'archétype. Sur le plan politique, on trouvait de tout chez les médecins de la FMF, mais la proportion de médecins rejetant la convention médicale y était importante. Certains, totalement acquis aux thèses libérales, considèrent que ni l'État ni l'Assurance maladie n'ont légitimité à s'immiscer dans le colloque singulier entre médecin et patient, et se revendiquent adeptes de la liberté tarifaire, qui dans un système de dépendance du patient malade par rapport au médecin détenteur du savoir et du pouvoir s'apparente fortement à la liberté du renard dans le poulailler. D'autres combattent la convention non parce qu'ils rêvent de pouvoir fixer eux-mêmes leurs tarifs, mais parce qu'ils considèrent que les modes de négociation des conventions médicales, des conditions de travail et de rémunération sont trop dépendants des pressions politiques et financières, et faussent le jeu. Ils réclament une remise à plat des conventions. Leur mouvement de 2002 pour obtenir une permanence des soins plus décente et une revalorisation des honoraires des généralistes les avait amenés à un conflit frontal long de plusieurs mois avec le pouvoir politique de l'époque, Lionel Jospin restant sourd à leurs revendications. Dès son arrivée au pouvoir, le gouvernement de Jean-Pierre Raffarin tiendra les promesses du candidat Jacques Chirac, et la Caisse nationale d'assurance maladie revalorisera le tarif de la consultation du généraliste à 20 euros, manière de solder le conflit, et éclatante illustration du jeu de dupes que constitue l'apparente autonomie des caisses d'assurance maladie.

Le SML, Syndicat des médecins libéraux, est lui aussi un syndicat polycatégoriel, regroupant généralistes et spécialistes, majoritairement attaché à la défense et au maintien du secteur 2, à dépassement autorisé. Son président, Dinorino Cabrera, médecin homéopathe retraité, ravit ses confrères par ses fréquentes « Carte Blanche » dans *Le Quotidien du Médecin*, qui rappellent aux moins jeunes les alertes chroniques de Marcel Dassault dans *Jours de France*, à la belle époque. Signataire avec Michel Chassang de la convention médicale de 2005, il ne cessera d'y exhorter la troupe généraliste à plus d'investissement dans la réforme :

« Médecins, à vous de vous engager » (12 janvier 2005), « Convention médicale, fin de la récré » (26 janvier 2005), « Retroussons-nous les manches ! » (24 février 2005), « Choisir, et s'y tenir » (24 mars 2005), « Râler stérilement ou s'investir » (4 octobre 2005), « Arrêtons les doutes » (3 novembre 2005).

MG France, né de la scission de généralistes étouffés sous la tutelle de la CSMF, a longtemps été, sous la houlette de son président-fondateur, Richard Bouton, LE syndicat de la médecine générale. Une équipe de militants de terrain très soudée a rapidement gagné la confiance de nombreux confrères isolés, en incarnant une alternative à la représentation de la profession offerte par la CSMF. Peut-être d'ailleurs est-ce en analysant le rejet de MG France par l'establishment médical et la CSMF que l'on peut le mieux approcher la nature de ce syndicat, accusé par la vieille maison mère de faire de l'obstruction systématique ou, pire, d'« orienter la défense des médecins généralistes dans le sens d'une lutte des classes stérile et très dangereuse contre les spécialistes, supposés nantis » ! Effectivement, un syndicat qui répète inlassablement que, au-delà des discours de la CSMF sur l'unité du corps médical, l'écart de rémunération entre généraliste et spécialiste peut aller du simple au double dérange, on s'en doute, les adeptes du « tous unis ». Né en 1989, grand vainqueur des élections professionnelles de 1994, MG France a en quelques années posé les bases d'une réflexion de fond sur les soins primaires en France, reprenant et traduisant les principes fondamentaux de la discipline qu'est la médecine générale, tels que les définit la WONCA, organisation mondiale des collèges et académies de médecins généralistes.

Ses militants, souvent impliqués dans la formation médicale continue, l'enseignement, l'informatique médicale, défendent en majorité le concept d'une médecine générale accessible à tous dans le cadre d'une assurance maladie solidaire. Très actif sur le terrain de la défense de la médecine générale, le syndicat est la cible du mépris ou de l'hostilité affichée de nombre d'acteurs du monde de la santé. Syndicats de spécialistes, patrons hospitaliers, universitaires fustigent les prétentions de ces « soutiers de la santé » osant revendiquer un traitement moins inégalitaire. Quant aux firmes pharmaceutiques, elles voient d'un œil inquiet se développer dans la mouvance MG France une réflexion et un appareil critique sur la question du médicament, qui est une question centrale dans l'organisation des soins en France. Une fois acquise la représentativité pour la médecine générale en 1994, le syndicat va œuvrer en partenariat avec les caisses d'assurance maladie pour tenter de promouvoir une réorganisation du système de soins en France. Ce sera, en 1997, la naissance du médecin référent, un système optionnel, volontaire, incitatif, de coordination des soins, donnant lieu à un véritable contrat paraphé par le patient, le médecin généraliste et la caisse d'assurance maladie. Dès sa mise en route, ce dispositif sera contré par une impressionnante levée de bouclier, les syndicats de spécialistes, relayés par l'Ordre des médecins, s'insurgeant contre cette intolérable atteinte au libre choix du médecin par le patient (?). Un responsable de la CSMF ira même jusqu'à menacer de poursuites pénales les médecins référents, dressant un tableau apocalyptique de dizaines de milliers de patients portant plainte contre le généraliste (incompétent, forcément incompétent) qui occasionnerait une perte de chance inacceptable, tant le dogme est profondément ancré dans la caste médicale française que le généraliste, soyons un peu sérieux, est là pour s'occuper essentiellement de bobologie, la nuit et le week-end exceptés, périodes pendant lesquelles, telle Cendrillon, le tâcheron incompétent est touché par la grâce et peut assurer la garde de nuit, qui selon le code de déontologie de la profession « s'impose à tout médecin », ce que l'Ordre traduit par « s'impose à tout médecin généraliste ».

La rudesse du combat autour de ce début d'émancipation des généralistes, la violence verbale employée, les intimidations sur le terrain lors de rencontres « confraternelles », amènent les militants de MG France à se soutenir fortement les uns les autres, mais développent aussi une mentalité de forteresse assiégée. La réflexion éthique et scientifique sur le métier perd un peu de sa souplesse, s'érige parfois en dogme. Qu'importe alors si, à la base, certains militants émettent quelques réserves : la fédération MG France doit avancer. Un des préceptes souvent entendu devant une nouveauté conceptuelle apparemment difficile à avaler pour le médecin de base est que « les confrères feront un travail d'appropriation du concept ». Plus pragmatiques, et tentant de garder un minimum d'humour, certains cadres de MG France rappellent la maxime : « Un pas en avant des masses, pas deux... »

MG France recule aux élections professionnelles de 2000, et une contestation interne y naît. Certains membres émettent des doutes sur la ligne imprimée au syndicat par Pierre Costes, successeur de Richard Bouton : le partenariat appuyé avec les caisses d'assurance maladie, la recherche de compromis négociés qui font la part belle, certes, à la défense d'une assurance maladie solidaire, mais aux dépens de certaines aspirations jugées légitimes par la base, isolent un temps MG France en position de « branche généraliste de la CFDT ». En 2002, pendant la grève des gardes de nuit pour obtenir des conditions de travail moins indécentes et le combat pour la revalorisation de la consultation généraliste à 20 euros, MG France perdra symboliquement le leadership de la contestation généraliste au profit des coordinations en entérinant des accords minimalistes, officiellement pour ne pas céder à la surenchère, officieusement, selon ses adversaires, pour gêner le moins possible la campagne électorale du Premier ministre Lionel Jospin, chroniquement sourd aux revendications de la piétaille généraliste. La contestation interne née à ce moment, minoritaire, ronge son frein en pressentant courant 2004 que la participation enthousiaste du syndicat à la phase de préparation de la réforme Douste-Blazy n'annonce rien de bon.

Si MG France est considéré par la caste médicale comme un syndicat de gauchistes suspects, le petit Syndicat de la médecine générale, ou SMG, est lui considéré comme évoluant sur une autre planète. Si MG France représentait, dans l'esprit des syndicats de spécialistes, le Parti socialiste, le SMG prendrait les traits honnis d'une Laguiller, d'un Bové ou d'un Besancenot. Syndicat minoritaire, non représentatif, le SMG rassemble ceux qui voudraient penser la médecine autrement. Le syndicat édite une revue de réflexion médicale de très grande qualité, *Pratiques*, dont le slogan « Cahiers de la médecine utopique » fixe bien l'enjeu. Il s'agit, non pas de rentrer dans le jeu complexe des alliances ministérielles et des tractations de couloir, mais de maintenir la flamme de la réflexion éthique allumée, de penser un autre système de santé qui ne serait pas seulement un système de soins, tant l'un dépasse l'autre. Préoccupés de social, d'écologie, très critiques vis-à-vis des firmes pharmaceutiques et de l'Ordre, le SMG est honni par les notables médicaux. Une égérie exaltée de la CSMF fustigera lors de la mise en place de la réforme l'entrée en résistance de ce petit syndicat « ressorti des poubelles de l'histoire ». Courteline avait souligné, bien avant moi, l'amer plaisir d'être méprisé par les imbéciles.

D'autres syndicats existent. La liste est longue. Certains, comme le syndicat Alliance, défraient la chronique dans les pages interprofessionnelles des journaux médicaux, plus par la narration des luttes intestines judiciaires incompréhensibles qui les déchirent que par la force et la nouveauté de leurs propositions. Cela ne les empêche pas, parfois, d'être considérés comme représentatifs de la profession par le ministère, et d'apposer leur paraphe sur tel ou tel avenant conventionnel prétendument négocié entre l'État, les caisses, et les médecins.

Un bon syndicaliste est un syndicaliste docile

Au-delà du tableau forcément subjectif et, on l'a vu, très éclaté de la médecine de ville, le scandale essentiel du syndicalisme médical vient des règles par lesquelles l'État reconnaît représentatif un syndicat médical, et des mécanismes financiers par le biais desquels sont subventionnés les seuls syndicats qui acceptent de signer les conventions médicales.

Alors que les syndicats de salariés reçoivent pour leur fonctionnement, outre les cotisations des adhérents, des subventions publiques – marque de la reconnaissance de leur rôle essentiel dans l'instauration d'un dialogue et d'une négociation entre travailleurs, entreprises et État – dans le monde médical, le fonctionnement est très différent, et pour tout dire surréaliste : seuls les syndicats signataires d'une convention médicale perçoivent une subvention, théoriquement destinée à la formation de leurs cadres. Les syndicats récalcitrants se voient refuser toute subvention. Cette prime à la signature représente pour les syndicats médicaux une pression énorme. Refuser de signer une convention médicale inacceptable peut briser les reins d'une organisation syndicale. Signer une convention médicale peut garantir à une organisation, quelle que soit sa réelle représentativité ou son action sur le terrain, une confortable existence. Imaginez un instant que la CGT, la CFDT ou FO ne reçoivent de subventions de fonctionnement qu'en fonction de leur soumission lors des négociations. Pire encore, que l'État choisisse selon son bon vouloir de leur reconnaître ou non le droit de représenter leurs adhérents... En un mot comme en cent, pour l'État et les caisses, le bon syndicaliste médical est un syndicaliste docile. Comment s'étonner ensuite de la relativement faible syndicalisation des médecins (20 %, soit plus que les salariés), et de leur désespérance vis-à-vis des simulacres de négociation qui se déploient régulièrement dans les locaux de la CNAM aux petites heures de la nuit, comme si un accord professionnel ne pouvait être arraché que dans la torpeur comateuse des petits matins blêmes ? Cette anomalie bien française, largement passée sous silence hors du milieu médical, explique en grande partie l'évolution des modes d'action des médecins libéraux. Lorsque la négociation est pipée, lorsque les avenants conventionnels s'entassent en une ubuesque montagne administrative, les médecins de ville, même les plus attachés à l'existence d'un système solidaire, n'ont parfois d'autres armes que la grève, le retrait, ou la contestation tarifaire. Et d'année en année, cette faillite morale du système conventionnel entraîne une fraction grandissante du corps médical à désespérer des accords signés, et leur rend plus audibles les sirènes du tout libéral.

Manifeste contre les mensonges de la réforme

Fin 2004, la mise en place de la réforme s'accélérait. Jusqu'au dernier moment, les syndicats de salariés, les syndicats médicaux, les mutuelles, le Medef, avaient participé aux discussions, cherchant à infléchir le plan en préparation. Mi-décembre, de manière brutale et inattendue, un amendement législatif voté en catimini à l'Assemblée sonna un coup de semonce pour les médecins généralistes, et le syndicat MG France en particulier. La convention médicale issue de la loi de réforme, que vont négocier ensemble les syndicats médicaux et les caisses d'assurance maladie sous la houlette de leur directeur, effacera les précédentes. Cela n'a l'air de rien, mais c'est lourd de conséquences, dans une France qui a l'habitude d'empiler les textes législatifs et administratifs, ajoutant toujours à l'existant sans jamais rien retrancher des droits acquis. En clair, cela signifie que les accords existants entre l'Assurance maladie et les médecins, les accords négociés sous des gouvernements antérieurs, vont tous être passés au crible de la négociation. Ne seront reprises que les dispositions que les signataires décident d'intégrer. Pour le reste, du passé ils feront table rase. Immédiatement, au lendemain de ce vote, les généralistes cherchent à se mobiliser. Car si le ministre Douste-Blazy va bientôt claironner partout sur les plateaux télé que la convention médicale naissante est une formidable avancée, qu'elle succède à un vide conventionnel de près de dix ans, il s'agit en réalité d'un mensonge éhonté, d'ailleurs très symptomatique du peu de cas que ce membre de la caste médicale hospitalo-universitaire fait de la médecine générale. Car il est faux de dire que la convention de 2005 succède à un grand vide. Bien au contraire, les généralistes ont signé avec les caisses d'assurance maladie, sous le règne de MG France, une convention spécifique qui a permis à la profession généraliste de bénéficier de quelques revalorisations tarifaires et qui a accompagné, même imparfaitement, l'informatisation des cabinets de médecine générale, bref, qui a donné aux médecins généralistes un cadre d'exercice. Cette convention spécifique a toujours été combattue par la CSMF du Dr Michel Chassang et par le SML du Dr Dinorino Cabrera. L'idée que les médecins généralistes s'émancipent de la tutelle syndicale polycatégorielle et se permettent de négocier des accords de branche leur a toujours été inacceptable. Cette convention spécifique, signée par MG France et la CNAM, court normalement jusqu'en 2006, à moins d'être révoquée par l'une des parties, ce que ni MG France ni la CFDT n'ont l'intention de faire. D'un côté comme de l'autre, ces « partenaires », adeptes de la négociation et de la signature, espéraient passer l'orage de la réforme en poursuivant les accords engagés par ailleurs. L'amendement de décembre 2004 change radicalement la donne. Tout ce qui a été conquis de haute lutte par les généralistes pendant des années est maintenant en danger, livré au bon vouloir des signataires. Les députés ne s'en sont absolument pas rendu compte, comme souvent, hélas. Quelles explications leur a-t-on donné, d'ailleurs ? L'argument de la simplification administrative a pu être efficace, si tant est qu'ils y aient prêté attention. Plus probablement, au sein de l'UMP, ont-ils obéi à une consigne de vote venue du sommet. La suite des événements montrera aux généralistes qui tenteront de saisir leurs députés que les parlementaires, dans leur majorité, ont parfaitement maîtrisé la fonction « copier-coller » de leur logiciel de traitement de texte. Alertés par des médecins généralistes déboussolés et écœurés, nombre de députés UMP répondront par des lettres types reproduisant à la virgule près l'argumentaire du ministère de la Santé, et témoignant d'une méconnaissance totale des questions de santé.

Au sein de l'organisation MG France, c'est l'heure des tiraillements, des déchirements. Pour son président, le Dr Pierre Costes, le coup est rude. L'homme, généraliste de terrain en milieu rural, successeur du charismatique fondateur Richard Bouton, est un authentique défenseur de la cause généraliste, mais les analyses de l'équipe dirigeante n'ont pas suffisamment pris en compte les manœuvres politiques qui sous-tendent cette réforme. Emportés par une vision idyllique de l'évolution du métier, les stratèges de MG France ont axé leur communication auprès des généralistes, depuis de nombreuses années, sur l'« interprofessionnalité ». Le mot ne brille pas par sa « compréhensibilité », mais nul doute, selon le slogan en vigueur dans la maison, que les confrères finiront bien un jour par « s'approprier le concept » ! Pierre Costes et son équipe défendent l'idée que demain l'exercice solitaire de la médecine générale sera dépassé. Que, comme dans de nombreux pays étrangers, les médecins auront tendance à se regrouper, non seulement entre eux, mais – et c'est là la vraie nouveauté –, à partager leurs locaux et leur exercice avec d'autres professionnels de santé : infirmières, kinésithérapeutes, orthophonistes, etc. Cette belle idée de « médecine utopique », d'exercice interprofessionnel, ils la croient à portée de main, à portée de la volonté politique. Partout les gestionnaires, les économistes, parlent d'exercer la médecine en réseau, de partager les informations entre professionnels de santé, de décloisonner le système enfermé dans ses archaïsmes catégoriels. MG France, sous la férule de Pierre Costes, a œuvré dans ce sens, tissant des liens avec d'autres organisations syndicales de professionnels de santé, préparant l'avenir, un avenir radieux, forcément radieux. Mais, les yeux fixés sur l'horizon, ils viennent de buter sur la triste réalité. Alors que depuis plusieurs années le syndicat, loin des années de combat de ses débuts, cherche à renouer les liens avec les syndicats de spécialistes dans le but de mettre en œuvre ensemble une meilleure organisation du système de santé en France, la CSMF et le SML fourbissaient leurs armes en vue du grand soir de leur revanche. En 2003, alors que certains spécialistes choisissaient la voie du déconventionnement, Pierre Costes déclarait : « Ce qui nous inquiète, c'est que les 60 % de spécialistes libéraux qui sont en secteur 1 ne peuvent pas monter des systèmes de coordination de soins avec les autres professionnels. Ces spécialistes sont en train de se faire tailler des croupières par l'hôpital public, qui bénéficie de tous les investissements. Nous, nous ne pouvons admettre que les médecins spécialistes disparaissent au profit de l'hôpital, car alors les généralistes se retrouveraient en prise directe avec l'hôpital. Face à cela, certains proposent à ces spécialistes le fantasme d'une liberté tarifaire à l'américaine qui ne correspond pas à la culture française. Par ailleurs, je comprends que certains syndicats (représentant les spécialistes) aient pu s'imaginer, pendant un temps, mener des négociations directes avec le gouvernement et non avec les caisses. Mais maintenant les choses sont claires. Jacques Chirac vient de rappeler que la gestion de la médecine de ville était déléguée aux régimes de Sécurité sociale et aux régimes complémentaires... Il faut que les spécialistes qui s'engagent dans des accords de bon usage des soins, des accords de pratique professionnelle, des contrats de santé publique bénéficient d'une prise en charge normale de leurs cotisations sociales par la Sécurité sociale. »

Alors que le président du principal syndicat de généralistes français s'inquiète pour l'avenir de la médecine libérale spécialisée, et plaide pour un retour des spécialistes de ville à l'intérieur du système conventionnel à ses côtés, le SML et la CSMF attendent leur heure, l'heure où contrairement aux promesses affichées par Jacques Chirac, le gouvernement, ayant mis les syndicats de salariés sur la touche, va à nouveau se tourner directement vers ses alliés objectifs en vue de préparer une réforme qui réconcilie enfin l'UMP et la caste médicale.

En septembre 2004, alors que la réforme se profilait, Pierre Costes avait encore voulu croire que le « médecin traitant » s'appuierait sur les systèmes de coordination existants, dont le médecin référent : « Le nouveau ministre a su ramener les syndicats de médecins spécialistes dans une attitude de négociation et de construction d'accord. Il faudra voir si cette attitude suffit à faire aboutir des accords... » Fidèle à sa ligne de défense d'un égal accès aux soins pour tous, il plaidait pour une absence de pénalisation des patients qui s'inscriront dans un dispositif vertueux : « Pour ce qui concerne les mesures dites de responsabilisation comme le 1 euro par consultation, les patients inscrits chez un traitant ou un référent pourraient en être dispensés. C'est la logique d'un système de soins organisé, garantissant la prise en charge des patients vertueux dans un système lui aussi vertueux. »

Pour MG France, le réveil est brutal, sidérant. Alors que les militants espéraient œuvrer ensemble pour la construction d'un système de soins optimisé dans un environnement syndical apaisé, ils se retrouvent soudain confrontés à une épreuve de force violente, dans laquelle les syndicats polycatégoriels et le gouvernement agissent sans aucun ménagement : la convention spécifique des généralistes est abolie, et avec elle le système du médecin référent. Pour les 15 % de généralistes qui ont choisi ce système et s'y sont impliqués, c'est une catastrophe, financière et morale. Sur le plan syndical, c'est une manœuvre dont les conséquences seront incalculables. Pour les patients, c'est l'abandon d'un projet d'organisation des soins incitatif et non pénalisant, basé sur l'éducation du patient, au profit d'un système coercitif de « responsabilisation par l'argent », conforme à l'idéologie néolibérale.

À la fin 2004, dans le sang et les larmes, les négociations conventionnelles aboutissent. Les syndicats de salariés ayant été réduits à faire de la décoration, c'est Frédéric Van Roekeghem, président de l'UNCAM, qui, en lien avec l'Élysée, a « négocié » en toute indépendance avec la CSMF et le SML une convention que refusent les autres organisations.

MG France refuse bien évidemment d'apposer son paraphe à un document qui annule toutes les avancées qu'avaient obtenues les généralistes les années précédentes, de la convention spécifique à l'option référent, destinée par les signataires à une mort programmée dans les deux ans. C'est sur la FMF, jusqu'au dernier moment, que se sont exercées les amicales pressions pour décrocher une signature. À plusieurs reprises, le téléphone portable des négociateurs de la FMF a sonné, les plus hautes instances du ministère et de la République faisant miroiter au syndicat les avantages octroyés aux signataires. Plutôt qu'une opposition stérile (puisque suffisent pour entériner la convention les signatures de la CSMF, du SML, et du microsyndicat Alliance), c'est à une belle et grande aventure que Philippe Douste-Blazy et le cabinet de la présidence de la République appellent le Dr Jean-Claude Régi et le Dr Jean-Paul Hamon. Pour l'un comme pour l'autre, le choix est cornélien. La FMF peut légitimement être tentée par la prime à la signature. D'autre part, on fait miroiter au Dr Hamon, généraliste issu des coordinations, la possibilité d'une représentativité de sa section généraliste au sein de la FMF, jusque-là refusée par le gouvernement dans des conditions d'une opacité qu'on imagine. L'enjeu, pour le gouvernement et l'UNCAM, est d'importance. Obtenir la signature de la FMF, c'est isoler MG France, c'est briser ce syndicat jugé trop proche de la CFDT et du Parti socialiste, renvoyer dans les limbes de l'histoire ces généralistes qui, un temps, ont voulu décider seuls de leur sort sans demander l'aval de la caste médicale. Mais la FMF ne cédera pas, préférant refuser les prébendes conventionnelles plutôt qu'entériner ce que Jean-Paul Hamon, en séance de négociation, a qualifié de trahison. Ce généraliste de cinquante-huit ans, de tendance plutôt libérale, a considéré comme une ignominie le sort réservé aux médecins référents. Se tournant vers Michel Chassang, il a déclaré : « De mémoire de syndicaliste, on n'a jamais vu supprimer un avantage acquis sans contrepartie, et léser ainsi des confrères. C'est scandaleux, tu ne l'emporteras pas au paradis. »

Ce refus catégorique ne fait pas le jeu du pouvoir. Sur les quatre principaux syndicats médicaux, deux seulement ont signé. Ceux qui sont le plus engagés dans la préparation de la réforme et en ont inspiré bien des articles. Ceux qui représentent de manière presque caricaturale les intérêts de la médecine spécialisée et ceux des médecins à honoraires libres pratiquant des dépassements.

Qu'importe. La machine à communiquer est lancée. Philippe Douste-Blazy s'invite sur tous les plateaux, devant tous les micros, pour crier la bonne nouvelle. Hosanna au plus haut des cieux. Une convention médicale nous est née, qui signe la mise en place de la réforme du siècle. Réquisitionnés pour la bonne cause, Frédéric Van Roekeghem, directeur de l'UNCAM, et Xavier Bertrand, secrétaire national à l'Assurance maladie, vont suivre son exemple. Et d'emblée, ils vont avoir fort à faire. Car dans les derniers jours de décembre 2004, court-circuitant la machine bien huilée de la communication gouvernementale, précédant même l'avalanche de spots radiophoniques lénifiants expliquant que « c'est en changeant tous un peu qu'on peut tout changer », un collectif de quelques médecins généralistes jette dans les rédactions, comme on jette une bouteille à la mer, un « Manifeste contre les mensonges de la réforme ».

« À l'heure où le ministre de la Santé va parader sur les ondes pour expliquer qu'il a présidé à la signature d'un accord historique sur le "médecin traitant", à l'heure où va se mettre en place une gigantesque campagne de communication de nature à persuader le public que le but poursuivi est la sauvegarde de l'Assurance maladie solidaire, que peuvent faire les acteurs de terrain que sont les généralistes pour alerter l'opinion et révéler que derrière les effets d'annonce dont ce gouvernement s'est fait le spécialiste en matière de cohésion sociale, la réalité nue est tout autre ?

Ce qui sera dit aux patients, c'est qu'un nouveau système de santé se met en place, un système vertueux qui les engage à choisir un médecin traitant, essentiellement un généraliste qui les soignera et les aidera à accéder de manière coordonnée aux avis des spécialistes si cela est nécessaire.

Ce qui sera dit aux patients, c'est que ce système mieux coordonné va générer des économies, et permettre de sauver la Sécu.

Ce qui sera caché aux patients, c'est que s'est déroulé lors de ce simulacre de négociation entre le proconsul nommé par le pouvoir en place et les syndicats médicaux les plus opposés à une vraie réforme du système de santé, le dépeçage en règle de la Sécu.

Ce qui sera caché aux patients, c'est que les économies virtuelles chiffrées et attendues ne seront jamais au rendez-vous, car aucun moyen n'a été donné aux généralistes pour s'acquitter de la fonction administrative supplémentaire qui leur est dévolue. Au point que le système du médecin référent, un système de coordination de soins autofinancé, optionnel, volontaire, choisi depuis 1997 par près de 8 000 médecins et 1,5 million de patients, associant rémunération forfaitaire pour les généralistes en échange d'une bonne tenue du dossier et d'une formation médicale indépendante des firmes pharmaceutiques, et tiers payant pour les patients, a été volontairement détruit par les signataires de cette contre-réforme.

Ce qui sera caché aux patients, c'est que les "négociations" ont moins abordé les réelles difficultés de notre système de santé, que les augmentations tarifaires des spécialistes. Aussi justifiées qu'aient pu être les revalorisations des spécialistes de secteur 1 dont les honoraires étaient bloqués depuis de nombreuses années, on peut s'interroger sur le fait que les généralistes, dans leur ensemble, n'obtiennent rien, rien d'autre que la possibilité de pratiquer un abattage à la pièce en voyant disparaître les systèmes de rémunération forfaitaire qui pour la première fois valorisaient le travail fait hors consultation (coordination des soins, actions de prévention et d'éducation, formation médicale indépendante, mise à jour des dossiers et des bases de données informatiques, amélioration des pratiques...).

Ce qui sera caché aux patients, mais qu'ils découvriront rapidement, c'est que cet accord signé entre les syndicats de spécialistes et le porte-parole du gouvernement sous l'égide du ministre de la Santé et de ses conseillers issus de ces mêmes syndicats de spécialistes, **ne met pas en place le système du médecin traitant, mais son contournement. Car une fois les généralistes, faute de moyens, mis dans l'impossibilité de faire fonctionner le système coordonné, l'accès direct au spécialiste sera facturé avec dépassement d'honoraires généralisé.**

Au nom d'une mythique "unité du corps médical", le ministre a déjà salué cet accord comme la première convention signée depuis dix ans. Alors qu'une convention médicale spécifique aux généralistes a existé pendant toutes ces années, qui les a vus s'investir massivement, malgré les difficultés, dans la maîtrise des outils informatiques, la formation continue, la prise en charge de pathologies complexes, la prescription en génériques puis en DCI [1], génératrice d'économies pour la Sécurité sociale comme pour les mutuelles, et donc pour chaque patient, car l'augmentation des dépenses de prescription est l'une des causes majeures d'augmentation de tarif des mutuelles. Mais cet accord ne concernait que les généralistes, les spécialistes de secteur 1 étant mal défendus, et les spécialistes à honoraires libres refusant de s'investir dans ces accords.

Ici le mépris des hommes politiques issus du sérail pyramidal de l'édifice médical rejoint la logique ultralibérale : **le patient doit enfin comprendre que la santé est devenue une marchandise comme une autre ; il doit savoir, obsession des économistes libéraux, "combien ça coûte ?", et sortir le chéquier doit devenir pour lui une habitude en passant dans la salle de consultation, quand certains rêvaient encore de prise en charge sanitaire solidaire, égale pour tous.**

Cette contre-réforme libérale n'offre aux généralistes aucune perspective hormis la course à l'acte, nez sur le guidon.

À l'heure où la médecine générale est enfin reconnue comme une spécialité à part entière à l'université, cette contre-réforme pose comme principe la supériorité de la médecine d'organe, de l'homme morcelé, sur la médecine générale, médecine de l'homme considéré dans sa globalité. Aux jeunes généralistes, elle fera office de repoussoir. Confrontés à la difficulté de l'exercice quotidien, à la désertification des campagnes par tous les

1. Dénomination commune internationale. La DCI est le nom non commercial de la substance active d'un médicament. Elle a été conçue par l'Organisation mondiale de la santé, en 1953, afin que les noms soient utilisables sans ambiguïté dans un grand nombre de langues.

acteurs de santé (généralistes, infirmières, kinésithérapeutes), à la disparition du système du médecin référent qui correspondait en partie à leurs attentes de sortie du seul paiement à l'acte, ils donneront la préférence à des postes salariés ou s'installeront ailleurs en Europe, dans des pays où les politiques savent quelle est la spécificité du médecin généraliste, la prise en charge du patient dans sa globalité, sur le long terme, et non la distribution de bons pour accès au spécialiste.

Aux patients, elle réserve toute sa cruauté, avec la mise en place d'un accès aux soins dépendant des revenus.

À l'industrie pharmaceutique, elle offre un boulevard : entre des généralistes pressurés dont tous les efforts de prescription raisonnée n'auront servi qu'à réévaluer les spécialistes, et des spécialistes à honoraires libres parmi les plus opposés à la prescription hors marques (DCI et génériques), le coût réel des médicaments va exploser.

Au final, il faudra constater l'échec de cette contre-réforme, en faire porter la responsabilité aux lampistes que sont les généralistes, et ouvrir la porte aux assurances privées, d'un air désolé, en disant que la Sécu, bien malade, n'a pu être sauvée.

Les communicants du ministre sauront très bien faire.

Sandrine Buscail est président du Syndicat national des jeunes médecins généralistes ; **Philippe Foucras** est médecin généraliste, fondateur du Formindep, collectif pour une formation médicale indépendante au service des seuls professionnels de santé et des patients ; **Christian Lehmann** et **Martin Winckler** sont médecins généralistes et romanciers ; **Philippe Le Rouzo** est président du syndicat départemental des médecins généralistes du Morbihan MG56 ; **Franck Wilmart** est médecin généraliste en milieu rural. »

Ce texte, conçu dans l'urgence, n'avait qu'une vocation : alerter les usagers sur le double discours qui allait leur être tenu, dénoncer le tissu de mensonges que l'on allait leur dérouler. Mais sa diffusion par Internet, l'apparition des noms de ses six signataires allaient générer un mouvement d'ampleur. Bientôt, les signatures affluent, de médecins, de citoyens, s'associant et demandant à signer la pétition qui n'en est pas une. En catastrophe, les signataires créent un site Internet, tentent de mettre en place une procédure de signature automatique alors que des milliers de mails se déversent dans leurs boîtes aux lettres. En quelques semaines, le Manifeste ne recueillera pas moins de trente mille signatures.

Largement relayé dans les médias, le Manifeste n'est pas la seule expression de colère des généralistes. Un très large front reliant MG France, la FMF, le SMG, mais aussi les organisations de formation médicale continue indépendante, le Collège national des généralistes enseignants, le Syndicat national des jeunes médecins généralistes, l'Intersyndicale nationale autonome des résidents en médecine générale, les dissidents de MG France, soit au total treize organisations, refuse la convention le jour même de sa ratification, le 12 janvier 2005, par la CSMF et le SML. C'est la quasi-totalité des généralistes, depuis les jeunes étudiants terminant leurs études en faculté et à l'hôpital, jusqu'aux médecins plus âgés, enseignants blanchis sous le harnais, en passant par une partie non négligeable des généralistes en exercice, qui dénonce les incohérences de la réforme.

Invité au *Téléphone sonne* sur France Inter, Frédéric Van Roekeghem va en faire la cruelle expérience. Le standard est rapidement saturé d'appels, de mails de généralistes furieux, dont les interrogations ou prises de position ne manquent pas d'être répercutées à l'antenne, en contradiction avec la communication bien rodée du directeur de l'UNCAM. Hors antenne, surpris de la vigueur des réactions, celui-ci mettra en doute la représentativité des interventions qui ont eu lieu, et demandera communication de l'ensemble des mails. Il en est probablement pour ses frais lorsqu'il découvre leur virulence, l'un des carabins ayant écrit : « Le type qui me fait perdre 20 % de mes revenus du jour au lendemain en m'assommant de tâches administratives, je lui coupe les roubignolles et je les lui fourre dans la bouche. » Imagé et concis.

C'est en changeant tous un peu qu'on peut tout changer

Les patients ne sont pas en reste, leurs associations dénonçant, pêle-mêle, les augmentations tarifaires importantes des spécialistes, la complexité du parcours de soins coordonné qui ressemble surtout à un parcours tarifaire, et la franchise de 1 euro sur les actes médicaux et de biologie. Outre la colère, ce qui domine chez les assurés sociaux, dépourvus de réelle représentativité dans les caisses, c'est l'incompréhension et la peur. Incompréhension, car la réforme est très complexe et que cette complexité est aggravée par un ensemble de non-dits, de contre-vérités et de vrais mensonges. Peur, car chacun comprend très vite que le rouleau compresseur s'est mis en marche, et que derrière l'apparence d'un libre choix laissé au patient, c'est à une menace de sélection par l'argent qu'on assiste. D'où l'afflux de patients demandant à leur médecin de signer, au plus vite, le formulaire censé désigner un médecin traitant. Et le dilemme de nombreux médecins, confrontés à l'incohérence du dispositif : comment résister sans pénaliser le patient ? Nombre d'entre eux temporisent, espérant y voir plus clair dans les mois à venir. Mais pour certains patients, en particulier les plus faibles, les plus démunis, c'est parfois impossible. Des patients suivis pour pathologies psychiatriques, des patients âgés en affection longue durée s'affolent : ne pas signer le formulaire, ne pas être en règle avec la Sécurité sociale, alors même que ressurgit le spectre d'une médecine à deux vitesses, les angoisse. Les réponses hautement fantaisistes des plates-formes téléphoniques mises en place par la Sécurité sociale, et dont parfois les opérateurs eux-mêmes sont amenés à se contredire tant la réforme est complexe, n'apaisent pas ces patients. Ainsi, petit à petit, cahin-caha, la réforme se met-elle en route, dans un climat d'incompréhension et de peur.

Un parcours de soins d'une opacité limpide

Du point de vue des patients, la principale disposition est la nécessité de choisir un médecin traitant, passage obligatoire pour accéder ensuite à des actes de médecine spécialisée dans de bonnes conditions de remboursement. Sur les ondes et dans les colonnes des journaux, Philippe Douste-Blazy, toujours pédagogue, en réexplique la nécessité. Mais, toujours créatif, il s'emmêle un peu les pinceaux lorsque lui est posée la première question qui vient à l'esprit de tous ses auditeurs : En pratique, le médecin traitant, c'est forcément un généraliste ? Alors que Xavier Bertrand et Frédéric Van Roekeghem, avec des précautions oratoires inouïes, et en prenant soin de se laisser des portes de sortie, considèrent que le médecin généraliste « a vocation » à être médecin traitant, tout en laissant la voie ouverte aux spécialistes dans des cas rarissimes de maladies orphelines ou très mal connues, Philippe Douste-Blazy quant à lui, pourtant professeur d'économie de la santé, aligne les contre-vérités, dès le 3 janvier, sur RTL : « Il y a le médecin traitant, le médecin traitant c'est une révolution en France, parce que pour la première fois on va avoir un médecin de famille, donc un médecin de famille, celui qui vous connaît le mieux. » À sa décharge, signalons que le ministre de la Santé revient d'Asie du Sud-Est, dévastée par un tsunami. D'où probablement cette annonce surréaliste d'une réforme révolutionnaire : « Pour la première fois en France on va avoir un médecin de famille. »

« Moi je pense que celui qui vous connaît depuis dix ans, quinze ans, cinq ans, connaît vos enfants, vos parents, vos ennuis, vos problèmes de couple ou de profession, eh bien, celui-là il est mieux à même de vous soigner que celui qui ne vous a jamais vu et qui arrive à 2 heures du matin à la maison pour la première fois. C'est peut-être idiot, mais j'en suis persuadé. Donc, on va avoir un choix à faire pendant les six premiers mois de l'année ou cinq premiers mois de l'année, vous allez avoir un formulaire, tous les Français vont avoir un formulaire chez eux, ils diront : voilà le médecin traitant que je veux. Ils peuvent choisir le médecin qu'ils veulent ou le médecin spécialiste, d'ailleurs, qu'ils veulent, je ne les oblige à rien. Je dis simplement que ce sera une nouveauté, un parcours personnalisé de soins. »

Le mot qui fâche, le mot qui gêne, n'a jamais été prononcé. « Généraliste ». Pour ne pas courir le risque de froisser la caste médicale, Philippe Douste-Blazy a délibérément employé le terme un peu désuet de « médecin de famille », un terme cher à la CSMF, et qui permet à peu de frais d'éluder l'un des problèmes centraux de la réforme : la médecine générale est une spécialité, reconnue dans nombre d'autres pays, et en passe d'être reconnue en France. Discipline à part entière, et reconnue comme telle par la WONCA, organisation mondiale des collèges et académies de médecins généralistes :

« La médecine générale est une discipline scientifique et universitaire, avec son propre contenu d'enseignement, sa recherche, ses niveaux de preuve et de pratique. C'est aussi une spécialité clinique orientée vers les soins primaires.

La définition de la médecine générale repose sur les caractéristiques suivantes :

• premier contact avec le système de soins, permettant un accès ouvert et non limité aux usagers, prenant en charge tous les problèmes de santé, indépendamment de l'âge, du sexe, ou de toute autre caractéristique de la personne concernée ;

• approche centrée sur la personne, orientée vers l'individu, sa famille et sa communauté ;

• processus de consultation personnalisée qui établit, dans le temps, une relation médecin-patient à travers une communication appropriée ;

• responsabilité de la continuité des soins dans la durée, selon les besoins du patient ;

• utilisation efficiente des ressources du système de santé, à travers la coordination des soins, le travail avec d'autres professionnels de santé, le recours aux autres spécialités ;

• démarche décisionnelle spécifique, déterminée par la prévalence et l'incidence des maladies dans le contexte des soins primaires ;

• prise en charge simultanée des problèmes de santé aigus ou chroniques de chaque patient ;

• intervention au stade précoce et non différencié du développement des maladies dans le contexte des soins primaires, pouvant requérir une intervention rapide ;

• développement de la promotion et de l'éducation de la santé par des interventions appropriées et efficaces ;

• action spécifique en termes de santé publique ;

• réponse globale aux problèmes de santé dans leurs dimensions physique, psychologique, sociale, culturelle et existentielle. »

Il suffit de lire cette définition pour comprendre que le médecin traitant n'est aucunement la révolution annoncée... mais surtout que les fonctions dévolues au médecin traitant sont celles du médecin généraliste : assurer les soins primaires, le premier recours, pour l'ensemble des patients, sur le long terme, et coordonner les soins, en adressant si nécessaire le patient à un spécialiste d'organe, pour un avis, pour un examen complémentaire technique, ou enfin pour une prise en charge plus complète sur le long terme.

Réaffirmer qu'il vaut mieux être soigné par un médecin qui connaît le patient et son historique est une simple évidence. Laisser entendre que ce médecin traitant, de premier recours, pourrait être un médecin spécialiste est beaucoup plus problématique et constitue d'ailleurs un casus belli avec les généralistes, pour plusieurs raisons. Non seulement, martèlent les jeunes généralistes issus de la faculté, parce que c'est justement cette fonction de médecin de premier recours qu'on leur enseigne, et qui fait leur spécificité, mais aussi parce que, au regard des textes qui régissent l'exercice de la médecine spécialisée, les honoraires du spécialiste, plus élevés que ceux du généraliste, seraient censés rétribuer la compétence spécifique supérieure de celui-ci dans le cadre précis et plus étroit des pathologies d'organe de sa spécialité. Ainsi, si un généraliste, tout comme un oto-rhino-laryngologiste, est à même de soigner une sinusite, la justification des honoraires plus élevés du médecin ORL tiendrait à son expérience ou à sa compétence supérieure dans le cadre de cette pathologie. Mais, s'il acceptait de devenir le médecin traitant d'un patient, que ferait ce médecin ORL, confronté à une pathologie extérieure à sa spécialité, que ce soit une douleur lombaire, une gêne urinaire ou une douleur thoracique ? Prendrait-il en charge lui-même cette pathologie extérieure à son champ d'expertise ? Et si oui, comment alors justifierait-il une rémunération de médecine spécialisée... dans un cadre qui ne relève pas de sa spécialité ? Ou bien alors adresserait-il le patient vers un généraliste, un confrère spécialiste, et si oui, lequel ? La convention reste floue sur cette question cruciale, au point que même l'ordre des médecins, pourtant habituellement assez peu critique envers les positions de la CSMF, ne peut s'empêcher d'émettre un avis négatif, dès février 2005 : « On doit cependant relever que le parcours de soins coordonné décrit dans la convention part de l'hypothèse du choix d'un médecin généraliste et qu'il connaîtrait d'importantes difficultés de mise en œuvre si le choix de l'assuré social se portait sur un médecin spécialiste, notamment au regard du principe de l'exercice exclusif de la spécialité. Le statut du médecin traitant ne saurait lui permettre d'assurer la prise en charge d'un patient en dehors de la spécialité au titre de laquelle il est inscrit à l'Ordre. »

Pourquoi donc, dans la convention médicale, ne pas avoir clairement indiqué que le médecin traitant doit être un médecin généraliste, alors que l'ambiguïté entretenue constitue une pierre d'achoppement qui focalise la colère des généralistes, dont la discipline est bafouée, et alors que la désignation d'un spécialiste comme médecin traitant contrevient aux règles d'exercice telles que définies par l'Ordre des médecins ? Nous verrons plus tard que cette rédaction ambiguë n'est pas le fruit du hasard.

Tout au long du premier semestre 2005, alors que se met en place la réforme, la communication du ministre va se trouver plombée par cette ambiguïté. Tandis que Frédéric Van Roekeghem et Xavier Bertrand, mezza voce, plaident pour le choix naturel d'un médecin généraliste, que le président de la CSMF, le Dr Michel Chassang lui-même, échaudé par l'avis de l'Ordre des médecins, explique sur Canal Plus que, à l'exception de quelques rarissimes maladies orphelines, c'est le médecin généraliste qui a vocation à être médecin traitant, Philippe Douste-Blazy poursuit sur sa lancée des débuts, insensible aux arguments du conseil de l'Ordre comme à la cohérence de sa réforme, comme s'il lui importait avant toute chose, au mépris de toute logique de santé publique, et du sens même de la coordination des soins qu'il est censé promouvoir, de donner des gages à ceux qui, dans son entourage médical, s'inquiètent des conséquences éventuelles d'une réelle coordination des soins à partir du généraliste. Car cette architecture du système de soins, commune à de nombreux pays européens, cette filière de soins dont le médecin généraliste est la porte d'entrée, le *gatekeeper* en Angleterre, représente pour une grande partie de la caste médicale un casus belli. Et Philippe Douste-Blazy semble n'occuper son poste que dans le but de les rassurer inlassablement, quitte à énoncer de surprenantes assertions. Interviewé dans *Le Parisien* par Odile Plichon, il explique que l'on peut parfaitement choisir comme médecin traitant un spécialiste, quitte à en changer au gré de l'apparition des maladies. Il donne l'exemple d'une femme ayant choisi sa gynécologue comme médecin traitant, et lui conseille de prendre un généraliste ou un pneumologue si elle développe une bronchite. En effet, explique-t-il, si le médecin traitant choisi ne convient plus aux patients « ils pourront en changer à tout moment. Il leur suffira alors de remplir un nouveau formulaire. »

En pratique, le ministre vante l'avancée révolutionnaire que serait la désignation d'un médecin traitant censé coordonner les soins sur le long terme... en engageant les patients à ne pas hésiter à changer de médecin traitant aussi souvent qu'ils le désirent, rendant effectivement impossible le travail de ce dernier. Dans *Le Médecin de France*, revue de la CSMF envoyée à tous les médecins de France (adhérents comme non-adhérents), Michel Chassang ne dit pas autre chose, dans un article désopilant intitulé « Médecin traitant : Que dire à vos patients ? ». Mettons simplement en exergue, dans ce festival de questions-réponses, cet extrait :

« Question : À quoi oblige le choix d'un médecin traitant ?

Michel Chassang : À respecter ses conseils, notamment pour aller consulter un spécialiste.

Question : Quand pourra-t-on changer de médecin traitant ?

Michel Chassang : À n'importe quel moment ! »

Comment appelle-t-on un médecin dont on est obligé de respecter les conseils, mais dont on peut changer à tout instant... si on n'est pas satisfait de ses conseils ?...

Un médecin traitant. Bien vu.

Pas étonnant que généralistes et patients renâclent à cautionner cette entourloupe, sentant confusément que derrière le jeu de bonneteau se cache un tout autre enjeu. Et, s'adressant à ses confrères, Michel Chassang, dans l'éditorial de la même revue, en dévoile la nature :

« Après la phase législative de cet été, celle réglementaire de cet automne, l'étape conventionnelle n'aura pas été un long fleuve tranquille. Les pressions multiples pour tenter de détricoter l'acquis législatif de cet été, notamment les dépassements tarifaires hors parcours de soins, ont bien failli faire capoter les négociations. »

L'explication de la complexité du « parcours de soins coordonné », des ambiguïtés de sa mise en œuvre, tient en ce petit segment de phrase : « l'acquis législatif » obtenu grâce au vote des députés UMP à l'Assemblée, c'est bien « les dépassements tarifaires hors parcours », c'est-à-dire la possibilité pour le spécialiste consulté directement par un patient sans avoir été dirigé par son médecin traitant de facturer des dépassements d'honoraires. Les caisses d'assurance maladie, les mutuelles complémentaires, les associations de patients, les syndicats généralistes s'en sont émus : autant il aurait pu être éventuellement cohérent de minorer le remboursement des patients consultant « hors parcours de soins », tout en dispensant de la franchise de 1 euro les patients consultant dans le cadre du parcours coordonné, autant il est totalement incohérent de fixer d'autorité deux tarifs différents, un premier tarif de 27 euros pour une consultation spécialisée dans le cadre du parcours et un second tarif plus élevé, de 32 euros, hors parcours. Une véritable incitation financière, pour le spécialiste, à privilégier le contournement du parcours de soins. L'exemple hélas éclairant des consultations hospitalières, avec leurs délais d'attente variables en fonction du secteur public ou privé du même praticien, n'incite pas les associations de patients à la confiance. Les caisses d'assurance maladie et les mutuelles se sont étranglées à l'annonce de cette mesure, tentant de « détricoter l'acquis » obtenu par la CSMF et le SML, à savoir la généralisation des dépassements d'honoraires dans un cadre législatif. « Vouloir à tout prix contrôler ce qu'elle juge non prioritaire et qu'elle ne rembourse pas relève d'un esprit tout particulier de l'assurance maladie », relève le président de la CSMF.

Ainsi, peu à peu, apparaît une autre lecture de la réforme et de son parcours coordonné, une lecture bien éloignée des slogans simplistes de la CNAM. Car avoir ainsi organisé, jusqu'au moindre détail, les conditions financières avantageuses du contournement du parcours coordonné colle mal avec le souci affiché d'une meilleure organisation du système de santé. Si l'on considère, de plus, que les généralistes, à la différence des spécialistes, n'ont obtenu aucune revalorisation d'honoraires susceptible de leur permettre d'effectuer le travail supplémentaire de gestion des dossiers et de coordination qu'on est en passe de leur imposer, force est de conclure que le respect du parcours coordonné ne semble pas avoir été (les lecteurs, je l'espère, me pardonneront cet euphémisme) l'unique souci des syndicats signataires.

Les généralistes, eux, dans leur grande majorité, ne sont pas dupes des annonces surréalistes de la CNAM. C'est qu'ils en ont entendu, au fil des années, des déclarations lénifiantes sur l'indispensable médecin de famille, pivot du système de santé, pilier du système solidaire, et maintenant sur le médecin traitant, garant d'une meilleure coordination du système. Mis au pied du mur, nombre d'entre eux réalisent que la réforme leur fait porter la responsabilité de la coordination médicale du système, sans leur en donner aucuns moyens.

Alors que les spécialistes obtiennent des revalorisations d'honoraires, des majorations de coordination si le patient leur est adressé par le médecin traitant, et un droit à dépassement systématique dans le cas contraire, creusant comme jamais le différentiel (du simple au double) entre les uns et les autres, les généralistes n'obtiennent donc rien, que l'insigne honneur d'être désignés comme chefs de gare d'un système opaque, dans lequel, aiguilleurs sans écran de contrôle, petites mains de la caste médicale, ils sont censés, sans même disposer de moyens de secrétariat, ajouter à leur travail quotidien de soins la gestion des dossiers des patients, l'archivage et la conservation des courriers, des examens biologiques, des comptes rendus d'hospitalisation, dont la réforme les rend responsables, puisque médecins traitants désignés.

Interrogés par l'hebdomadaire *Impact-Médecine* sur leur acceptation du rôle de médecin traitant, leur réponse est claire : si 77 % d'entre eux acceptent la mission qui leur est confiée, 33 % seulement seraient prêts à s'engager « dans les conditions actuelles de la nouvelle convention ». Cela n'empêche pas Philippe Douste-Blazy, tout sourire en couverture, de déclarer : « J'y crois, vous aussi. » Oui, c'est vrai, pourquoi s'arrêter à de sordides questions de gros sous, quand l'effet d'annonce est si beau.

Parmi les plus remontés contre la convention, on retrouve des adhérents de l'UNOF (branche généraliste de la CSMF), comme le Dr Stanislas Potocki, de Vannes, interrogé par Sandrine Blanchard dans *Le Monde* :

« Je ressens cette convention médicale comme une monstrueuse escroquerie du gouvernement et de mon syndicat. Je me sens mal et je ne suis pas le seul [...]. Mon syndicat était contre le médecin référent, il vient de le rendre obligatoire et non payé. »

Petits meurtres entre confrères

Pendant des années, en effet, la CSMF et le SML ont combattu le dispositif du médecin référent, mis en place sous un gouvernement de droite (Juppé-Barrot), puis conforté sous un gouvernement de gauche (Jospin-Kouchner). Après avoir dissuadé, pendant des années, les généralistes de rejoindre ce système optionnel, incitatif, rémunéré pour les médecins et non pénalisant pour les patients, la CSMF et le SML ont bataillé ferme pour le détruire, à la veille de mettre en place le système du médecin traitant, quasiment obligatoire (sous peine de moindre remboursement), non rémunéré, et pénalisant pour les patients. Ce n'est pas moi qui l'affirme, mais les signataires eux-mêmes.

Le président de la CSMF, Michel Chassang, dans l'éditorial déjà cité de *Médecin de France* : « Jusqu'au dernier moment il a fallu batailler ferme pour que nos interlocuteurs acceptent de renoncer au médecin référent au profit du médecin traitant. Il sera donc fermé dès cette année et amené à disparaître dans les deux ans qui viennent. »

Le président du SML, Dinorino Cabrera, dans une lettre adressée à ses adhérents :

« Nous avons dû batailler ferme et tenir bon (la collaboration SML-CSMF et Alliance a été efficace et sans faille, puisque nous n'avons pas cédé). Tout le monde doit prendre conscience que le médecin référent constituait une menace grave, dont nous devions nous débarrasser. »

Je le répète, tant la formulation est surprenante : « Une menace grave, dont nous devions nous débarrasser. »

Étonnant aveu, stupéfiante virulence, dans un monde médical plus habitué au faux nez de la confraternité.

De quoi parle-t-on exactement ? Qu'ont fait ces huit mille médecins généralistes, quel forfait ont-ils commis, pour constituer ainsi une menace dont, telle une infestation de vermine, il faudrait se « débarrasser » ? À la décharge du Dr Cabrera, nous supposerons que mon confrère n'avait nullement l'intention de se « débarrasser » des huit mille médecins référents, mais bien seulement du dispositif législatif qui avait permis cette rare avancée en médecine générale. C'est ce qu'il fit. Donnons-lui donc acte que ce sont les concepts mêmes du dispositif, et non pas les généralistes eux-mêmes, qui constituaient pour lui une

« menace grave » contre laquelle il était licite d'employer tous les moyens. *Extreme prejudice*, disent les Américains.

Mais qu'avaient-ils donc fait, ces pelés, ces galeux ?... De quoi s'agissait-il donc, et pourquoi tant de haine ?

À dire vrai, la liste de leurs crimes, effrayante pour les suppôts du néolibéralisme, est longue. Depuis 1997, en toute impunité, ces huit mille médecins généralistes, soit près de 15 % des médecins généralistes français, avaient accepté l'idée d'un partenariat gagnant-gagnant avec l'Assurance maladie, au service de leurs patients.

Au moment d'énumérer leurs turpitudes, l'émotion me gagne. J'ai conscience de la gravité des faits qui leur sont reprochés, de leur caractère impardonnable.

Il est certaines choses, certaines abjections, qu'il est difficile d'énoncer.

Mais le public, quelles qu'en soient les conséquences, a le droit de savoir.

Éloignez simplement les enfants du poste.

Les médecins référents, huit mille au total, avaient entraîné un million quatre cent mille patients, ainsi que leurs enfants, dans une spirale infernale. Jugez plutôt :

• Ils respectaient un seuil maximal annuel d'activité. En clair, ils s'interdisaient de réaliser plus de sept mille cinq cents actes par an, soit, en moyenne, si l'on compte un mois de vacances par médecin, et cinq journées de onze heures de travail par semaine, ils se refusaient à pratiquer quotidiennement plus de trente et un actes.

• Ils respectaient les tarifs conventionnels, sans dépassements d'honoraires systématiques.

• Respectant les tarifs conventionnels, ils pratiquaient la dispense d'avance de frais, de manière à ce que tous leurs patients, riches ou moins fortunés, puissent bénéficier d'un égal accès aux soins. En clair, cela signifie qu'il n'était pas nécessaire pour le patient d'avancer le prix de la consultation, et que le médecin acceptait d'être réglé ultérieurement par les caisses d'assurance maladie et les complémentaires.

• Ils tenaient pour chaque patient un dossier médical informatisé.

• Ils s'engageaient, pour des raisons d'économie et de cohérence médicale, à prescrire, quand cela était possible, des médicaments sous forme générique.

• Ils participaient, à la demande des caisses d'assurance maladie et en partenariat avec elles, à des campagnes de dépistage et de prévention.

• Ils s'engageaient, pour maintenir et améliorer leur niveau de connaissance, à suivre annuellement des programmes de formation médicale continue indépendante des firmes pharmaceutiques.

Devant une telle liste d'ignominies, on frémit, rétrospectivement. Surtout quand on pense qu'il fallut près de huit ans de lobbying acharné aux syndicats de la caste médicale pour obtenir enfin leur suppression brutale. Mais que fait la police ?

Et le patient, dans tout ça ? Quels étaient ses droits et ses devoirs, dans ce système auquel, rappelons-le, il était libre d'adhérer ou non ?

« Le patient choisit une démarche qualité fondée sur la continuité et la coordination des soins [...]. L'assuré adhérent a un recours exclusif au médecin référent pour une demande de soins de première intention. Il s'engage à ne pas consulter d'autre généraliste, sauf urgence, changement momentané de résidence, ou autre situation exceptionnelle.

Lorsque la situation le justifie, il fait appel à des spécialistes qu'il choisit en concertation avec son médecin référent... »

Tout cela ne vous rappelle rien, pénalités financières en moins pour les patients, rémunération forfaitaire en plus pour les médecins optant ? Tout cela ne ressemble-t-il pas furieusement à un système coordonné de soins, garantissant le respect des tarifs conventionnés, et l'égal accès aux soins pour tous ? Ce système idéal et « révolutionnaire » vanté avec des sourires de camelot par Philippe Douste-Blazy ?

Certes, la communication autour du médecin référent a commis quelques impairs, immédiatement saisis au bond, pendant leurs années de lutte acharnée, par la CSMF et le SML. Les médecins référents n'étaient pas de meilleurs médecins généralistes que les autres. Ils ne représentaient pas une sorte d'élite autoproclamée (pas plus d'ailleurs que les médecins exerçant en secteur à honoraires libres...). Ils avaient simplement choisi, à l'encontre des diktats de la caste médicale, une autre voie que celle du libéralisme et du paiement à l'acte. Plutôt que de subsister dans un système fermé qui, instaurant le paiement à l'acte comme unique mode de rémunération, favorise le nombre d'actes réalisés chaque jour, les référents avaient expérimenté un système mixte de rémunération (paiement à l'acte plus forfait) qui leur avait permis, insensiblement, de dégager plus de temps pour leur formation, pour l'organisation de leur cabinet. N'étant plus condamnés à « faire du chiffre » pour faire tourner la boutique, ils avaient découvert et inventé un autre moyen de travailler, et, ce faisant, avaient comblé en partie le fossé financier qui les séparait de leurs confrères spécialistes.

Soyons clairs : lorsque les petites couturières de Cholet ont cessé d'être payées à la pièce, lorsqu'elles ont obtenu de haute lutte un salaire payé par leurs patrons, ce fut une avancée sociale majeure ; sur laquelle d'ailleurs les néolibéraux aujourd'hui tentent de revenir en instaurant des rémunérations au rendement, selon le principe bien connu que « pour gagner plus, il faut travailler plus »... à moins d'être actionnaire, ou patron du CAC 40. De la même manière, ces généralistes, investissant l'option référent, y découvrirent (je pèse chacun de mes mots, tant fut violente la contre-attaque de la CSMF et du SML en ces « années de plomb » comme ils les appellent encore en mémoire de leur résistance d'alors) un espace d'incitation à la qualité. Non pas un espace qualité, non pas l'assurance de faire partie d'une élite, mais un espace d'incitation à la qualité. La possibilité d'exercer autrement que le regard fixé sur la montre ou sur la pile de créances et charges diverses du cabinet de ville.

Sur le principe, option référent et médecin traitant ne s'opposent pas, quoi qu'en disent les syndicats signataires. Au point que, pendant de nombreux mois, les patients mais aussi les journalistes en charge du dossier santé vont fréquemment utiliser un terme pour l'autre, renommant la réforme Douste-Blazy : la réforme du médecin référent.

Chacun de ces deux concepts, en théorie, met en avant la nécessité de mieux organiser le système de santé, en instituant un médecin référent pour chaque patient. C'est au niveau des modalités que les différences apparaissent. Le premier système est optionnel, volontaire, dénué de pénalités ; le second système, au contraire, s'il n'est pas obligatoire, entraîne de facto des pénalités financières pour celui ou celle qui tente d'y échapper.

Pourquoi donc les syndicats signataires acceptent-ils de mettre en place, en 2004, un système très proche de celui qu'ils dénoncent et combattent depuis 1997 ? Très probablement parce qu'ils estiment l'avoir suffisamment modifié pour qu'il ne constitue plus « une menace grave ». Comment ? C'est assez simple. En le rendant inopérant.

Tout d'abord en instaurant un flou artistique sur la définition même du médecin traitant, alors que nous avons vu que la définition du poste, ainsi que les règles d'exercice médical, auraient dû le réserver au médecin généraliste.

Mais surtout en éliminant la rémunération forfaitaire que touchait le médecin référent pour chaque patient en option, sous réserve du respect du cahier des charges préalablement défini. Cette rémunération, de 45 euros par dossier et par an, est censée permettre au médecin référent de remplir ses obligations de modération de son activité prescriptrice, de formation indépendante, de coordination médicale du parcours du patient, de gestion administrative de son dossier et de ses remboursements (tiers payant). Car ce travail, invisible parce que idéalement réalisé en dehors du temps de consultation, nécessite du temps, un investissement informatique, souvent un secrétariat. C'est à ce prix qu'il est possible de travailler sur les dossiers, de prendre connaissance et d'archiver les dizaines d'examens complémentaires, de résultats d'examens radiologiques, de prises de sang, de comptes rendus d'intervention chirurgicale ou de fibroscopie, d'avis spécialisés, de comptes rendus d'hospitalisations, que reçoit un généraliste toutes les semaines. Et qu'on ne s'y trompe pas. Il ne s'agit pas simplement d'ouvrir des courriers et de les classer dans des dossiers cartonnés sans les lire. Gérer un dossier patient, de nos jours, coordonner les soins d'un patient, c'est un vrai travail, qui exige, à de multiples reprises, de prendre des décisions complexes de nature médicale pure :

Faut-il poursuivre la surveillance biologique chez cette patiente qui a présenté une anémie aujourd'hui apparemment maîtrisée ?

Faut-il s'en tenir à l'hypothèse la plus probable, celle d'un saignement gynécologique chronique longtemps passé inaperçu, ou pratiquer, par mesure de sécurité, des fibroscopies digestives ?

Quel est, pour tel patient présentant à la fois une arthrose douloureuse, une maladie des artères coronaires, une gastrite, le traitement à privilégier parmi les différentes thérapeutiques proposées en rhumatologie, en cardiologie, en gastro-entérologie, sachant que le rapport bénéfice-risque de chaque molécule est différent d'un patient à l'autre, et que la coprescription va forcément entraîner des interactions médicamenteuses ?

Gérer un dossier patient, en médecine générale, c'est donc non seulement prendre en charge au coup par coup les soucis de santé du patient, mais aussi, sur la durée, gérer son « capital santé » au mieux de ses intérêts, en accord avec lui.

Et parce que cela implique un investissement en temps, en secrétariat, et représente en France une vraie alternative au mode de fonctionnement induit par le paiement à l'acte exclusif (un symptôme = une ordonnance), la Caisse nationale d'assurance maladie, sous le regard intéressé de l'État, s'était depuis 1997 fortement impliquée dans le dispositif du médecin référent, comme le prouve ce texte de 1998 :

« L'option médecin référent vise à bâtir un système de soins rénové et de qualité [...] le médecin référent est appelé à s'inscrire durablement dans le système de santé [...]. En luttant contre le nomadisme médical et la surconsommation de soins et de médicaments, en assurant une vision globale et cohérente de la santé des patients dont il a la charge, le médecin référent garantit une amélioration de la qualité du système de soins. L'Assurance maladie s'engage à promouvoir aux côtés des médecins le système de l'option [...]. Visant à garantir à tous une prise en charge optimale, l'option constitue un levier permettant l'organisation du système de soins de demain. »

Si vous avez l'impression étrange d'entendre comme en écho la voix de Philippe Douste-Blazy vantant les mérites de sa réforme « révolutionnaire », vous n'avez pas tort. Tout y est, de l'engagement de l'Assurance maladie à inscrire la réforme du médecin référent sur le long terme, jusqu'à la volonté réaffirmée de garantir à tous une prise en charge optimale. Les promesses, paraît-il, n'engagent que ceux qui y croient.

Et les médecins référents y avaient cru. Au point de modifier leurs pratiques, de s'investir dans un mode de fonctionnement moins immédiatement dépendant du paiement à l'acte, du paiement à la pièce, contrevenant ainsi au dogme libéral défendu par la CSMF et le SML. Pire encore, malgré l'opposition farouche de ces derniers et la guerre d'usure juridique menée contre les référents, ceux-ci obtenaient des résultats, certes modestes, mais encourageants. La CNAM ne l'avait pas clamé sur tous les toits, pour ne pas trop effaroucher les firmes pharmaceutiques, mais sur un pur plan comptable l'option référent ne coûtait rien à l'Assurance maladie. Les généralistes qui y avaient souscrit, nous le verrons en détail plus tard, avaient amélioré leur rémunération (tout en restant quand même, soyons sérieux, loin en arrière de la moyenne de leurs confrères spécialistes), mais le coût pour les patients, l'Assurance maladie et les mutuelles complémentaires était nul. L'option médecin référent était un facteur d'économie sur le poste médicament (l'un des seuls pour lesquels la CNAM s'était fendue d'une étude). Il fallait donc qu'elle meure, vite.

Pour justifier sa mise à mort, les syndicats signataires de la convention de janvier 2005 n'y allaient pas par quatre chemins. Dans des mails lancés sur les listes Internet médicales, dans les colonnes du *Médecin de France*, mensuel de la CSMF, ils sonnaient avec une réelle jouissance la fin de la récréation, accusant les référents de s'être « gavés » pendant des années, en engrangeant l'argent de l'Assurance maladie sans réelle contrepartie :

« Si évaluation indépendante il y eut, elle est soigneusement enterrée dans le jardin des illusions. Ce qui est en revanche avéré, c'est l'usage détourné fait de ce statut par quelques aigrefins qui ont multiplié les inscriptions : jusqu'à 1 400 chez un médecin de la banlieue parisienne auprès d'une clientèle dont le français n'est pas la langue maternelle, et qui, sans doute, n'avait pas compris à quoi elle s'engageait... Pour le médecin à 1 400 abonnés, c'est un manque à gagner de près de 65 000 euros... une belle berline allemande chaque année. »

C'est beau, c'est civique, tout y est : la dénonciation anonyme du fraudeur présumé, lequel bien entendu soigne une clientèle « dont le français n'est pas la langue maternelle », et le fantasme bourgeois de la « grosse berline allemande ». On a les signes extérieurs de richesse qu'on peut. La réalité était tout autre. Si les études de la CNAM sur l'activité des médecins référents n'étaient pas nombreuses, elles existaient. Et révélaient que, en moyenne, un médecin référent était rémunéré 7 070 euros par an par l'Assurance maladie, pour une économie moyenne sur le seul poste médicament... de 20 000 euros. Mais ces études, la CSMF et le SML refusaient de les voir, de les commenter. Il leur était vital de dénoncer l'option référent, et de considérer cette sortie du paiement à l'acte comme une hérésie, réservée à quelques profiteurs privilégiés, alors qu'en réalité le système avait été proposé, pendant des années, à l'ensemble des médecins de France, qui auraient pu s'en saisir si les syndicats de la caste médicale ne les en avaient violemment dissuadés, réussissant à les persuader qu'accepter d'être rémunérés par les caisses d'assurance maladie pour la gestion du dossier des patients et la prescription en générique, c'était perdre le pur statut libéral, c'était prendre de l'argent sale, aliéner sa liberté pour devenir un médecin « déférent, salarié des caisses ».

Confrontés à la réforme de 2005, destinés à devenir « médecin traitant » sans rémunération adaptée à cette fonction, nombre de généralistes qui avaient pendant des années suivi les consignes de la CSMF restaient quelque peu perplexes, réalisant donc, mais un peu tard, qu'on leur imposait en 2005, gracieusement, une fonction proche de celle que leurs syndicats leur avaient déconseillée pendant des années, au prétexte de ne pas aliéner leur statut libéral. Lorsque certains d'entre eux en faisaient la remarque acerbe aux dirigeants de la CSMF et du SML, ceux-ci en appelaient à la simple raison. Généraliser la rémunération de 45 euros par patient était impossible dans l'état actuel des comptes de la Sécurité sociale, expliquaient-ils. 45 euros, par patient, pourtant, cela représentait une part très modeste relativement à la dépense annuelle globale moyenne de santé d'un Français (2 000 euros). La CSMF et le SML venaient de mettre en place avec l'Assurance maladie un système de coordination des soins quasi obligatoire, sans prévoir de rémunérer le coordinateur à hauteur de 2,25 % du budget coordonné. C'était mal augurer de la réussite de la mission confiée aux généralistes. Mais cela reflétait une vraie ambiguïté dans le discours des syndicats signataires. Car, d'un côté, on annonçait une véritable révolution dans le système de santé français, une révolution seule à même de sauvegarder le système solidaire, et d'un autre côté, on expliquait aux médecins que, en réalité, ils n'avaient rien à changer à leur pratique (ce qui expliquait l'absence de rémunération pour cette fonction). Michel Combier, président de l'UNOF (branche généraliste de la CSMF) l'écrivait dans sa lettre hebdomadaire en janvier 2005 : « Médecin traitant : pas une once de travail en plus. Le statut du médecin traitant est surtout une contrainte (certes légère) pour le patient. Pour le médecin, concernant les ALD [affections longues durée], il n'y a rien d'autre à faire que de continuer à faire son travail de thérapeute. »

L'avenir permettrait de trancher entre ces deux affirmations contradictoires. Soit le travail de coordination des dossierspatients ne comportait pour le médecin traitant aucun travail supplémentaire, et les médecins référents avaient effectivement pendant des années bénéficié d'une aubaine financière sans réelle contrepartie, soit le travail de coordination des dossiers-patient constituait une modification substantielle du travail du médecin traitant, et la convention de 2005 ne lui en donnait pas les moyens... et ouvrait la porte à une large utilisation des dépassements d'honoraires, hors parcours de soins.

Malade, sors ta carte Gold !

Parmi les dispositions vouées à disparaître avec l'option référent figurait le dispositif d'avance de frais, communément appelé « tiers-payant ». Largement pratiqué par les référents, ce dispositif permet au patient d'accéder aux soins sans débourser d'argent. Ce sont les organismes d'assurance maladie obligatoire et complémentaire (la Sécu et la mutuelle ou l'assurance du patient) qui règlent directement le médecin au lieu de rembourser l'assuré. Le système a deux avantages :

• il facilite l'accès aux soins de tous les patients, indépendamment de leur situation financière ;

• il limite le recours aux dépassements d'honoraires, dans la mesure où ce sont les organismes d'assurance maladie qui rémunèrent le praticien, et non le patient directement.

Mais pour les néolibéraux, ce système est profondément dangereux :

• il facilite l'accès aux soins de tous les patients, indépendamment de leur situation financière (!) ;

• il limite le recours aux dépassements d'honoraires, dans la mesure où ce sont les organismes d'assurance maladie qui rémunèrent le praticien, et non le patient directement (!) ;

• il « déresponsabilise » les patients, qui ne savent même pas « combien ça coûte », et « consommeraient » donc du soin sans modération.

Que leur importe l'avis du Haut Conseil pour l'avenir de l'assurance maladie, instance mise en place par le gouvernement lui-même, qui relève, a contrario, qu'« aucune étude n'a démontré que l'introduction d'une dispense d'avance de frais induirait des comportements notables de surconsommation ». Qu'importe l'avis du CREDES, bureau d'études indépendant, qui renchérit en affirmant que la dispense d'avance de frais « facilite le recours aux soins des ménages les plus modestes sans avoir d'influence sur la consommation des autres ménages », et cela dans un pays où les inégalités de santé sont importantes, l'espérance de vie d'un ouvrier étant inférieure de plusieurs années à celle d'un cadre.

Qu'importe la réalité, pourvu qu'on ait l'ivresse du dogme, qu'on puisse à loisir psalmodier le credo de la secte, et masquer ainsi, derrière des vérités économiques révélées totalement fausses, une bonne vieille haine sociale. Margaret Thatcher, égérie du camp libéral, ne s'embarrassait pas, elle, de ces demi-mesures. Elle était plus directe, qu'on en juge : « Toute personne qui prend les transports en commun après l'âge de trente ans est un raté. » On ne saurait être plus clair.

L'image du CMUiste profiteur utilisant sa carte Vitale en lieu et place d'une carte bancaire Gold était suffisamment ancrée dans l'esprit des négociateurs de la convention pour mettre un terme à cet insupportable accroc aux lois du marché. La solution était toute trouvée. Mettre fin à l'option référent, et par là même, mettre fin à l'utilisation du tiers payant... par les généralistes. Car, étrangement, cette dispense d'avance de frais, censée générer chez le médecin généraliste une gabegie des dépenses insupportable, n'était aucunement contestée dans le cadre de la médecine spécialisée, comme le savent tous les patients qui, à l'hôpital ou en clinique, n'avancent pas l'intégralité des frais pour la réalisation d'un scanner, d'une IRM ou d'une intervention chirurgicale (si tant est que celle-ci soit effectuée au tarif de la Sécurité sociale).

Qu'on en juge à la lecture de l'article 4.1.3.2 de la convention :

« La dispense d'avance de frais peut s'appliquer aux Actes de spécialité dont le coefficient inscrit à la nomenclature des actes professionnels est égal à :

– 50 pour les actes en K, KC, KCC [actes de chirurgie] ;

– 50 pour les actes en Z ou ZN [actes de radiologie].

Cette exigence de seuil est supprimée pour les malades exonérés du ticket modérateur ou assimilés.

L'assuré règle au praticien le montant du ticket modérateur et les dépassements autorisés. »

En français dans le texte, cela signifie que le médecin spécialiste peut utiliser le système de dispense d'avance de frais, en totalité, pour les patients en affection longue durée, et, pour l'ensemble des patients, dès que la tarification dépasse 90 euros. Autrement dit : si vous allez chez le généraliste, il vous faut débourser chaque centime du tarif de la consultation (20 euros en 2005), car cela vous met face à vos responsabilités et vous fait prendre conscience du coût généré par votre comportement incivique pour la collectivité ; mais si vous faites réaliser des examens complémentaires techniques de spécialité... plus c'est cher, plus cela doit, pour vous, être indolore financièrement. Autrement dit encore : plus c'est cher, plus c'est gratuit.

Ainsi, invention socialo-communiste malsaine permettant à tous d'avoir recours sans avancer les fonds aux soins de premier recours du généraliste, le tiers payant représente pour la médecine spécialisée et les pourvoyeurs d'examens complémentaires techniques une simple facilité de trésorerie. Miracles de la science économique à géométrie variable, selon que vous serez puissant ou misérable... Et cette incongruité, ne nous voilons pas la face, avait depuis longtemps essaimé, hors du clan des libéraux purs et durs, pour contaminer jusqu'aux organismes de santé complémentaires. Ainsi de nombreuses mutuelles, dans un double discours étrange, expliquent-elles à leurs adhérents qu'elles pratiquent la dispense d'avance de frais pour les examens biologiques et radiologiques, les hospitalisations, les consultations externes des hôpitaux, les consultations spécialisées (parfois même en prenant en charge tout ou partie des dépassements), partout, en fait... sauf dans le cadre de la consultation du clampin de généraliste en secteur 1.

On pourrait s'en étonner, à moins de constater que dans un système où la Sécurité sociale rembourserait l'intégralité des actes de soins, les organismes complémentaires n'auraient aucune raison d'être, et que c'est, d'une certaine façon, par le biais du ticket modérateur laissé à la charge de l'assuré, et des dépassements d'honoraires, qu'est amenée à s'étendre la couverture complémentaire des Français.

Le tiers payant, largement pratiqué dans le cadre de l'option médecin référent, était donc voué à disparaître avec elle. Pour nombre de généralistes, pour nombre de patients peu aisés, la dispense d'avance de frais était une simple mesure de justice sociale, permettant aux patients à faibles revenus tentés de diminuer ou de retarder leurs soins pour des raisons financières (notamment en fin de mois) de consulter comme ceux qui n'ont pas de problèmes financiers.

Très rapidement, la presse releva ce risque de recul dans l'accès aux soins, et Odile Plichon, dans *Le Parisien*, fut la première à lever le lièvre, le 10 janvier 2005. Dans un article intitulé : « Le tiers payant menacé ? », elle interviewait le Dr Philippe Foucras, généraliste à Roubaix :

« Philippe Foucras se souvient surtout de cette patiente, diabétique grave, dont le mari était smicard, qui lui disait toujours dans la rue : “Promis, docteur, je viens vous voir cette semaine” et qui ne venait jamais. “En 1997, dès que je suis devenu médecin référent et que j'ai pu lui proposer le tiers payant, elle a poussé la porte de mon cabinet”, sourit ce généraliste de quarante-trois ans, installé à Roubaix, dans le Nord. Ici, comme il dit, ce n'est pas la misère, mais “le quart-monde”. Illettrés, chômeurs, RMistes, mais aussi salariés à la limite de basculer dans l'exclusion parce que intérimaires pour les 3 Suisses ou ouvriers dans une PME. Depuis onze ans qu'il s'est installé, Philippe Foucras a d'ailleurs calculé l'espérance de vie de ses patients. Verdict ? “Cinquante-huit ans, comme au Soudan”, souffle-t-il. Pour ce praticien, “le tiers payant, c'est la bouée de sauvetage". "Un couple précarisé ne peut souvent avancer plusieurs consultations à 20 euros, pour peu que les enfants tombent malades en même temps", explique celui qui craint le pire si ce système venait à disparaître. "Ce serait un véritable recul sanitaire et social", estime-t-il. "En début de mois, ça ira encore et ensuite ?" Ceux qui ont de l'asthme, des problèmes de thyroïde, de graves migraines autant de pathologies nécessitant soins et suivi attentifs, mais ne permettant pas une prise en charge à 100 %, viendront de moins en moins souvent, redoute-t-il, d'autant plus furieux qu'in fine cela coûtera plus cher à la Sécu, car on les soignera dans un état plus grave. »

Une mère de famille de trente-deux ans, interviewée par Valérie Hacot, lui donnait la réplique : « Si je dois me rendre chez mon médecin à la fin du mois, j'aurai vraiment du mal à sortir 20 euros pour payer la consultation. » Cette mère de famille de trente-deux ans bénéficie depuis deux ans du système du tiers payant. Un dispositif que son généraliste lui a fait découvrir et qui, depuis, lui facilite la vie. « Mais lorsque je suis allée voir mon médecin la semaine dernière, il m'a expliqué que ce système pouvait disparaître, et cela va me poser de réels problèmes. » Avec ses trois enfants, âgés de sept ans, cinq ans et un an, Laurence est en congé parental et bénéficie de 925 euros d'allocations. Quant à son mari, il touche 1 067 euros chaque mois. Résultat, le couple calcule son budget au plus serré. « Avec le tiers payant, je ne débourse que 6 euros par consultation. C'est vraiment très appréciable. » D'autant que, avec des enfants en bas âge, les visites chez le médecin se multiplient : « Quand un enfant tombe malade, les autres suivent. En moyenne sur l'année je vais chez le généraliste deux fois par mois. Si je ne sors que 6 euros à chaque fois, tout va bien, en revanche si cela venait à disparaître, j'aurais vraiment du mal. » Pas question pour autant de renoncer aux visites chez le médecin pour ses petites : « En revanche, pour moi, j'y réfléchirais à deux fois. » De toute façon, Laurence n'a pas l'impression d'être une patiente qui profite du système. « Pour justifier cette mesure, on nous explique que c'est pour responsabiliser les particuliers. Personnellement, je n'ai pas l'impression que nous abusons. »

Toujours soucieux de son image médiatique, Philippe Douste-Blazy ne mit pas vingt-quatre heures à réagir. Dès le lendemain, il appelait la journaliste pour lui annoncer la bonne nouvelle : il venait de tirer de son chapeau « le tiers payant pour deux millions de nouveaux assurés ». C'est-y pas du ministre réactif, ça madame ? « Je vais demander à l'Assurance maladie d'accorder cette dispense d'avance de frais aux personnes dont les revenus n'excèdent pas 15 % du plafond de la CMU. » Pas 10, pas 12, pas 14 ni 16. 15 %. Soit... 662,55 euros par mois en ce 12 janvier 2005. À ces calculs d'économiste néolibéral avancé, Philippe Foucras répondait avec le simple bon sens d'un médecin de terrain : « Nouveaux formulaires administratifs, coûts supplémentaires de gestion pour la Sécu... pourquoi créer une nouvelle catégorie de "moins pauvres que les pauvres ?" » Et un directeur de caisse primaire, forcément anonyme pour s'épargner les foudres de sa hiérarchie, renchérissait : « Radios, scanners, actes biologiques, médicaments, actes chirurgicaux lourds... aujourd'hui, le tiers payant représente déjà 70 % de nos prestations... C'est à l'entrée du système de soins qu'il faut tout faire pour inciter les gens à se soigner... »

Oui, certainement, mais avec des raisonnements comme celui-là, comment faire fonctionner le complexe médico-industriel ?

DMP : dossier mal parti

Dans ce cortège de mesures contraignantes, de déremboursements masqués, et de reculs dans l'accès aux soins, un élément positif était sans cesse mis en avant par le ministre de la Santé, la CNAM, et les syndicats signataires : le DMP ou dossier médical partagé. Chaque assuré social bénéficierait ainsi dès 2007, si l'on en croyait les effets d'annonce, d'un dossier médical informatisé complet permettant une meilleure coordination entre professionnels de santé, et auquel il aurait accès.

Les patients qui ont attendu pendant des semaines que leur

médecin généraliste reçoive un compte rendu d'hospitalisation, ceux encore qui, des années après avoir réalisé une fibroscopie digestive, ne retrouvaient plus les conclusions d'une biopsie que leur demandait leur nouveau médecin après un déménagement, tous ceux-là pouvaient aisément considérer le DMP comme une avancée, même si cela restait pour l'instant virtuel.

L'idée était simple, modeste et géniale : chaque assuré bénéficierait, tout au long de sa vie, d'un dossier personnalisé informatisé, hébergé sur Internet sécurisé, que les professionnels en charge de sa santé seraient amenés à consulter et à faire évoluer au fil des ans. Sur le papier, l'idée était séduisante. En pratique, beaucoup moins. Car aucun des nombreux problèmes que posait le déploiement d'un tel outil n'avait été réglé : ni la question de l'hébergeur des données (privé ou public ?), ni la question de la sécurisation des données personnelles confidentielles de santé (dans un monde où des petits malins de dix-sept ans se baladent la nuit dans les fichiers de la CIA ou du Pentagone), ni enfin la question du coût d'un tel projet, qui nécessitait non seulement une infrastructure technique performante, mais aussi la mise en place d'une procédure de vérification des données entrées dans le dossier, et la rémunération liée à ce travail. Dès qu'il s'agissait de financement, le ministre se faisait plus discret, surtout lorsque les connaisseurs du dossier pointaient l'exemple anglais : « Les Français veulent faire en deux ans avec des queues de cerises ce que les Anglo-Saxons envisagent sur dix ans pour près de 9 milliards d'euros. »

Toujours très à l'aise avec les chiffres, Philippe Douste-Blazy annonce en 2004 que le DMP sera généralisé dès 2007 à l'ensemble des Français, et permettra dès cette année-là d'économiser 3,5 milliards d'euros par an. Trois ans plus tard, ces deux affirmations se voient, comme d'habitude, démenties par les faits. L'expérimentation DMP se poursuit en région, pour des sommes pharamineuses, et met en lumière des failles de sécurité importantes. Les médecins s'arrachent les cheveux devant la complexité d'un système vanté par les technocrates, mais sans réels atouts, dans l'immédiat, pour leur pratique quotidienne. Et les coûts s'envolent, tandis que les différents responsables du secteur, à l'inverse, promettent un coût annuel du DMP de moins en moins élevé (bientôt le DMP à 1 euro par an), passant sous silence le « temps-médecin » nécessaire au fonctionnement de cette énième usine à gaz, que Christian Saout, Président d'Aides et de la Conférence nationale de santé, surnomme « Douste M'a Planté ».

Dix ans après la mise en œuvre de l'informatisation du corps médical, il n'existe toujours pas, à l'échelon national, de système de messagerie permettant aux médecins d'échanger des courriers, des données, des comptes rendus d'examens ou d'hospitalisation, de manière sécurisée. Mais les consortiums privés s'arrachent la possibilité d'investir ce marché qu'ils espèrent juteux ; comme les firmes pharmaceutiques, depuis 1996, ont profité de la lourdeur du système Sesame-Vitale pour racheter la quasi-totalité des éditeurs de logiciels médicaux.

Peu à peu apparaîtra, au fil du temps et des interviews, l'une des véritables raisons d'être du DMP, insensiblement transformé, par étapes, d'un outil vanté de coordination des soins, en un simple outil de contrôle administratif des remboursements...

Et la CSMF réagira très violemment quand le collectif interassociatif sur la santé (CISS) obtiendra de haute lutte la possibilité pour le patient de masquer certaines données de santé, sans que ce masquage soit apparent.

« Cette conception, vivement discutée par le corps médical, a fini par s'imposer, note le CISS dans un communiqué de juillet 2006. Ce n'est pourtant que la traduction de droits fondamentaux protégés par les lois de la République. Il n'y a maintenant plus de doute : les patients pourront masquer leurs données, sans que ce masquage soit apparent et que le professionnel de santé puisse donc en avoir connaissance a priori. »

Le président de la CSMF n'est pas de cet avis : « Du concept de dossier médical partagé, on est passés sans transition à celui de dossier médical personnel ! Loin d'être une simple variation sémantique, cette mutation est révélatrice d'un changement. Le dossier médical appartient aux patients, et les médecins n'en sont que dépositaires. “Poussant le bouchon” encore plus loin, les représentants des patients ont même réussi à imposer le principe d'un masquage possible des données, pire, celui du "masquage du masquage" ! Autrement dit, le masquage par le patient lui-même, à l'insu du médecin, de toute information. Outre le fait que cette disposition est dangereuse car susceptible d'induire en erreur la chaîne médicale contre l'intérêt des malades, elle risque de mettre à mal la relation entre le médecin et son patient. Comment concevoir que ce dernier puisse modifier a posteriori son DMP sans en parler avec celui qui, d'un commun accord, a inscrit les informations utiles ? »

Un responsable syndical généraliste commentera ainsi les raisons de cette colère : « La CSMF est cohérente dans son approche du DMP. Exhaustif, compilant toutes les données du patient, même les plus intimes, celles qu'il devrait pouvoir choisir de révéler ou pas selon ses interlocuteurs médicaux et la confiance qu'il leur accorde, le DMP mettrait au rancart la relation tissée entre le patient et le médecin généraliste avec lequel, sur le long terme, celui-ci choisit d'établir une relation de confiance privilégiée, et qu'il charge d'être, si besoin, son interprète et son guide dans le rapport aux autres professionnels de santé, en définissant avec lui ce qui doit être transmis dans un courrier. Il suffit de rappeler dans les textes que le masquage de données par le patient engage sa responsabilité et limite celle du professionnel de santé. La santé fait partie de l'intime. La vision de la CSMF rejoint totalement l'approche fantasmatique des technocrates du tout contrôle, tout savoir, tout technique, tout rationnel justement dans un domaine ou l'irrationalité de l'humain les désespère et s'oppose à ce fantasme de toute-puissance orwellienne. »

En décembre 2006, l'association Aides démissionnera du comité de pilotage du DMP en dénonçant l'absence de prise en compte des besoins des patients, et l'absence d'une « authentique autorité de régulation des systèmes d'information de santé dotée de pouvoirs propres (arbitrage, réglementation et sanctions) pour faire respecter une balance toujours subtile entre les exigences de santé publique et la protection des libertés individuelles ».

La maîtrise médicalisée : un concept fumeux

La complexité tarifaire de la réforme n'échappait à personne, journalistes, généralistes et mutuelles dénonçant l'usine à gaz mise en place. Les patients, perdus dans ce nouveau dispositif, pressentaient bien qu'il leur coûterait, au final, plus cher. Les médecins généralistes renâclaient à la tâche qui leur avait été confiée sans moyens. De nombreuses manifestations de mécontentement, de multiples prises de parole relayées dans la presse, révélaient clairement que la médecine générale n'était pas dupe des déclarations lénifiantes des signataires, qui n'hésiteraient pas à déclarer avec un humour inconscient : « Nous avons valorisé la médecine générale, et revalorisé la médecine spécialisée. »

Si les spécialistes obtenaient à la fois, immédiatement et sans conditions, une revalorisation d'honoraires conséquente et la possibilité de pratiquer des dépassements d'honoraires hors parcours de soins (amenant le délégué national à la santé du PS, Claude Pigement, à ironiser sur le retour du Père Noël), les généralistes, eux, obtenaient des promesses... sous condition. La valeur de la consultation restait bloquée à 20 euros, mais... s'ils étaient sages, s'ils faisaient un effort à hauteur de 1 milliard d'économies sur divers postes considérés comme primordiaux par les signataires, ils pourraient, ultérieurement, espérer une revalorisation. Les opposants voyaient leur analyse confirmée : la nouvelle convention unique négociée par la CSMF et le SML pour reforger l'unité du corps médical se traduisait dans les faits par un « deux poids, deux mesures » constant, entre ceux qui engrangeaient sans conditions les fruits de la convention, et ceux qui, sous condition, devaient faire leurs preuves.

Il était d'ailleurs étonnant de voir les syndicats signataires, qui avaient longtemps vilipendé l'option référent et accusé les médecins optants de s'enrichir sur le dos des assurés, accepter soudain un « deal » purement économique avec la Caisse nationale d'assurance maladie, sous prétexte de « maîtrise médicalisée ».

Censée s'opposer à la « maîtrise comptable », aveugle et brutale, la « maîtrise médicalisée » se targue d'être basée sur des critères médicaux solides, opposables au praticien. Sa première mouture, mise en place en 1996 par la CSMF, avait consisté en une série de « références médicales opposables » (RMO) listant des examens complémentaires ou des prescriptions inutiles ou dangereuses. Elles s'étaient heurtées à plusieurs écueils, dont leur syntaxe approximative, qui rendait certaines d'entre elles difficilement lisibles, mais surtout à un système de signalement administratif tatillon obligatoire imposé pour toutes les ordonnances et feuilles de soins, que, de leur aveu même, les services administratifs et médicaux des caisses d'assurance maladie n'avaient pas les moyens de vérifier. Ceux des médecins généralistes (car les RMO concernaient principalement l'activité des généralistes) qui s'étaient opposés à cette mascarade administrative stérile s'étaient alors vu accuser de torpiller la maîtrise et avaient été sanctionnés, au hasard, par les caisses. La nouvelle mouture, toujours « médicalisée », s'adressait toujours aux seuls généralistes. Quels étaient les postes sur lesquels les signataires avaient engagé, à la demande de Frédéric Van Roekeghem, l'ensemble des généralistes ?

Si les AcBUS, barbarisme pour « accords de bon usage de soins », concernent en partie la prescription médicamenteuse, avec un objectif de diminution de prescription des antibiotiques, des psychotropes et de certains médicaments destinés à lutter contre l'hypercholestérolémie, une partie non négligeable des économies espérées (600 millions sur 998 millions au total) est attendue sur deux sujets sensibles pour les néolibéraux : les arrêts de travail et les affections de longue durée.

Fliquer les arrêts de travail, ça peut rapporter gros !

Les arrêts de travail, c'est encore le patronat qui en parle le mieux, et avec le plus de candeur. Ainsi cette tribune de Sophie de Menthon, présidente du mouvement Ethic (Entreprises de taille humaine indépendantes et de croissance), dans *Le Figaro* en août 2002, sobrement intitulée « Les nouveaux profiteurs de l'emploi » : « L'arrêt maladie : un sujet tabou... La moindre réserve sur sa longueur ou sa fréquence est inenvisageable. Si beaucoup de "maux", petits ou grands, justifient de rester chez soi, le principe implicite de l'arrêt minimal est d'une semaine alors que très peu de nos maladies courantes justifient qu'on s'arrête huit jours... Ne pourrait-on faire appel au sens civique des médecins et à leur courage pour refuser ou raccourcir les arrêts de travail en faisant preuve de moins de complaisance ?... »

Non content de bouder les réformes « nécessaires » au développement des lois naturelles du marché, le Français est une grosse feignasse, tout le monde sait ça. Il profite et abuse des lois protectrices des salariés, à coups d'arrêts de travail bidons délivrés par des médecins laxistes. Vue du cabinet médical, évidemment, la réalité est quelque peu différente : la grande majorité des arrêts de travail ne dépasse pas, en réalité, deux à trois jours. Et s'il est vrai que de très rares patients viennent en toute quiétude demander à un médecin un arrêt de travail au simple prétexte qu'ils n'en ont pas eu dans l'année précédente et qu'ils y auraient donc « droit », nombre de confrères se trouvent confrontés à la situation inverse, face à des salariés précarisés, à des cadres surmenés, à des artisans ou à des commerçants dont l'état de santé exigerait un arrêt de travail, mais qui refusent systématiquement de s'arrêter, soit que leur activité indépendante soit mise en danger par leur inactivité, soit que leur environnement de travail ne le leur permette pas. Mais de cette souffrance au travail, de sa réalité, de ses conséquences sanitaires désastreuses, la convention n'a rien à faire. Un objectif de réduction a été fixé (-1,7 %) et de sa tenue dépend l'éventuelle revalorisation ultérieure de la consultation du médecin généraliste. Arrêtons-nous quand même un instant sur le message subliminal envoyé aux patients : votre médecin généraliste sera augmenté s'il vous serre suffisamment la vis sur les arrêts de travail... Pour fragiliser le lien social entre généralistes et patients, difficile d'inventer mieux. Mais cela ne choque pas les signataires.

Pourtant, très loin de la CSMF, au petit Syndicat de la médecine générale (mais si, souvenez-vous, ce syndicat d'affreux gauchistes « sorti des poubelles de l'histoire »...), la réflexion sur les arrêts de travail, sous la plume du Dr Anne-Marie Pabois, est d'une tout autre nature.

Je la cite in extenso :

« Contrairement à ce qu'insinue le gouvernement relayé par les médias, les arrêts de travail ne sont pas un luxe remboursé que s'offrent de pseudomalades, par l'entremise complaisante de médecins trop gros prescripteurs, les indemnités journalières venant grever le déficit de l'Assurance maladie. Aborder les arrêts uniquement sous leur aspect économique est malhonnête, réducteur et vise à dénaturer le rôle des arrêts dans le cheminement vers la guérison, sinon l'amélioration de l'état de santé. L'extrémisme des économistes qui font le choix de l'équilibre budgétaire alors que les assurés sociaux, eux, font le non-choix d'être malades, contribue à passer sous silence, et donc remettre en cause d'une part un droit des malades (la solidarité devant l'adversité), et d'autre part la fonction thérapeutique de l'arrêt de travail.

À quoi sert un arrêt de travail ?

L'arrêt de travail est un moyen thérapeutique, parfois le seul remède quand il faut éviter que la personne n'altère davantage sa santé, quand il n'y a pas d'autre alternative devant une souffrance psychique, une douleur articulaire aiguë chez un maçon, au décours d'une maladie longue ou épuisante, après une intervention chirurgicale... Et un arrêt de travail remis à une femme au foyer, c'est un acte qui impose un autre regard sur les droits de la personne. L'arrêt fait partie des soins jugés nécessaires par le médecin, au même titre que la kinésithérapie, les médicaments, l'écoute, l'aide à resituer la souffrance dans son contexte environnemental.

Les arrêts de travail longue durée concernent le plus souvent des travailleurs âgés de plus de cinquante-cinq ans qui ne peuvent reprendre un travail difficile, ni être en invalidité, ni passer en préretraite puisque le gouvernement l'a supprimée : traitement social du handicap ?

Qui dessert le "non-arrêt de travail" ?

Les médecins sont de plus en plus confrontés à une conduite à haut risque, le "présentéisme". Qui décompte les salariés de plus en plus nombreux qui refusent l'arrêt de travail jugé nécessaire par le médecin ou ceux qui, craignant de perdre des primes, au lieu des indemnités journalières, prennent l'arrêt sous forme de congé ou d'heures de récupération ?

Qui se préoccupe des non-déclarations d'accidents du travail et maladies professionnelles ?

Ne pas chercher à améliorer les procédures de déclaration notoirement complexes, à l'origine, avec les pressions opérées par les employeurs (cf. pour les accidents du travail), de la scandaleuse sous-déclaration, qui cela pénalise-t-il ?

« Faire des économies d'indemnités journalières, c'est le but des modifications du code de la Sécurité sociale... »

Ouf ! On comprend mieux pourquoi le SMG n'a jamais été reconnu représentatif par les pouvoirs publics... Imaginez un peu : un syndicat de généralistes réfléchissant à la nature et à l'utilisation sociale des arrêts de travail ; un syndicat de généralistes poussant le vice jusqu'à prôner la délivrance d'un arrêt de travail à une femme au foyer malade, de manière à faire prendre conscience à son entourage de la réalité de son activité ; un syndicat de généralistes dénonçant sans ambiguïté la sous-déclaration des arrêts de travail justifiés et refusés par les patients, soumis aux impératifs de productivité, au « présentéisme » ; un syndicat de généralistes, enfin, qui note la confusion des genres public/privé quand l'Assurance maladie accepte que le médecin contrôleur de la Sécu reconnaisse comme valable, opposable au patient et au médecin traitant rédacteur de l'arrêt initial, l'avis d'un médecin contrôleur diligenté par une officine privée payée par l'entreprise.

On comprend mieux pourquoi le SMG a été écarté des négociations conventionnelles. Mais plus difficilement, peut-être, pourquoi ces réflexions ne sont jamais mises en avant publiquement par les syndicats de salariés...

Les indemnités journalières allaient subir courant 2005, une fois la réforme mise en place, une baisse très significative, nettement supérieure même aux prévisions les plus optimistes de la CNAM et des signataires, de l'ordre de 3,8 %, permettant ainsi de dégager une économie de 420 millions au lieu des 150 millions d'euros attendus. Pour le Dr Michel Chassang, président de la CSMF, les raisons en étaient claires : « Aujourd'hui, les médecins font attention, moi le premier. Là où je prescrivais sans problème une semaine d'arrêt de travail, je ne mets plus que trois jours. » Son confrère signataire du SML, Dinorino Cabrera, était plus clair encore : « Si les médecins ont commencé à faire attention au nombre de jours qu'ils prescrivaient, c'est parce qu'ils avaient envie de s'y mettre. Ils avaient compris les enjeux. » On ne saurait parler plus clairement. Le Dr Michel Combier, de l'UNOF (branche généraliste de la CSMF) allait pourtant plus loin : « Les indemnités journalières, dont le taux n'est plus de croissance mais en baisse de - 3,8 %, font partie des chiffres les plus encourageants. On voit donc qu'un mouvement professionnel volontariste peut modifier les comportements de chacun. Mais aussi, cela montre que le contrôle fait sur les patients est une arme dont il serait bon de se servir plus souvent. En effet, quand un médecin prescrit, il n'est jamais le bénéficiaire des dépenses qu'il engendre. Il n'a donc aucun intérêt direct à la modération (sauf ceux évoqués plus haut si les engagements sont respectés). »

Le même, pourtant, pointait quatre ans plus tôt, en 2002, une des vraies raisons de l'importante augmentation des indemnités journalières dans les années 2000 à 2003 : « Peu de bruit sur l'explosion des indemnités journalières, qui pourtant ont un taux de croissance de 16 %. Leur montant représente 68 % des dépenses en honoraires médicaux ! Elles concernent en grande partie les arrêts de travail de longue durée et des patients en fin de carrière professionnelle. Ces arrêts de travail de longue durée sont contrôlés par les médecins-conseils et donc touchent essentiellement des patients qui ont des maladies graves. Une grande partie de ces arrêts sont décidés dans le système hospitalier, ce qui souvent apporte un argument supplémentaire sur leur gravité. Le bruit court que certains arrêts seraient utilisés comme préretraite. Pourquoi pas ? Mais alors, il faut les affecter à un autre poste budgétaire que celui de l'Assurance maladie et arrêter de culpabiliser les médecins de famille sur une augmentation des dépenses de prescription. »

Ainsi, dès 2002, l'UNOF, qui pourtant accepterait trois ans plus tard d'en faire un poste de réduction des dépenses, savait déjà que l'augmentation des indemnités journalières correspondait à une augmentation des arrêts de longue durée, justifiés par des pathologies lourdes, et d'autre part, fait peu ébruité en dehors du milieu médical et syndical, que pendant de nombreuses années l'arrêt de travail fut utilisé par le patronat comme un système de préretraite déguisé, la disparition progressive du système des préretraites en France ayant été accompagnée par un recours plus large des employeurs aux arrêts de travail de longue durée dans la gestion d'un personnel âgé et fatigué.

Courant 2004, un nouveau dispositif de retraite anticipée fut mis en place pour les salariés ayant commencé à cotiser très jeunes, diminuant ainsi mécaniquement le nombre de salariés âgés, fatigués, sujets à des arrêts de longue durée pour inaptitude. Car pendant de nombreuses années, des salariés de plus de cinquante-cinq ans ne pouvant plus bénéficier de dispositifs de départ à la retraite anticipé se retrouvaient placés dans une position difficile au sein de l'entreprise, soit parce que la diminution relative de leur résistance physique les rendait inaptes à un poste exposé, soit parce que l'évolution de la société, et un jeunisme certain, les redirigeait vers une voie de garage. L'exemple le plus frappant étant celui de ces secrétaires de direction qui pendant des années vivent dans le dévouement et l'ombre de leur patron. Il n'est pas rare, passé la cinquantaine, de les voir consulter, perdues, déboussolées, parce qu'au sein de leur entreprise elles font brusquement l'objet, alors qu'elles ne s'y attendaient pas, d'un véritable harcèlement, destiné à les pousser vers la sortie au profit d'une remplaçante plus dynamique et... plus jeune. L'utilisation répétée de stages d'apprentissage accéléré de l'informatique fut longtemps un moyen particulièrement pervers de les convaincre de leur inefficacité, et de les amener à accepter un licenciement, ou une mise à l'écart pour raisons de santé. Comme le révèle le Dr Dorothée Ramaut dans son *Journal d'un médecin du travail* (éd. Le

Cherche-Midi), et selon l'Institut national de recherche et de sécurité (INRS), le stress au travail concerne en France 1 à 1,4 % de la population active, soit deux cent vingt mille à trois cent trente-cinq mille personnes, et son coût social serait compris entre 830 millions et 1,6 milliard d'euros. Mais de cela, la réforme Douste-Blazy et la convention médicale se désintéressent.

L'infléchissement des dépenses d'arrêts de travail avait aussi une autre cause, sur laquelle le gouvernement et la CNAM se garderaient bien de communiquer, puisque l'une d'elles était l'augmentation du nombre de chômeurs jusqu'à la mi-2005. La commission des comptes de la Sécurité sociale fait un lien direct entre la diminution des indemnités journalières et l'augmentation des demandeurs d'emploi.

Plus préoccupante, peut-être, au regard des droits des malades, était la constatation suivante : alors que la justification des objectifs de maîtrise médicalisée se basait sur une « réduction de disparités régionales inexpliquées », les départements où la réduction des indemnités journalières était la plus importante... ne correspondaient pas à ceux où les arrêts de travail étaient les plus nombreux. Autrement dit : la spécificité française qui veut que le nombre moyen de jours d'arrêts maladie indemnisés dans les Bouches-du-Rhône est de 15,4 jours en moyenne en 2002 pour 6,3 jours en moyenne en région parisienne perdurait, voire s'aggravait.

En 2004, la CNAM avait réalisé une enquête sur les arrêts de travail, dont les résultats se lisent comme un inventaire à la Prévert :

- les catégories socioprofessionnelles utilisant le plus d'arrêts de travail sont les ouvriers et les salariés ;
- les malades âgés ont des arrêts de travail plus longs ;
- les femmes, qui représentent 45 % des salariés, totalisent 55 % des arrêts maladie ;
- les motifs d'arrêt les plus fréquents sont les maladies ostéoarticulaires (ou « rhumatismes »), les troubles mentaux et les traumatismes ;

• interrogées, 20 % des personnes en arrêt de trois mois et plus mentionnent l'existence d'un conflit au travail (révélation rien moins qu'étonnante).

En 2005, et malgré ces conclusions assez sombres, la CNAM lançait, parallèlement à la convention médicale et à son « accord de bon usage de soins », un renforcement des contrôles des arrêts de travail (toujours plus facile à mettre en œuvre qu'un contrôle des conditions de travail). Là où auparavant les études précédentes des services mêmes de la CNAM n'avaient jamais comptabilisé que 6 % d'arrêts litigieux, le contrôle médical, sous pression, décelait brusquement 17 % d'arrêts considérés comme injustifiés. Ce renforcement des contrôles faisait suite à un rapport sur les dépenses d'indemnités journalières (IJ) versées par le régime général de l'Assurance maladie, commandé par l'État à l'Inspection générale des finances (IGF) et à l'Inspection générale des affaires sociales (IGAS) en 2003, suite à l'augmentation moyenne annuelle des dépenses d'IJ de 8 %. Les auteurs du rapport avaient tout passé au crible : l'augmentation plus forte des arrêts de travail chez les salariés de plus de cinquante-cinq ans, le poids des arrêts de travail de longue durée, l'existence de médecins « gros prescripteurs », le contrôle patronal des arrêts de courte durée (dans 8,1 % des cas seulement, le médecin contrôleur avait estimé que l'arrêt de travail n'était plus justifié médicalement le jour du contrôle, ce qui pouvait s'énoncer autrement : dans 91,9 % des cas au moins, le médecin prescripteur de l'arrêt de travail avait correctement estimé la durée nécessaire de l'arrêt de travail). Le rapport de l'IGAS et de l'IGF avait proposé de nouvelles mesures de contrôle, mises en œuvre dans la réforme : contrôle renforcé des « gros prescripteurs », suspension possible des indemnités journalières après contrôle privé d'un salarié (la Sécurité sociale suivant l'avis du médecin privé mandaté par la société payée par le patronat...), un contrôle accru de l'assuré avec suspension des indemnités journalières en cas de non-respect des heures de présence au domicile, mesure en apparence nécessaire pour faciliter les contrôles, mais qui dans les faits mettait en place une nouvelle usine à gaz administrative pour les médecins prescripteurs, dans la mesure où les formulaires d'arrêt de travail étaient inadaptés, et que la formulation retenue : « pas plus de trois heures consécutives », était d'un flou syntaxique total (peut-on sortir de 8 heures à 10 h 59, puis ressortir de 11 h 01 à 14 heures ?), et de nature à gêner considérablement la vie quotidienne d'un patient arrêté pour un syndrome dépressif, ou d'une mère de famille arrêtée pour fracture du bras, qui aurait eu l'idée saugrenue de « profiter » de son arrêt de travail pour aller accompagner ou raccompagner ses enfants en bas âge à l'école... À quand une nouvelle proposition de loi sur le bracelet électronique pour les malades en arrêt de travail ?

Dans ce rapport de l'IGAS et de l'IGF, l'influence délétère des conditions de travail et le durcissement du marché de l'emploi avaient été abordés, mais sans déclencher de propositions adaptées. Le ras-le-bol face à la précarisation, la pression du chômage, les exigences délirantes de performance, la violence de certaines relations hiérarchiques, tout cela avait été noté, mais il avait été considéré que l'accroissement de la pression mentale sur les travailleurs « est ressenti de manière ambivalente, à la fois source d'angoisse et de fierté ». Manière habile d'évacuer la question, en suggérant que les travailleurs, ces pauvres petites fourmis ambivalentes, apprécient, au fond d'eux-mêmes, le knout auquel ils sont soumis. Et qu'il n'est donc pas nécessaire pour le gouvernement de prendre en charge cette problématique.

Certains députés de gauche n'étaient pas de cet avis, comme Martine Billard, députée des Verts à Paris, qui lors du débat à l'Assemblée en juillet 2004 avait pointé les présupposés de la réforme Douste-Blazy, et remis les choses en perspective d'un point de vue médical humaniste : « Je voudrais revenir sur les raisons justifiant les arrêts de travail. Une étude intéressante de l'Association française de médecine générale rend compte des principaux groupes de pathologies retrouvés dans les consultations donnant lieu à des arrêts de travail : accidents de travail, 8,13 % ; pathologies chroniques, 31,30 %, dont 4,10 % de cancers ; pathologies psychologiques ou psychiatriques, 29 % ; pathologies rhumatologiques correspondant, selon les constatations, à des maladies musculo-squelettiques, 28,46 % ; pathologies gastro-entérologiques, 13 % ; pathologies cardio-vasculaires, 7,72 % ; pathologies dues au diabète, 6,10 % ; pathologies aiguës, 59 % ; et infections des voies aériennes supérieures, 19,92 %. De plus, une étude récente sur la rhinopharyngite montre que le taux d'arrêt de travail pour cette pathologie n'était que de 24 % en France, pour une durée médiane de trois jours, contre 83 % en Allemagne, pour une durée de quatre jours, et 55 % en Belgique pour une durée de trois jours. Comment parler d'abus, dans ces conditions ? Depuis un an et demi, environ, de nombreux organismes se penchent sur ces questions de l'arrêt de travail et de la souffrance au travail. Il ressort de leurs études que la souffrance psychologique au travail s'intensifie. Le nombre de morts par accidents du travail, quant à lui, n'a pas diminué. De plus, si les accidents du travail dans l'industrie ont diminué, leur gravité a, en revanche, augmenté, ce qui explique l'allongement de la durée des arrêts. Les nouvelles conditions de travail, l'introduction de processus de production différents ont fait exploser le nombre des maladies musculo-squelettiques et les pathologies liées au stress. Les salariés doivent, en effet, fréquemment répondre aux exigences de l'entreprise et à celles des clients. L'organisation du travail en flux tendu est souvent source de problèmes psychologiques avec les conséquences que l'on sait sur la santé, donc sur les arrêts de travail. Il conviendrait de réfléchir davantage sur la santé au travail, ce qui n'est pas aujourd'hui le cas, avant de songer à réprimer d'éventuels abus en matière d'arrêts de travail. Lorsque les conditions de travail se seront améliorées, lorsque les salariés les plus âgés seront pris en considération dans le cadre de leur maintien au travail, il sera alors temps de lutter contre les abus. Ne prenons donc pas le problème à l'envers ! »

Jean-Marie Le Guen, député PS à Paris, renchérissait : « On prescrit un arrêt de travail pour des raisons médicales, parce qu'il fait partie d'une conduite thérapeutique. Vous voulez faire des indemnités journalières un droit social, pour mieux les réduire. Car vous n'acceptez pas que les médecins libéraux rendent des jugements médicaux adaptés et fondés scientifiquement. Vous voulez faire de ce droit un droit social, de sorte qu'il ne soit plus à la disposition du médecin dans sa stratégie thérapeutique... Les chiffres disponibles sur la fraude justifient un montant de 300 millions d'euros... et non 800, comme vous le dites. En réalité, vous passez de 300 à 800 millions d'euros parce que vous avez l'intention de lutter non contre les abus, mais contre les indemnités journalières. C'est pourquoi vous les sortez du champ thérapeutique pour en faire un droit social. Mais les médecins vous diront un jour que, si vous voulez en faire un droit social, c'est à vous de vous débrouiller avec les médecins de la Sécurité sociale, qui, dorénavant, prescriront les arrêts de travail. Et qu'ils n'ont pas l'intention d'être soumis aux pressions de l'Assurance maladie et au flicage de leurs prescriptions. Chez nos voisins européens, les arrêts de travail sont prescrits hors des médecins libéraux et des stratégies thérapeutiques. Si nous suivons leur exemple, monsieur le ministre, cela coûtera beaucoup plus cher à la Sécurité sociale. À trop tirer sur la corde, vous allez la casser et provoquer une détérioration profonde des relations médecin-malade et de la qualité des soins dans notre pays. »

Gardez en mémoire cette dernière phrase. Nous aurons, hélas, l'occasion d'y revenir dans la suite de cette autopsie d'un système d'assurance maladie solidaire. Mais ne quittons pas ce dossier des arrêts de travail sans dénoncer une formidable entourloupe intellectuelle de la part des services de la CNAM. Je cite le document « Contrôles et lutte contre les abus et les fraudes à l'assurance maladie : Point sur les actions 2005 et programme 2006 » : « Au total, en 2005, l'Assurance maladie a effectué 249 000 contrôles d'arrêts de courte durée, au lieu de 34 000 en 2003 et 187 000 en 2004. Sur ces contrôles ciblés près de 15 % des arrêts de travail se sont révélés médicalement injustifiés. »

Ce chiffre de 15 % sera repris ensuite dans toute la communication de la CNAM, et figurera sans autre explication, comme une vérité révélée, dans le document remis à l'ensemble des congressistes et des journalistes lors de la Convention Santé de l'UMP en juin 2006.

Mensonge. Duperie. Travestissement de la réalité. Entourloupe intellectuelle.

Car, lisant ces lignes, quelles conclusions s'imposeront au citoyen moyen ?

Les Français prennent trop d'arrêts de travail, des arrêts de travail de confort qui pèsent injustement sur les comptes de la Sécurité sociale et représentent un frein au bon développement des entreprises. Les médecins prescrivent trop d'arrêts de travail, des arrêts de travail de complaisance, sans justification médicale. Ce sont des escrocs, des gagne-petit, prêts à toutes les bassesses pour engranger de l'argent au détriment des comptes publics. Je croirais presque entendre en écho la voix de Sophie de Menthon citée au début de cette partie : « Ne pourrait-on faire appel au sens civique des médecins et à leur courage pour refuser ou raccourcir les arrêts de travail en faisant preuve de moins de complaisance ? »...

Or, ce que personne n'a noté depuis la publication de ce rapport de la CNAM, c'est l'ambiguïté voulue et entretenue sur le terme « arrêts injustifiés ». Car interrogés précisément à ce sujet, les services de la CNAM sont obligés de préciser que, en fait, ce qu'il faut comprendre, c'est qu'au moment où le médecin-conseil rend visite au patient, il estime que l'arrêt de travail n'est plus justifié. « Les conditions médicales ne sont plus réunies pour que le patient soit arrêté. » La nuance est de taille. La seule chose que pourrait éventuellement reprocher la CNAM aux généralistes, c'est, en l'absence de toute étude faite sur le sujet de la durée des arrêts de travail ou de référentiel adapté à leur prescription, de ne pas savoir prédire l'avenir parfaitement, de délivrer un arrêt de travail de huit jours quand, a posteriori, on pourra constater que six auraient suffi. Comme chacun sait, il est plus facile de donner les chiffres du tiercé dans l'ordre après la course. Haro donc sur ces médecins généralistes incapables de prédire l'avenir. Un avenir qui, à force de langue de bois et de perversion des faits, de destruction du lien social entre médecins et patients, s'annonce radieux pour les salariés...

Anecdote significative, à la suite d'un article d'Olivier Cyran sur les arrêts de travail, publié dans *Le Plan B* pendant la rédaction de ce livre, un agent administratif au sein du service du contrôle médical d'une caisse de Sécurité sociale a envoyé ceci au courrier des lecteurs du journal : « Je considère que le service dans lequel je turbine se transforme peu à peu en un immense pôle de flicage des assurés, à l'instar des ANPE pour les chômeurs. Et la comparaison ne s'arrête pas là puisque, si en matière de chômage on peut soupçonner les chiffres de contourner gaiement la réalité, ceux relatifs aux arrêts de travail ne sont pas mal non plus. Petit exemple d'une pratique observée localement : soit monsieur X en arrêt de travail et convoqué au service du contrôle médical. Monsieur X, qui est un assuré consciencieux se rend à son rendez-vous car sinon ses indemnités journalières lui sont sucrées d'emblée. Donc il se ramène chez nous et se fait examiner par un médecin-conseil. La logique voudrait que si X souffre d'une pathologie ne lui permettant pas de reprendre son travail, le médecin-conseil de la Sécu justifie son arrêt de travail. À contrario, si X fait partie des 6 % de simulards, le médecin-conseil transmet à la caisse primaire (chargée de notifier la décision à l'intéressé) un avis défavorable et une reprise de travail. Or quelquefois, alors que la personne est vraiment malade, le médecin-conseil transmet quand même un avis défavorable à compter de la date de fin de l'arrêt de travail. En clair, l'arrêt de travail de X va du 10 au 15 novembre, et le médecin-conseil transmet un avis défavorable à compter du 16 novembre.

Quel intérêt, me direz-vous, de se livrer à une telle acrobatie ? Ben il est double : d'abord au niveau statistique, cette manipulation frauduleuse permet de gonfler le chiffre des arrêts de travail non justifiés et donc d'entretenir le mythe fascinant d'une horde de médecins complaisants et de travailleurs tire-au-flanc, ensuite, par son effet psychologique sur l'intéressé, il participe à l'effort national visant à culpabiliser, et donc à dissuader, les travailleurs tentés par un congé maladie. Vous suivez le parallèle avec les chômeurs ? »

Je ne ferai aucun commentaire. Sinon de me demander pourquoi si peu d'agents administratifs des caisses trouvent le courage de dénoncer le système dans lequel on les fait travailler.

Salauds de malades !

« Le grand scandale français », « La grande triche sociale », « Le grand gâchis », « Le grand gaspillage : les vrais comptes de l'État », c'est avec des titres choc (l'auteur de ce livre en sait l'efficacité) que Jacques Marseille, professeur à la Sorbonne et « nouvelle idole des ultralibéraux », attire l'attention du lecteur sur les dérives financières d'un système soviétoïde. Dans *Le Journal du management*, il annonce franchement sa filiation : « Le problème aujourd'hui, c'est que nous avons une "gauche" en dessous de tout et une "droite" qui pratique une politique de gauche... Il faudrait peut-être suivre l'exemple de Margaret Thatcher, qui a su réformer la Grande-Bretagne quand elle en avait besoin. Comme elle, il ne faut pas hésiter à faire une politique libérale en expliquant que c'est la seule politique possible aujourd'hui. »

« *There is no other alternative...* » La Dame de Fer se tuait à le répéter. Ah ! Maggie... Maggie... Un seul être nous manque, et tout est dépeuplé. Avez-vous remarqué comme cette femme manque aux libéraux ? Cette femme qui, comme une dame-pipi méthodique, réussit, sur le plan social, à ramener la Grande-Bretagne de la fin du XXe siècle à l'état dans lequel elle l'avait trouvée en entrant (dans le XXe siècle)...

Dans *Le Point* du 12 janvier 2006, Jacques Marseille pourfend les dépenses de santé inconsidérées des Français. Passons sur le couplet déjà entendu sur les arrêts de travail. Arrêtons-nous sur un autre poste d'économies prévu par la convention médicale : les affections de longue durée. Apparemment, la raison du courroux de l'économiste est simple : les seize millions d'assurés sociaux bénéficiant de la dispense d'avance de frais comptabilisent, à eux seuls, 50 % de la dépense globale de soins médicaux. Pour les néolibéraux, l'affaire est entendue : il y a de l'abus, et ce sont toujours les mêmes qui profitent du système. Comme dirait La Palisse : « Ils font chier, ces malades, rien qu'à dépenser l'argent de l'assurance maladie en étant malades... » Lisons donc Jacques Marseille, dans le texte. Savourons son ironie, relevée par les désopilants dessins d'un Wolinski qui, dans ce magazine de la droite décomplexée, moque les RTT, les arrêts de travail indus « pour une petite fatigue », les fonctionnaires... Professeur, vous avez la parole :

« Prenons l'ALD dont plus de six millions de Français sont atteints. En langage purement administratif, il s'agit d'une "affection exonérante de longue durée". En clair, cela signifie que la France est aujourd'hui malade, gravement malade, presque à l'agonie, puisque près d'un Français sur dix, tous âges confondus, ou encore un Français sur deux de plus de soixante ans souffre d'une maladie dont la gravité et la chronicité seules peuvent donner lieu à remboursement à 100 % des soins. Cela représente plus de 20 milliards d'euros sur les 50,6 milliards d'euros déboursés par la CNAM pour les soins de ville. Et près de 40 % du montant de l'impôt sur le revenu. Une note bigrement salée. Mais qui ne cesse de s'alourdir. Et dans quelles proportions. En quatre petites années [de 2000 à 2003], ces ALD ou "mises à 100 %" ont entraîné 41 % de dépenses supplémentaires. Avec ce chiffre étonnant : pour la seule année 2001, neuf cent mille personnes supplémentaires ont été mises en ALD ! Et ce pratiquement pour le restant de leurs jours ! Comme aucun Tchernobyl médical n'a pour l'instant été identifié, force est d'imputer ces petits abus de biens publics qui font les grandes rivières de l'irresponsabilité à ceux qui ne veulent pas décevoir leurs patients – pardon, leurs clients – pardon, leurs électeurs. Peut-être faut-il aussi ajouter que, pour un médecin, remplir la demande d'ALD est "payant" : certaines visites sont mieux remboursées quand elles concernent un patient en ALD. Il faut enfin souligner que les mutuelles n'ont aucun intérêt à combattre ces abus. En effet, plus il y aura de "100 %", moins elles auront à rembourser de tickets modérateurs. Mieux vaut pour elles que ce soit la Sécurité sociale qui paie. »

Édifiant, non ? Comme dans le cas des arrêts de travail injustifiés, voici un autre poste de dépenses grotesque, d'une totale opacité, issu de la collusion entre patients dispendieux profitant de la culture du « tout gratuit » et médecins complaisants.

À moins que... à moins que les choses ne soient un tantinet plus compliquées. Reprenons par le début l'argumentation du procureur Marseille : plus de 7 millions de Français bénéficient du dispositif d'ALD. Comme son nom l'indique, il s'agit d'une exonération pour affection de longue durée. Ces patients ne sont pas forcément « gravement malades » comme le dénonce Jacques Marseille[1], encore moins « presque à l'agonie » (sinon on ne voit pas bien pourquoi on parlerait de longue durée...). Ils sont tout simplement atteints d'une affection qui, laissée à elle-même sans traitement, va entraîner dans les années à venir une forte morbidité et une mortalité importante. Autrement dit, sur le strict plan économique, sans même parler du versant humain et médical du problème, il s'agit de patients qui, laissés sans soins, développeraient des pathologies graves et d'autant plus coûteuses qu'elles seraient soignées à un stade avancé.

Dans un système de santé constamment dénoncé parce qu'il ne se préoccuperait pas assez de prévention, l'exonération des

1. Le professeur Marseille est un médecin audacieux. Ainsi, commentant un sondage de l'université du Maryland en 2005, selon lequel à la question « Pensez-vous que l'économie de marché est un facteur de progrès pour l'avenir ? », les Français arriveraient en dernière position (vingtième sur vingt) avec seulement 36 % de réponses positives, Jacques Marseille pose, dans l'émission de France Inter *Rue des Entrepreneurs*, un diagnostic osé : « C'est d'ailleurs pour ça, d'ailleurs, que la consommation d'antidépresseurs a explosé en France, parce que effectivement il y a beaucoup de Français qui pensent qu'un autre monde est possible, donc en fait il n'y a pas d'autre monde possible, bien sûr, que l'économie de marché, il y a simplement plusieurs variantes de l'économie de marché... » Comme quoi, on peut rêver du retour de Margaret « *There is no alternative* » Thatcher, et ne pas cracher sur la vieille stratégie stalinienne de psychiatrisation des opposants...

affections de longue durée n'est donc pas l'aberration économique dénoncée. Qui plus est, l'ALD ne donne pas lieu à « remboursement à 100 % des soins ». Seuls les soins en rapport avec l'ALD doivent théoriquement être pris en charge à 100 %, les soins de maladies intercurrentes (une angine ou une pneumonie chez un patient victime d'un accident vasculaire cérébral) étant soumis au ticket modérateur, comme pour le commun des assurés sociaux. Ce système d'exonération, présenté par les néolibéraux comme un passe-droit injuste, résulte en fait d'une restriction antérieure du remboursement des soins. C'est Philippe Seguin qui, en 1986, met en place l'ordonnancier « bizone » comportant une zone supérieure dévolue au remboursement à 100 % des soins « en rapport avec l'affection exonérante », et les distingue des soins « sans rapport avec l'affection exonérante » que le médecin doit inscrire dans la partie inférieure de l'ordonnance, quand auparavant les patients pris en charge à 100 % l'étaient, indistinctement, pour l'ensemble de leurs soins.

Mais ce système ne fait pas l'affaire de ceux qui cherchent, de toutes les manières, à diminuer les dépenses prises en charge par l'Assurance maladie, et à augmenter le reste à charge des malades. Aussi la réforme Douste-Blazy met-elle en place, conjointement, deux angles d'attaque. D'un côté, elle donne à la Haute Autorité de santé, institution scientifique indépendante... nommée par les pouvoirs en place, la mission de « redéfinir » le périmètre de l'ALD ; de l'autre, elle enjoint aux médecins, essentiellement les généralistes, dans le cadre de la maîtrise médicalisée, « un meilleur respect de la réglementation de l'ordonnancier bizone et des feuilles de soins permettant une juste attribution des dépenses sans rapport avec une affection de longue durée à hauteur de 5 points (455 millions d'euros d'économies) ». En clair, cela signifie que près de la moitié des économies attendues sur les dépenses de santé doivent être réalisées sur ce poste, si les généralistes veulent espérer ultérieurement une revalorisation du tarif de leur consultation, et que pour ce faire les médecins doivent augmenter le reste à charge des complémentaires et de l'assuré en affection de longue durée.

Tandis que la Haute Autorité de santé est incitée à se pencher sur la définition et le cadre de prise en charge des affections de longue durée, les généralistes sont donc incités à être plus rigoureux, car, selon la CSMF, « une étude réalisée par la CNAM en 2003, dans huit régions volontaires, a montré que le taux d'ordonnances comportant au moins une anomalie variait entre 20 et 25 % avec, toutes ordonnances confondues, un taux de lignes de prescriptions exonérées à tort qui se situait entre 10 et 15 % ». Dont acte, et raidissement d'une procédure de contrôle qui, comme dans le cas des arrêts de travail, traquera le contrevenant.

C'est fort de ce constat de « 10 à 15 % » de prescriptions exonérées à tort, que les signataires ont décidé de fixer le taux à 5 % des dépenses à faire basculer du haut en bas du bizone, en déclinant régionalement cet objectif, en fonction du ratio dépenses non exonérées/dépenses prises en charge différent d'un département à l'autre. Qu'importe le rapport du Haut Conseil pour l'avenir de l'assurance maladie, qui s'était dit « frappé par la faiblesse de l'analyse statistique, des études et des réflexions sur l'ALD ». Il y a 5 % d'économies à faire, sans chercher de raisonnement médical derrière tout cela. Puisque la maîtrise est médicalisée, le raisonnement peut se borner à être purement comptable.

Et au quotidien, dans les cabinets médicaux, cela va donner lieu à des scènes grandioses, dignes du *Brazil* de Terry Gilliam. Car, vous vous en souvenez, « c'est en changeant tous un peu qu'on peut tout changer », et le nouveau management de la CNAM, sous la houlette de Frédéric Van Roekeghem, a redéployé certains employés auparavant affiliés au traitement des feuilles de soins ou à l'informatique en tant que « délégués à l'assurance maladie ». À l'image des « visiteurs médicaux » des firmes pharmaceutiques, ceux-ci sont censés venir prêcher la bonne parole aux médecins pour les aider à modifier leur comportement, et ceci à l'aide d'un « profil personnalisé » de quelques pages « permettant de situer votre activité et votre niveau de prescription par rapport à vos confrères du département sur les principaux thèmes de la convention médicale ».

Cette démarche, vantée comme exemplaire du nouveau partenariat et de la confiance réciproque entre syndicats signataires et UNCAM, va donner lieu à des recommandations ubuesques. Ainsi, de nombreux confrères vont se voir « félicités » de la modération relative de leurs prescriptions de psychotropes ou d'antibiotiques par rapport à la moyenne, mais vont voir attirer leur attention, mezza voce, sur le seul « point noir » de leur profil personnalisé. Cela donne à peu près cela :

DÉLÉGUÉ ASSURANCE MALADIE. – L'objectif d'évolution de votre région, en ce qui concerne la part des soins remboursés à 100 % pour les patients en ALD, est passé de 78,8 % au premier trimestre 2004 à 78,4 % au premier trimestre 2005 et de 79,4 % au deuxième trimestre 2004 à 78,3 % au deuxième trimestre 2005...

MÉDECIN. – ...

DAM. – Sur votre activité, docteur, on note cependant que la part des soins remboursés à 100 % pour vos patients en ALD était en hausse de 1,3 point entre le premier trimestre 2004 et le premier trimestre 2005, et en baisse de 1,4 point entre le deuxième trimestre 2004 et le deuxième trimestre 2005. Ce qui vous situe quand même, au niveau du département, dans le quatrième quartile des médecins du secteur... avec une part des soins remboursés à 100 % atteignant 82,95 %, pour un objectif national de 77 %...

MÉDECIN. – ...

DAM. – Ce n'est en aucun cas un reproche, docteur. Comprenez-le bien...

MÉDECIN. – ...

DAM. – Nous sommes conscients de la pression que peuvent exercer certains patients pour vous demander de prescrire dans la partie haute du bizone... C'est pourquoi la CNAM communique à ce sujet envers les assurés sociaux afin de faciliter votre tâche, et de les responsabiliser...

MÉDECIN. – ...

DAM. – Il vous sera donc plus facile, lorsque cela s'avère nécessaire, de prescrire les médicaments sans lien avec l'affection exonérante dans la partie inférieure du bizone.

MÉDECIN. – C'est là que vous voulez en venir ? Me demander de déplacer certains médicaments dans la partie inférieure du bizone, pour augmenter ce qui reste à la charge financière de l'assuré... C'est bien cela ?

DAM. – Nous ne sommes pas là pour interférer dans votre pratique, docteur, mais les parties signataires de la convention ont estimé que l'objectif de 5 % en moins cette année était pertinent, et de nature à assurer, lors de futures négociations tarifaires, une marge de manœuvre aux partenaires...

MÉDECIN. – Oui, c'est cela. Vous êtes en train de me demander de faire glisser certaines prescriptions dans la partie basse...

DAM. – C'est vous, docteur, qui êtes seul juge du respect des règles d'utilisation du bizone. Ce document a simplement pour mission de vous éclairer sur votre pratique. Vous remarquerez que votre moyenne de 82,95 % est quand même supérieure à celle de vos confrères du département, et malheureusement encore assez éloignée de l'objectif de 77 % retenu par les signataires...

MÉDECIN. – Très bien. J'en prends note. Avez-vous pensé un seul instant que si mon ratio n'est pas politiquement correct, c'est parce que je m'efforce de prescrire au plus juste, et que je ne prescris que rarement aux patients en ALD des thérapeutiques sans lien avec l'affection exonérante, pour éviter au maximum les interactions médicamenteuses ? Et que cette pratique me met hors la loi à vos yeux ? Que diriez-vous si je prenais l'habitude de faire figurer en bas de chaque ordonnance à 100 % l'un de ces innombrables médicaments mal évalués que la caisse continue à rembourser, ou bien deux, trois boîtes de médicaments antalgiques pour la pharmacie familiale ? Cela devrait me permettre d'atteindre vos objectifs chiffrés, en augmentant la part relative des médicaments prescrits hors du 100 %...

DAM. – ...

Claude Frémont, directeur de la CPAM de Nantes depuis 1989, l'écrira dans un livre coup-de-pied-de-l'âne, *Adieu Sécu*, publié en octobre 2006 au moment de sa démission :

« À mesure que les effectifs des caisses locales diminuent, ceux de la Caisse nationale augmentent, composés de "spécialistes" frais émoulus des grandes écoles qui ne connaissent pas les caisses, encore moins la Sécu, mais savent mieux que tout le monde ce qui est bon pour elles. Ils vous le font savoir tous les matins, à coups de circulaires rédigées dans un langage abscons, nourries de termes anglo-saxons (*benchmarking*, *reporting*, *front office*, *back office*, *marketing*...) inaccessibles à la compréhension d'un directeur ancien... » Je serais tenté d'ajouter que ce jargon courtelinesque s'adresse aussi, en externe, à des médecins médusés non pas par le langage abscons qui leur est tenu, mais parce qu'une fois décryptée la langue de teck administrative ils réalisent aisément la faiblesse ridicule du contenu, comme dans ce cas précis des ALD où, à l'évidence, personne parmi les « spécialistes » de la Caisse nationale n'a songé que mathématiquement il existe deux moyens pour un médecin zélé d'atteindre l'objectif conventionnel de « diminution de 5 points de la part des dépenses remboursées à 100 % dans l'ordonnance bizone » : faire glisser des lignes de prescription du haut au bas de l'ordonnance... ou rajouter des lignes d'ordonnance supplémentaires dans la partie basse.

Si l'augmentation du reste à charge de l'assuré est un des objectifs indirects poursuivis par ces visites des délégués à l'assurance maladie, elle ne représente qu'une partie du dispositif de refonte des affections de longue durée. Les protocoles de soins à 100 % subissent une refonte, amenant les médecins, en théorie, à rédiger un nouveau formulaire en cas de modification du traitement. Dans le même temps, bien entendu, ce travail administratif n'est plus rémunéré pour le médecin. Et l'objectif affiché par le ministère de la Santé et l'UNCAM est la révision annuelle de l'ensemble des ALD, au motif que nombre de patients continueraient à bénéficier du dispositif alors que leur maladie exonérante est guérie. À la Caisse nationale, une fois encore, on semble ne pas avoir pratiqué un calcul mathématique simple. Avec sept millions de patients en affection de longue durée, et quelque deux mille médecins-conseils, il faudrait à chacun d'entre eux, sur la base de deux cent dix jours travaillés par an et de trente-cinq heures par semaine, et en n'effectuant aucune autre mission, traiter quinze dossiers par jour, pour réviser annuellement toutes les ALD.

Mais quittons un moment le champ de l'économique pour revenir au médical. Dans son article, Jacques Marseille ironise sur une France à l'agonie, et s'étonne de la progression du chiffre des ALD ces dernières années. Pourtant, d'un point de vue de santé publique, selon le contrôle médical de la CNAM, les évolutions de la société française, dont l'augmentation importante de la surcharge pondérale et de l'obésité, amènent à considérer ce chiffre comme encore sous-évalué. Ainsi, cinq cent mille des un million huit cent mille diabétiques français dépendant du régime général pourraient relever du dispositif d'ALD mais n'en bénéficient pas. C'est ce que rapporte le Haut Conseil, qui fait également état d'estimations de certains médecins-conseils, selon lequel « le stock de patients atteints » d'une ALD « pourrait être supérieur de 30 % au stock connu, compte tenu de la sous-déclaration. Il apparaît donc qu'il existe d'importantes marges de progrès à réaliser dans le repérage des affections de longue durée (progrès des techniques de diagnostic, campagnes de dépistage) ».

Ça se complique, vous ne trouvez pas ?

D'un côté, le politique, obéissant à une logique économique néolibérale, pointe les dépenses solidaires entraînées par le dispositif d'ALD comme un grand gâchis français qu'il faut restreindre et maîtriser à tout prix. De l'autre, le Haut Conseil mis en place par le même politique met au jour l'insuffisance du dispositif et la nécessité d'accompagner son extension, dans une logique de santé publique. Ne vous inquiétez pas, cette dichotomie, nous la retrouverons constamment, et il faudra bien in fine en tirer des conclusions sur la compatibilité entre néolibéralisme et santé publique.

Pour l'heure, Frédéric Van Roekeghem et Philippe Douste-Blazy attendent de la Haute Autorité de santé installée en décembre 2004, entre autres missions, la révision des conditions d'admission en ALD, particulièrement pour certaines maladies grosses pourvoyeuses de « stock de patients », comme l'hypertension artérielle ou le diabète, pour lesquelles, selon le seuil retenu entre le « normal » et le « pathologique », entre le « bénin » et le « sévère », le nombre de patients admis en ALD peut varier du simple au double.

Prenons un exemple concret, en reproduisant la définition de l'hypertension artérielle sévère retenue dans les recommandations remises aux médecins :

« L'Organisation mondiale de la santé et la Société internationale d'hypertension artérielle ont défini la sévérité de l'hypertension artérielle selon les chiffres de pression systolique et diastolique suivants :

• 140 à 180 mmHg (millimètre de mercure) et/ou 90 à 105 mmHg définissent l'hypertension artérielle légère.

• 140-150 mmHg et/ou 90-95 mmHg définissent, à l'intérieur de l'hypertension légère, l'hypertension artérielle limite.

On peut donc considérer comme sévère une hypertension artérielle dépassant 180 mmHg et/ou 105 mmHg. »

En termes compréhensibles par chacun, cela signifie qu'est donc considéré comme pouvant bénéficier d'une exonération pour ALD un patient dont la tension artérielle dépasse 18 pour le premier chiffre et/ou 10,5 pour le second chiffre. D'autres considérations annexes permettent d'inclure dans le dispositif des patients dont la tension serait comprise entre 14 et 18 pour le premier chiffre, et/ou entre 9 et 10,5 pour le second chiffre, si d'autres éléments viennent attester d'un risque vasculaire important malgré un chiffre inférieur au seuil retenu, soit qu'ils présentent une hypertrophie de leur ventricule gauche, ou des antécédents d'accident vasculaire, ou que leur rein présente une défaillance débutante liée à l'hypertension. Les critères d'admission sont complexes, peuvent être interprétés de manière plus ou moins souple suivant la lecture que fera le médecin-conseil du protocole établi par le médecin traitant. Or nombre de patients se trouvent dans cette zone d'ombre, avec des chiffres n'atteignant pas 18/10,5, mais un faisceau d'arguments permettant de pronostiquer un risque vasculaire important. Toute révision par la Haute Autorité de santé des modalités d'admission au titre de l'exonération, tout relèvement des seuils, par exemple, toute élimination d'un critère annexe (l'électrocardiogramme, l'échocardiogramme, le bilan rénal), aura pour effet mécanique d'exclure du bénéfice de l'ALD un plus ou moins grand nombre de patients. La mission confiée à la HAS est donc, sur le plan politique comme sur celui de la santé publique, cruciale, car de ses décisions, des recommandations émises, dépendra la prise en charge de centaines de milliers de personnes. Nul ne dit, répétons-le, qu'une personne bénéficiant d'une exonération pour ALD est mourante, à l'agonie. Bien au contraire, la plupart des patients en ALD présentent une pathologie pour laquelle un traitement à long terme peut espérer diminuer la morbidité et la mortalité, c'est-à-dire augmenter le nombre d'années de vie en bonne santé. En France, mieux soignés, mieux remboursés, les patients bénéficiant de l'ALD pour des pathologies chroniques vivent probablement plus longtemps que s'ils n'étaient pas pris en charge à 100 % (l'âge moyen de décès d'une personne en ALD est passé de soixante et onze à soixante-quinze ans entre 1994 et 2004). Lorsqu'il a été victime d'un accident vasculaire cérébral en septembre 2005, Jacques Chirac est rentré dans le « champ » des ALD. Est-ce pour cela que le président de la République aurait dû, dès lors, être considéré comme agonisant ? L'augmentation du nombre de patients en ALD peut donc en partie être due, non pas à « l'irresponsabilité de ceux qui ne veulent pas décevoir leurs patients – pardon, leurs clients », mais à la relative efficacité d'un système qui permet à tous de se soigner, quand la logique néolibérale voudrait à toute force diminuer les dépenses de santé prises en charge de manière collective, afin de renvoyer chacun à « sa responsabilité », et les démunis à des choix cornéliens, comme aux USA où, chaque année, augmente le nombre de personnes non couvertes par une assurance santé. Là-bas, aux USA, le système de santé ne connaît pas de déficit, le système libéral ayant mis en place une extraordinaire variable d'ajustement :

46 millions d'Américains sans couverture maladie, et le tour est joué, pas de déficit ! Il suffisait d'y penser...

La question de l'ALD est donc une question politique fondamentale : s'agit-il en priorité d'équilibrer les comptes, sans réflexion sur les systèmes de redistribution et en partant du principe que l'assise des cotisations est immuable, ou de définir une politique de santé publique collective ?

Fin 2006, alors que le pouvoir politique commençait à désespérer, la Haute Autorité de santé va publier ses premières recommandations, sur le diabète, pathologie ardemment « attendue » par l'UNCAM. Or, alors qu'au printemps 2006 une rumeur avait couru comme quoi les critères d'admission allaient être resserrés, au final, la Haute Autorité de santé ne restreint pas les modalités d'admission des patients diabétiques à l'ALD. Mieux, elle inscrit noir sur blanc une série de prestations qu'il convient de réaliser pour une meilleure prise en charge du patient... dont certaines ne sont pas actuellement remboursées : c'est le cas de la consultation du podologue, en raison des complications potentiellement très graves du « pied du diabétique », mais aussi des consultations de diététique, de l'accompagnement du sevrage tabagique... Voici donc le ministère et l'UNCAM confrontés à un nouveau dilemme : peut-on affirmer une volonté d'améliorer la qualité dans le système de soins... sans s'en donner les moyens ?

Ubu bosse à la Sécu

Reste donc à l'Assurance maladie, à la marge, la possibilité de traquer les dépenses de soins indûment prises en charge au titre de l'ALD, les prescriptions réellement incohérentes, déviantes, en mettant en place des procédures de pénalités financières envers les médecins prescripteurs insuffisamment attentifs. Début 2006, la CNAM communiquait à ce sujet, indiquant que « près de mille trois cent médecins [avaient] été retenus pour faire l'objet d'une procédure de pénalités financières ». Sans préjuger du contenu de ces dossiers, je vous livre une anecdote personnelle qui relativise quelque peu les économies que l'on peut attendre sur ce poste.

Mi-juillet 2006, je reçois un courrier de la caisse locale d'assurance maladie en provenance du service de relations avec les professionnels de santé. Une consœur me signale qu'un de mes patients a bénéficié d'un remboursement à 100 % pour un produit sans rapport avec l'ALD exonérante. « Lors d'une prochaine prescription, poursuit-elle, il conviendra donc de porter l'inscription de ce médicament en partie basse de l'ordonnance bizone. » Elle m'indique aussi incidemment : « Nous avons également écrit à votre patient pour lui rappeler les modalités de remboursement de ses soins selon qu'ils sont ou non en rapport avec son affection. »

Et effectivement, le patient reçoit une lettre :

« Votre médecin vous a prescrit récemment du Permixon® 160 mg dont vous avez été remboursé à 100 % alors que ce traitement n'est pas en rapport avec l'affection de longue durée pour laquelle vous êtes exonéré. En effet, comme nous vous l'avions indiqué, seuls les actes, traitements et prestations non cochés sur votre protocole de soins sont pris en charge à 100 % par l'Assurance maladie.

Nous avons écrit à votre médecin pour attirer son attention sur la nécessité de rédiger dorénavant son ordonnance conformément au protocole de soins.

Si votre médecin est amené à vous prescrire à nouveau ce médicament, il devra l'inscrire en partie basse de l'ordonnance bizone. Ce médicament vous sera alors remboursé au taux habituel de 35 %.

Dans le cas où ce principe ne serait pas respecté, vous seriez dans l'obligation de rembourser la somme perçue à tort. »

Mettez-vous à la place du patient, à qui la caisse d'assurance maladie semble indiquer que son médecin traitant ne respecte pas les règles de prescription... Que fait-il ? La même chose que moi. Il recherche l'ordonnance incriminée. Lui dans ses papiers, moi dans mon fichier informatique. Et c'est là que les choses deviennent franchement risibles. Car le duplicata d'ordonnance que j'imprime mais aussi l'original que détient le patient sont formels : les médicaments prescrits ce jour-là pour deux pathologies distinctes de l'affection exonérante (eh oui, ces abrutis de généralistes dépensiers soignent plusieurs pathologies en une seule consultation...) ont tous été inscrits dans la partie basse de l'ordonnance bizone. Est-ce à dire que les services de contrôle de la CNAM n'arrivent plus à obtenir un taux de remboursement correct de leurs dépenses de lunetterie ? Non, c'est plus simple, et plus retors à la fois. Les services de contrôle de la CNAM ne se basent pas sur les prescriptions effectuées par les médecins, mais sur les médicaments délivrés par les pharmaciens. Et sur cette ordonnance établie pour trois mois, si les médicaments ont été délivrés correctement une fois, les deux autres délivrances ont donné lieu à une facturation erronée à 100 % à la Caisse.

Et à bien relire les missives envoyées par le service de relations avec les partenaires de santé, on est bien conscient en haut lieu de cette faille, et de la nullité de la procédure engagée : nulle part il n'est expressément écrit que j'aurais commis une erreur. « Votre médecin vous a prescrit récemment du Permixon® 160 mg dont vous avez été remboursé à 100 % » ne signifie pas : « Votre médecin vous a prescrit récemment du Perximon® 160 mg dans la partie haute de l'ordonnance bizone », mais reste suffisamment confus pour le laisser supposer à la première lecture (au point que, vigilant sur ce point, j'ai été obligé d'imprimer un duplicata de l'ordonnance originale pour éliminer une étourderie ponctuelle de ma part). D'ailleurs, le reste de la formulation, dans chacune des deux lettres, appuie cette interprétation. Il m'est écrit : « Lors d'une prochaine prescription, il conviendra donc de porter l'inscription de ce médicament en partie basse de l'ordonnance bizone » ; et au patient : « Nous avons écrit à votre médecin pour attirer son attention sur la nécessité de rédiger dorénavant son ordonnance conformément au protocole de soins. »

« Donc. » « Dorénavant. »

Ça passe pour cette fois-ci, mais c'est bien parce qu'on est coulants, hein ! Et n'y revenez pas, tous les deux.

Intéressante, cette propension d'un service de contrôle à s'immiscer dans la relation de confiance entre un médecin et son patient, en insinuant à mots couverts qu'une irrégularité de prescription a été commise ; alors que l'erreur, humaine, est survenue en pharmacie, et que le service de contrôle est parfaitement conscient de la médiocrité de son action, au point de travestir celle-ci derrière des affirmations sibyllines.

Si c'était un cas isolé, cela prêterait à sourire. Mais ce que je décris ici est couramment répandu. Ainsi un confrère reçevant une déléguée de l'assurance maladie se voit indiquer que sa pratique pose problème sur le respect du bizone, sur un pourcentage important de ses ordonnances. Suivant les conseils de son associé, le généraliste, non informatisé, demande à la déléguée de lui envoyer photocopie des ordonnances litigieuses. Quelque temps plus tard, il reçoit copie d'UNE seule ordonnance litigieuse... ordonnance rédigée à la main pour un de ses patients par... un pneumologue hospitalier. L'ordonnance, pour ce patient qui ne bénéficie pas de l'affection longue durée pour une affection respiratoire, comprend six médicaments tous prescrits dans la partie haute du bizone : deux médicaments pneumologiques, un anxiolytique, un médicament pour le sevrage tabagique et un somnifère, ainsi que de l'aspirine à visée cardiaque. La CNAM se tournera-t-elle pour éclaircissements vers le spécialiste hospitalier ? Cette question du généraliste sera accueillie par un silence gêné. Comme l'avaient déjà professé les Shadoks : « Pour qu'il y ait le moins de mécontents possible, il faut toujours taper sur les mêmes. »

Tout ça pour ça. Toute cette volonté affichée de contrôle, de flicage au nom d'une amélioration de la qualité, pour ça. Des services incapables de concentrer leurs efforts sur les abus réels, mais accablant jour après jour les soutiers de la santé que sont les généralistes (et eux seuls) de directives contradictoires, de menaces voilées, de mises à l'index. Des services allant jusqu'à communiquer directement aux patients des informations erronées sur les prescriptions de leur médecin traitant. Quel crédit accorder à la volonté affichée d'améliorer la qualité du système quand le système de contrôle lui-même n'est pas fiable, et que ses zélateurs le savent bien ? Quel crédit accorder à ces documents pondus par la CNAM à intervalle régulier, ces enculages de mouche sur le pourcentage de dépenses prises en charge en ALD, alors que les calculs, TOUS les calculs, sont basés sur la délivrance en pharmacie et pas sur la prescription réelle du médecin ? Idem pour les génériques... Idem pour les autres éléments de la maîtrise, plus pifométrique que médicalisée... Et que dois-je penser d'un système solidaire, que je défends, dans lequel la moyenne de travail hebdomadaire d'un généraliste est de cinquante-six heures, et dans lequel le courrier fallacieux que j'ai reçu a bénéficié de la signature prestigieuse du directeur des relations avec les professionnels de santé et du médecin-conseil chef de service ?

Laissons là la « maîtrise médicalisée », pour l'instant, après avoir constaté l'ambiguïté des arguments et des méthodes employées pour faire baisser de manière « volontariste » les arrêts de travail et certaines prescriptions prises en charge à 100 %. Laissons-la, habillée pour l'hiver, avant de revenir à ce printemps 2004, où Philippe Douste-Blazy vantait aux médias sa nouvelle gouvernance, tandis que Frédéric Van Roekeghem et Xavier Bertrand, dans les coulisses, décomptaient les formulaires médecin traitant arrivant dans les CPAM locales.

La convention de la honte

À la fin du mois de janvier 2005 a lieu à Paris une importante manifestation de médecins généralistes et de collectifs d'usagers, menée par une foule de jeunes internes en blouse sortis de leurs hôpitaux ou de leurs stages chez des praticiens pour venir défiler derrière une banderole affirmant que « La Médecine Gêne et Râle ». Trois mille à cinq mille personnes sont là, qui défilent de Montparnasse au ministère de la Santé, où l'une des porte-parole du mouvement de contestation unitaire, Pascale Marco, présidente de l'Intersyndicale nationale des internes de médecine générale, doit être reçue par le ministre. Arrivée avenue de Ségur, il en sera autrement. Elle monte sur un camion et, aidée d'un micro, l'explique à la foule :

« Nous devons tous, médecins, patients, étudiants, installés, hospitaliers ou libéraux, spécialistes d'organe ou généralistes, tous lutter contre ce qu'il faut bien appeler LA CONVENTION DE LA HONTE !

C'est pourquoi je remercie toutes les structures syndicales ou associatives de la médecine générale, ainsi que les collectifs de patients qui nous ont rejoints aujourd'hui... d'être ici.

Nos nous battrons ensemble pour défendre les principes suivants :

1 – Le médecin traitant doit et ne peut être qu'un médecin généraliste, c'est une simple reconnaissance de la spécificité de notre formation et de notre métier.

2 – Dans ces conditions, les fonctions spécifiques du médecin traitant, dont la coordination, la synthèse et la prévention, doivent être reconnues et se voir attribuer des moyens spécifiques adaptés à ces responsabilités.

3 – Le MT [médecin traitant] et le patient respectant un parcours de soins cohérent doivent obtenir des garanties réelles pour le délai, les tarifs et la prise en charge.

4 – Nous réclamons une formation médicale initiale et continue indépendante de tout lobby.

5 – Nous réclamons un moratoire pour les jeunes installés.

6 – Et enfin, nous voulons que toute la filière de la médecine générale soit reconnue comme une spécialité et qu'à ce titre tous les médecins généralistes, installés, enseignants, bénéficient sans distinction de cette revalorisation UNIVERSITAIRE de notre profession.

Nous sommes TOUS, comme nous l'avons toujours été, des spécialistes en médecine générale.

Seulement, voilà. Tous ces six points, ces six préalables à toute discussion, nous devions les présenter cet après-midi à notre ministre.

Nous venons d'apprendre qu'il ne nous recevra pas aujourd'hui.

Force est de constater que monsieur Douste-Blazy, par ce geste, continue à vouloir faire sans nous, continue à ignorer la moitié des médecins de France ! »

Ce n'était pas tout à fait exact. À l'heure où la contestation piétinait avenue de Ségur, Philippe Douste-Blazy vérifiait son costume pour la soirée des vingt ans de l'UNOF-CSMF donnée dans un grand hôtel, porte Maillot.

Laquelle UNOF ironiserait la semaine suivante, alors qu'en une de nombreux quotidiens s'étalait une foule bigarrée de jeunes médecins en colère et de généralistes brandissant des pancartes reproduisant des dessins de *Charlie Hebdo* et du *Canard enchaîné* brocardant le ministre, sur « la caution des jeunes carabins bien exploitée » : « Les jeunes médecins, qui avaient lancé la manifestation de samedi, se sont retrouvés rapidement les otages de ceux, beaucoup moins bien intentionnés, qui n'avaient pas les mêmes objectifs. Nos jeunes confrères ont disparu des écrans au profit des caciques, défenseurs du vieux système, celui de la capitation et de la filière de soins, opposition aux spécialistes, et perte de la liberté d'installation dont les Anglais font tout pour s'en sortir (*sic*). L'apprentissage du syndicalisme dépend aussi du choix de ses alliés. Les bonnes paroles ne font pas forcément les bonnes intentions. »

Ce vieux couplet réactionnaire des jeunes forcément manipulés aurait porté avec plus de force si les principaux cadres des syndicats signataires, invités deux semaines plus tôt au congrès de l'ISNAR, ne s'étaient défaussés au dernier moment, refusant de faire face à cette jeune génération de médecins qui refusait « la convention de la honte ».

Notons cependant, dans les six points unitaires portés par la contestation généraliste, deux revendications qui me semblent fondamentales : la revendication d'une absence de pénalisation financière des patients inscrits dans un parcours de soins coordonné, avec la garantie de bénéficier de « tarifs Sécu » sans dépassement, et l'insistance sur la nécessité de promouvoir une formation médicale, pendant les études puis au long de l'exercice, « indépendante de tout lobby ». Nous y reviendrons. Les ministres successifs aussi. Mais pas forcément dans le même sens.

Bataille de clans à l'UMP

Quelques jours après cette manifestation où, comme mes camarades, je me suis cassé la voix sur le camion de la sono devant le ministère de la Santé transformé en bunker, je reçois un coup de téléphone inattendu. Un collaborateur de Philippe Douste-Blazy demande à me rencontrer, officieusement. La rencontre a lieu quelques jours plus tard dans un restaurant proche du ministère. Elle va m'apporter un éclairage politique totalement inédit sur ce que nous, généralistes, considérons encore alors comme une série d'aberrations incompréhensibles. Mon jeune interlocuteur se présente : il fait partie du staff du ministre, et veut discuter avec moi pour comprendre les raisons de la colère généraliste. Je le renvoie à la plate-forme commune des six points préalables à toute négociation, qu'il feint de découvrir. Puis il me questionne :

– Mais enfin, pourquoi ce dénigrement systématique ? Ce système est à votre avantage... Les patients seront incités à passer par votre intermédiaire pour voir un spécialiste...

– Je ne suis pas un distributeur de tickets, de bons pour voir le spécialiste... Je ne suis pas médecin sous-traitant, et je ne désire pas engranger des billets de 20 euros en échange d'une lettre qui serait un simple sésame à une consultation spécialisée...

– Mais comment faites-vous, au quotidien ?

– Je suis généraliste. Je soigne les patients qui viennent me consulter, en fonction de leur pathologie et de mes compétences. En moyenne, les gens consultent un médecin généraliste pour deux à trois motifs différents. Lorsque c'est nécessaire, je demande des analyses biologiques, des examens complémentaires, ou j'adresse le patient à un confrère spécialiste d'organe s'il m'apparaît nécessaire de bénéficier de son expertise de consultant, ou d'un acte technique spécifique. Je vous cite un exemple concret. Ce matin, un homme de cinquante-trois ans que je suis depuis huit ans pour une hypertension vient me consulter pour une toux fébrile. Je l'interroge, je l'examine, je diagnostique et traite sa bronchite, c'est un soin primaire. J'en profite pour vérifier sa tension et renouveler son ordonnance, et lui rappeler qu'il doit bientôt pratiquer une analyse de sang, car du fait de son traitement il faut vérifier son taux de potassium, c'est le suivi à long terme d'une pathologie chronique. Au moment de se rhabiller, il me signale, comme incidemment, qu'il a eu un « petit » saignement en allant aux toilettes la veille : « Sûrement des hémorroïdes... » Je lui demande de se redéshabiller, je l'examine, ne décèle pas de paquet hémorroïdaire visible... Et quand bien même ? Le fait qu'il ait saigné en allant à la selle, vu son âge, est préoccupant. Il a le droit d'avoir des hémorroïdes et une autre lésion plus haut située sur le colon... Ce saignement doit être considéré comme un signal d'alerte, et exploré plus avant. Cela chez un patient qui consulte pour tout autre chose, et n'a mentionné le fait qu'incidemment, en fin de consultation, comme le font souvent les gens qui ne veulent pas se résoudre à consulter pour un signe qui les inquiète, tout en souhaitant se dédouaner : « Je l'ai dit à mon médecin. » C'est humain. Mais cela nécessite donc du doigté, c'est le cas de le dire, pour réinterroger le patient. Est-ce le premier épisode ? Depuis quand saigne-t-il ainsi ? A-t-il des antécédents familiaux ? Un de ses parents a-t-il été victime d'une maladie du colon, d'un cancer ? In fine, il va non seulement falloir orienter ce patient vers un confrère gastro-entérologue pour réaliser une coloscopie à la recherche d'une maladie inflammatoire chronique de l'intestin ou d'un polype précancéreux, mais surtout gagner sa confiance et son adhésion au « projet thérapeutique ». Tout faire pour qu'il aille passer cette coloscopie, en prenant le temps de lui en expliquer la nécessité, le déroulement, de vanter la compétence et les qualités humaines du confrère auquel on lui conseille de s'adresser. Puis écrire, en temps réel, une lettre au gastro-entérologue, en mentionnant les antécédents du patient, les éléments recueillis à l'interrogatoire, les traitements en cours. C'est l'occasion pour moi de me rappeler que ce patient, qui présente outre son hypertension des plaques d'athérome sur ses carotides, bénéficie d'un traitement quotidien par aspirine à dose infime. Mais même à cette faible dose, prise quotidiennement depuis des années, l'aspirine peut avoir accéléré la révélation d'une petite lésion colique. Il faudra donc ultérieurement, en fonction des résultats, en réévaluer l'utilité à long terme, le rapport bénéfice/risque, et arbitrer peut-être son maintien ou son retrait en fonction de l'avis du cardiologue hospitalier qui suit aussi ce patient. C'est ça, la coordination des soins, l'organisation d'un parcours cohérent. Pas délivrer un bon de consultation à qui veut « voir un spécialiste », mais établir une démarche cohérente, partagée, en fonction des besoins médicaux du patient. Cela prend du temps, cela nécessite des moyens informatiques, idéalement un secrétariat. Ce n'est pas « une lettre = 20 euros »... C'est une fonction que seuls peuvent réaliser les généralistes, et qui est absolument bafouée dans la convention... Vous savez bien, pourtant, que la coordination des soins, cela a un coût. C'est pour cela que la CNAM avait mis en place l'option médecin référent, qui nous donnait la possibilité de...

– Ah non, vous n'allez pas recommencer avec ça ! me coupe mon interlocuteur. Le médecin référent, ça va, vous étiez quoi, pas même 2 % des généralistes... Ça n'a eu aucun succès ni aucun résultat. Alors vous en avez profité quelques années, estimez-vous heureux...

– Vous m'avez demandé de venir ici depuis ma province. Je vais vous expliquer deux ou trois trucs. Il y a pénurie de généralistes, et une forte demande des patients. Alors je peux retourner directement à mon cabinet, ce sera plus utile pour moi et mes patients que vous entendre répéter les informations tronquées que vous vous êtes fait refiler sans même les vérifier. Il existe selon le *Point Stat* n° 40 de la CNAM, daté d'octobre 2004, cinquante quatre mille deux cents médecins exerçant exclusivement la médecine générale en France en 2003, dont six mille cinquante et un référents à l'époque, et autour de sept mille aujourd'hui, soit près de 14 %. Et cela malgré le dénigrement systématique de certains syndicats. 14 %, ça a longtemps été le taux de prescription de génériques en France. Ce n'a pas été une raison de l'abandonner, bien évidemment, parce que, là, il y avait une véritable volonté politique. Flinguer l'option référent comme vous le faites, c'est révéler clairement que vous n'avez aucune intention de donner au médecin traitant les moyens d'assurer ses fonctions...

– Pas du tout. Pas du tout. D'ailleurs, vous vous emportez. Ce sont cette fois-ci les patients qui choisiront leur médecin traitant. Ce ne sera pas forcément un généraliste. Ce peut être un spécialiste, et s'il vous adresse le patient, alors vous pourrez bénéficier des majorations de coordination.

– Mais c'est n'importe quoi ! Je croirais entendre Douste dans *Le Parisien* expliquant qu'on peut changer de médecin traitant aussi souvent qu'on le veut... Dans l'option référent, le patient renouvelait annuellement son adhésion au dispositif, sans pénalité. Comment voulez-vous assurer une coordination des soins si vous ne désignez pas un coordinateur stable, sur le long terme ? Et un généraliste, puisque c'est sa fonction.

– Mais vous n'y êtes pas du tout. Pas du tout. Vous oubliez le dossier médical partagé. Grâce au DMP, on n'a plus besoin de tout ça, plus besoin du médecin référent. Avec le DMP, le suivi sera coordonné automatiquement...

J'ai eu un blanc à ce moment-là dans la conversation. Sans le vouloir, mon interlocuteur venait de réveiller une des grandes craintes partagées par les généralistes en colère. Car cette convention qui établissait constamment, au niveau tarifaire comme au niveau des contrôles, un distinguo entre généralistes et spécialistes, nombre d'entre nous y voyaient, au contraire de la « valorisation » vantée, une marginalisation de notre exercice, voire notre disparition, comme Pascale Marco l'avait scandé devant le ministère, comme je l'avais moi-même crié, affirmant que la médecine générale avait un couteau planté dans le dos, et qu'il y avait des empreintes sur le manche. Et là, croyant enterrer l'option référent, mon interlocuteur venait de me donner un indice de ce qui se tramait dans les coulisses du ministère, dans le cabinet de Philippe Douste-Blazy, qui avait réussi le défi de parler *Cent minutes pour convaincre* sans jamais employer le mot « généraliste ». Pour la caste médicale, je savais bien que ces clampins de base qui revendiquaient une légitimité agaçaient au plus haut point, surtout lorsqu'en plus ils se targuaient de réclamer et de défendre une formation indépendante des firmes pharmaceutiques, et remettaient en question certaines habitudes de prescription. D'ailleurs pendant cette émission, interrogé par Ségolène Royal sur l'abandon du système du médecin référent, Philippe Douste-Blazy avait répondu : « Les médecins référents, c'était en effet une de vos idées, socialistes, je ne dis pas qu'elle était mauvaise, je dis simplement qu'aujourd'hui avec un dossier médical informatisé que vous ne pouviez pas avoir, et que je ne pouvais pas avoir non plus à l'époque avec madame Veil, on ne pouvait pas faire ce que j'ai présenté tout à l'heure... » En clair, et mon interlocuteur confirmait nos craintes, une partie de la technostructure du ministère, sans que ce ne soit jamais énoncé clairement dans le championnat de demi-mensonges qu'était cette réforme, imaginait un avenir informatisé radieux, où, organisés en réseau, les vrais médecins, spécialistes, pourraient échanger entre eux des informations grâce à un dossier informatisé, le bobologue généraliste faisant office d'entrée dans le système, sans aucun moyen de coordination, et soignant uniquement ce qui ne relevait pas de la médecine spécialisée. Avec le DMP, on n'avait plus besoin de référent, on n'avait plus besoin de coordinateur, le système se coordonnerait tout seul, informatiquement. Il suffisait juste de contraindre les généralistes, lesquels s'étaient majoritairement informatisés entre 1996 et 2004, à basculer l'ensemble des données engrangées pendant des années dans le système, pour amorcer la pompe. Un système parfait, inventé par des Shadoks, et qui expliquait mieux pourquoi la convention avait établi que « tout médecin » pouvait être choisi comme médecin traitant, et qu'on pouvait en changer continuellement. Si la coordination restait virtuelle, si le médecin traitant ne bénéficiait d'aucuns moyens spécifiques adaptés à cette responsabilité, c'est que le système comptait bien se passer d'un coordinateur humain. L'informatique tiendrait le rôle de « médecin référent » du patient, à moindre coût. CQFD.

– Ça vous arrive de regarder *Les Guignols* ? ai-je fini par demander à mon interlocuteur.

– Oui, bien sûr.

– Vous vous souvenez de Chirac et de son mulot, dans les années quatre-vingt-dix ?

– Oui...

– C'est à ça que vous me faites penser. C'est de ça que vous êtes en train d'accoucher.

– Comment ça ? Je ne vous suis pas.

– Dans les années quatre-vingt-dix, confrontés à la montée du chômage, les économistes et les politiques n'ont jamais cessé de nous vanter « la nouvelle économie », et l'avenir radieux qui s'ouvrirait à tous grâce aux « autoroutes de l'information ». Des types qui n'avaient jamais vu un tapis de souris de leur vie se sont mis à gloser sur les formidables potentialités de l'outil. Et vous êtes en train de faire exactement la même chose.

– Je ne comprends pas. Ça n'a rien à voir, dit-il, vexé.

– Cela fera vingt ans cette année que je pratique la médecine générale. Sans des gens comme vous, c'est un métier que j'aurais volontiers pratiqué encore vingt ans. Mais vous m'annoncez que c'est fini. Je vais quand même vous expliquer pourquoi vous vous fourvoyez. Il y a vingt ans, le confrère avec qui je me suis associé utilisait de grosses fiches cartonnées, offertes par l'industrie pharmaceutique. Au début, j'ai moi aussi écrit sur ces fiches, mais avec les années certaines d'entre elles, celles des patients les plus lourds, étaient devenues inutilisables. Parce que au fil des ans, au gré des péripéties médicales, des examens complémentaires, des interventions chirurgicales, des changements de traitement, certaines informations cruciales, pas hiérarchisées, avaient été enfouies entre les pages du dossier. La mention d'une allergie à tel médicament ou le résultat important de telle radiographie avaient été perdus entre des documents de moindre importance, archivés « au cas où ». Oh, bien sûr, mon confrère, comme la plupart des médecins, avait une excellente mémoire, et chaque patient pour lui représentait une histoire, un parcours de vie. Mais même pour lui, au fil des ans, certains éléments majeurs du dossier auraient gagné à être mis en avant. Et pour moi, qui découvrais ces dossiers, bien des éléments clés n'étaient pas visibles, voire même encore lisibles, car perdus dans la masse. L'informatisation des cabinets médicaux nous a amenés, tout particulièrement les référents, puisque cela faisait partie de notre cahier des charges, à recréer des dossiers complets, à hiérarchiser les données, à classer séparément les résultats d'analyses, à placer des alertes de rappel pour certains vaccins ou examens, à archiver les ordonnances, les incidents thérapeutiques, à garder copie des courriers les plus importants. Tout cela a représenté une profonde modification de l'exercice, une vraie modernisation. Mais cela a nécessité, chaque jour, à chaque consultation, un travail décisionnel, un travail de saisie, de réflexion sur le dossier. Ce que vous êtes en train de réinventer, dix ans plus tard, c'est le vieux dossier en carton des années soixante-dix, informatisé pour amuser la galerie. La coordination des soins, ce n'est pas un empilement de documents pêle-mêle dans une pochette, ni même un empilement de « .doc », de « .pdf » et autres « .jpg » dans les méandres d'une base de données. Si vous voulez un dossier médical partagé cohérent, il va bien falloir à un moment que quelqu'un se charge de relire l'ensemble des données qui le constituent, de les relier, et d'arbitrer les conduites thérapeutiques avec le patient dans son intérêt.

– Mais lorsque les patients vous choisissent, vous serez rémunérés pour cela...

– Uniquement pour les patients en affection longue durée. Mais ils représentent 16 % de la population. Pour les autres, comment faisons-nous, en pratique ?

– Ils n'ont pas forcément besoin d'un dossier complet... tant qu'ils ne sont pas malades.

– Mais enfin... les patients ne naissent pas avec une affection longue durée, pour la plupart d'entre eux. Tout ce qui est du domaine de la prévention, du suivi, doit se faire avec un dossier complet... C'est d'ailleurs pour cela que l'option référent s'adressait à tous les patients...

– Oh vous n'allez pas recommencer avec ça, je vous dis que la question a été tranchée. Une convergence sera mise en place entre les deux dispositifs d'ici la fin de l'année.

– Une convergence ? Mais comment voulez-vous organiser une convergence entre un système incitatif et non pénalisant pour les patients, et un système obligatoire qui organise un véritable maquis tarifaire sans aucune garantie d'amélioration des soins ?

– Bon, écoutez, je veux bien reconnaître que supprimer l'option référent était peut-être une erreur... Je vais vous faire une confidence, cela ne fait pas notre affaire. On a un peu l'impression de s'être tiré une balle dans le pied.

– Une balle dans le pied ?

– Ce sont les syndicats signataires qui nous ont demandé de mettre fin à ce système mis en place par les socialistes...

– Alain Juppé et Jacques Barrot, des socialistes ? Et François Bayrou, il est à la LCR ? L'option référent n'était pas une idée socialiste, quoi que puisse en penser votre ministre. C'était un moyen d'améliorer l'accès aux soins pour tous, tout en donnant à la médecine générale les moyens de fonctionner. Cela représente quand même huit mille médecins généralistes, des médecins qui ne coûtaient rien à l'Assurance maladie, dont certains ne pourront pas continuer à exercer dans les conditions actuelles...

– Qu'est-ce que vous me racontez ? Comment font tous les autres ?

– Vous ne voulez pas comprendre. Rémunérer la médecine générale autrement, c'est permettre un autre mode d'exercice à ceux qui le souhaitent... Tout ce que vous nous proposez, c'est d'enquiller des consultations de plus en plus rapides, toute la journée. Je vous dis que certains ne s'en remettront pas, cesseront leur activité plutôt que de se relancer dans la course aux actes...

– Vous n'écoutez pas ce que je vous dis, me coupa-t-il, agacé. Vous qui ne cessez pas de mettre en avant la nécessité d'une assurance maladie solidaire, vous ne voyez pas quels sont les enjeux devant nous ?

– Je ne vois pas de quoi vous parlez.

– Les élections. Les élections de 2007. Il nous faut absolument éviter que les médecins glissent vers l'ultralibéralisme.

– ...

– Vous me parlez d'Alain Juppé... Vous savez bien qu'au

sein de l'UMP, au sein de cette famille politique, coexistent deux tendances, la tendance gaulliste sociale, et une tendance plus... disons plus libérale.

– Oui, probablement. Mais je ne vois pas...

– Il nous fallait nous assurer que les syndicats de spécialistes ne glissent pas plus à droite, vers Nicolas Sarkozy. Ils pourraient être très sensibles à ses thématiques libérales, vous savez qu'il a émis l'idée d'une franchise, payable par tous les assurés. La convention était un moyen de ramener les syndicats de spécialistes dans le cadre d'un pacte avec la nation...

Mon interlocuteur parlait rapidement, il s'était penché en avant sur la table, comme pour mieux emporter mon adhésion à son discours.

– Mais attendez, bredouillai-je, je ne comprends toujours pas. Et les généralistes ? Et les patients ? On fait comment, nous, au quotidien ?

– Vous devez comprendre qu'il y avait urgence. Les spécialistes étaient très mécontents de leurs tarifs. Nombre d'entre eux ont déjà menacé de se déconventionner. Les dépassements d'honoraires deviennent de plus en plus fréquents... Il fallait bien trouver quelque chose...

– Permettre les dépassements hors du parcours de soins. Je sais, j'ai bien compris. Mais est-ce que vous vous rendez compte que le parcours de soins n'aura aucuns moyens pour fonctionner ?

– Ce sont des arbitrages. Je ne suis pas dans le saint des saints. J'essaie de vous expliquer que les choses ne sont pas aussi tranchées que vous le croyez. Nous aussi, nous défendons une assurance maladie solidaire. Au sein de l'UMP, l'héritage de la Libération existe encore.

– Vous m'en direz tant...

– Alors cette fronde des généralistes, ça n'a pas de sens. Les Français vont choisir un médecin traitant, se conformer à ses prescriptions. S'ils consultent en dehors du parcours, c'est un choix de leur part, ils en assument les conséquences. Mais la menace de boycott, de rétention des formulaires, ça n'a pas de sens. Vous allez vous faire mal voir de la population, et au final vous allez pénaliser vos patients.

– Ah... parce que ne pas accepter votre petit arrangement tarifaire entre amis, c'est nuire à nos patients, c'est ça ? Est-ce que vous vous rendez compte de ce que vous mettez en place ? Avec un pareil différentiel de rémunération entre généralistes et spécialistes, croyez-vous que vous trouverez des étudiants assez stupides ou altruistes pour exercer la médecine générale, dans deux ans, dans dix ans ? Vous allez totalement sinistrer l'accès aux soins de premier recours...

– Je vais voir ce qui peut être fait. Faites-moi parvenir cette plate-forme de revendication commune, et nous verrons ce qui peut être fait pour aménager la convention. Mais comprenez que toute proposition devra recueillir l'aval des syndicats signataires...

Nous nous sommes serré la main. J'ai retrouvé ma voiture, je suis rentré au cabinet médical, soigner des patients qui me tendaient leur formulaire en me demandant ce qu'il fallait en faire, et si demain ils seraient encore remboursés. Je n'ai jamais revu mon interlocuteur. J'ai pianoté encore récemment son nom sur Internet. J'espère que sa start-up fonctionne bien. L'Assurance maladie, ce n'est pas si sûr.

J'ai longtemps hésité à partager avec mes confrères, ou avec les organisations de patients que je côtoyais, les informations que j'avais recueillies ce jour-là. Nous étions en janvier 2005, bien avant que la guerre fratricide entre les Horaces et les Curiaces, entre le clan Sarkozy et le clan Chirac-Villepin n'éclate à l'UMP, bien avant que les coups en traître, les poignards dans le dos, l'étalement des déboires conjugaux de l'un et des magouilles de listings supposées de l'autre ne fassent la une des quotidiens et du 20 heures. Avant le CPE, avant Clearstream, avant C.

Imaginer que la médecine générale et l'égal accès aux soins des patients aient représenté une simple variable d'ajustement en préparation d'un conflit électoral à venir au sein de l'UMP m'apparaissait si stupéfiant, en ce début d'année 2005, que j'ai mis quelques semaines à partager cette information autour de moi. Aujourd'hui, ce qui me semblait alors ahurissant et insensé n'étonnera plus personne, au train où vont les choses depuis deux ans. Je ne suis pas certain qu'il y ait là matière à se réjouir.

Quant aux médecins qui avaient fait le choix de l'option référent, comment leur annoncer la nouvelle ? Comment dire à huit mille confrères qui avaient signé un contrat avec l'Assurance maladie qu'ils avaient été sacrifiés pour sceller un pacte de réconciliation entre la caste médicale et l'UMP ? Et que, au sein de cette même UMP, le camp « gaulliste social » était plus soucieux de la balle qu'il s'était tiré dans le pied en les rayant d'un trait de plume que de leur sort ?

Douste fait des miracles

Au cours du premier trimestre 2005, les spots publicitaires pour la réforme s'enchaînent à la radio, les annonces se succèdent dans la presse écrite, les assurés sociaux reçoivent à leur domicile le fameux formulaire et nombre de missives les enjoignant à entrer dans le dispositif afin d'être mieux remboursés. Chaque mois, la CNAM ou le ministère de la Santé annonce la progression du nombre de formulaires médecin traitant reçus par les caisses. Certains assurés sociaux résistent. Trente mille personnes signent le « Manifeste contre les mensonges de la réforme ». À l'exception de l'UMP, l'ensemble des formations politiques, Parti communiste, Parti socialiste, Verts, Mouvement républicain et citoyen, Union pour la démocratie française, Ligue communiste révolutionnaire, Lutte ouvrière, et bien d'autres, dénonce les conditions opaques dans lesquelles cette réforme est imposée aux Français. Attac fait de même. La Mutualité française dénonce une « usine à gaz tarifaire ». Les mutuelles solidaires pétitionnent pour l'abolition de la franchise de 1 euro sur les consultations. Les quotidiens, les *newsmagazines*, relaient la colère des généralistes, l'inquiétude des patients :

« Malade : responsable et coupable » (*Charlie-Hebdo*).

« Médecin traitant : la contestation s'étend » (*Le Figaro*).

« Le médecin traitant ? Une usine à gaz » (*Le Nouvel Observateur*).

« Santé : les assurés paieront » (*Les Échos*).

« La réforme passe mal » (*L'Express*).

« Le patient, grand perdant de la convention médicale » (*L'Hebdo des socialistes*).

« Le médecin traitant se sent déjà maltraité » (*Ouest-France*).

« La fronde des généralistes » (*Aujourd'hui en France-Le Parisien*).

« Le médecin traitant refuse d'être sous-traitant » (*Libération*).

« Hippocrate contre Hypocrites » (*L'Humanité*).

« Pauvres et malades : Payez plus ! » (*L'Humanité*).

Le Canard enchaîné, jamais en reste, évoque la démarche d'une association du Rhône (www.le-citoyen.org), qui appelle les assurés à choisir Philippe Douste-Blazy, cardiologue, comme médecin traitant. *Le Canard* estime que « pour l'assuré social, c'est la garantie d'être bien soigné, sans risque de dépassement d'honoraires ». L'hebdo satirique révèle que « chaque jour, des dizaines d'internautes, et même des élus locaux, demandent à l'association la démarche à suivre ».

Jamais à court d'annonces fracassantes, Philippe Douste-Blazy revendique dès le 6 avril 2005 les premiers succès de sa réforme : le trou de la Sécu, explique-t-il, ne serait « que » de 12 milliards d'euros en 2004, au lieu des 14 milliards prévus. « On a une surprise, on ne s'y attendait pas... Lorsque l'on change de comportement, on peut modifier le cours des choses à l'Assurance maladie... »

Qu'importe si le ministre ne s'est pas encombré du respect des procédures légales, comme le dénonce la CFDT : « La commission des comptes de la Sécurité sociale ne s'est pas encore réunie. Or c'est cette instance légale réunissant les partenaires sociaux qui valide les comptes. » La réalité, on l'a vu, c'est que les « partenaires sociaux » ont été totalement marginalisés au profit d'un pilotage par le pouvoir politique. Douste-Blazy en prend acte, et ne s'embarrasse pas de formes.

Qu'importe aussi si, comme vont le pointer rapidement Agnès Verdier et Louis François dans *Le Figaro*, sous le titre « Une réforme médiatique », cette annonce surréaliste déforme la réalité :

« Le ministère de la Santé et ses promoteurs de la réforme de l'assurance maladie se congratulent de la modération des dépenses de santé apparue dès 2004 grâce... à une réforme applicable au 1er janvier 2005. Étrange. D'autant plus étrange que si tous les nouveaux prélèvements sont maintenant effectifs – 1 euro par consultation, hausse du forfait hospitalier, augmentation de la CSG et de divers impôts –, aucune des réformes dites "de fond" n'est encore appliquée. Médecin traitant : rien avant juillet 2005. Dossier médical informatisé : rien avant juillet 2007. Haute Autorité de santé : en cours d'installation. »

Ces deux chercheurs de l'Institut français pour la recherche sur les administrations publiques enfoncent le clou :

« Voyons donc les chiffres de ces dépenses d'assurance maladie providentiellement en baisse. En réalité, en 2004, les dépenses ont augmenté de 4,9 % au lieu des 4 % votés par le Parlement. Mais, contrairement à ce qu'on pourrait croire, ce n'est pas le budget voté par le Parlement qu'il faut mesquinement regarder : il s'impose de comparer la hausse des dépenses avec les chiffres de prévision de 5,2 % de hausse dramatique annoncés par les experts en septembre 2004. (Septembre est toujours un bon mois pour les prévisions catastrophistes : plus facile pour faire voter ensuite des budgets en hausse par le Parlement.) Bref, cette prévision, c'était du concret et, bravo, on est au-dessous !

De surcroît, le choix du gouvernement de communiquer sur le déficit plutôt que sur le pourcentage d'augmentation des dépenses facilite la confusion entre les recettes supplémentaires et les économies réalisées par les patients et les médecins. Le déficit 2004 prévu à 13,2 milliards d'euros en septembre s'est réduit à 11,6 milliards d'euros fin décembre.

Un miracle ? Le gouvernement reconnaît 300 millions d'euros de rentrées de CSG supplémentaires, 400 millions d'euros de cotisations sociales, 100 millions d'euros d'amélioration de gestion de la CNAM, 130 millions d'euros transférés d'urgence à la CADES. Soit une augmentation des recettes de 930 millions d'euros n'ayant rien à devoir à la réforme en cours. »

Si j'ai retranscrit ici ces calculs, que je sais pénibles pour beaucoup de lecteurs, c'est simplement, une bonne fois pour toutes, pour dénoncer ces annonces fantaisistes sur l'évolution du trou de la Sécu, utilisées par tous les gouvernements depuis des décennies au gré de leur seul intérêt politique : qu'une réforme se profile, avec son cortège de rationnement et de déremboursements, et les responsables politiques sonnent le tocsin, dévoilent un abysse insondable, vertigineux, où la pensée s'abîme. Que pointe une élection, et soudain tout va bien, les comptes se sont redressés grâce à l'énergique action du pouvoir en place, circulez, messieurs dames, il n'y a rien à voir. Sous d'autres latitudes, on appelle ça « prendre les gens pour des cons ».

Le formulaire médecin traitant : informer, mais pas trop...

Pendant que le ministère et la CNAM annoncent triomphalement les retours de formulaires, nombre de généralistes résistent, acceptant parfois de signer le formulaire à la demande de leurs patients. Ils gardent alors les documents sous le coude dans l'attente d'y voir plus clair, s'engageant à remettre ceux-ci à l'Assurance maladie si le patient encourait des pénalités financières. D'autres refusent de signer le document, et, l'ayant lu attentivement, y découvrent de nombreuses failles juridiques, les amenant à porter requête en Conseil d'État. Car à force de se voir fourrer sous le nez, jour après jour, cette fameuse « déclaration de choix de médecin traitant », certains médecins ont même poussé le vice jusqu'à la lire. Attentivement. Plus attentivement, semble-t-il, que les signataires. Et ce document recèle quelques surprises, comme c'est d'usage dans les contrats d'assurance, par exemple... Chacun sait qu'il est indispensable de tout lire lorsqu'on signe un document, et surtout ce qui est écrit en tout petit, ce qui est dit entre les lignes. Plus tard, Frédéric Van Roekeghem, directeur de l'UNCAM, m'en fera personnellement la remarque, agrémentée d'un large sourire. Mais j'anticipe.

Comme nombre de citoyens français, vous avez probablement, cher lecteur, signé une « Déclaration de choix de médecin traitant ». Permettez-moi de prendre quelques minutes de votre temps pour vous montrer ce que vous avez signé... en détail.

Sur le recto de cette déclaration de choix, juste au-dessus de l'espace destiné à recueillir les signatures du bénéficiaire et du médecin traitant, on peut lire la phrase suivante :

« Le bénéficiaire et le médecin traitant s'engagent conjointement à respecter les dispositions de l'article L. 162-5-3 du Code de la Sécurité sociale. »

Nul n'est censé ignorer la loi. Je suis donc certain que vous connaissez l'article L 162-5-3 dans son intégralité, n'est-ce pas ?

Je vous le souhaite, en tout cas, parce que vous ne le trouverez pas sur le document qu'on vous demande de signer. Si vous tournez la page, vous verrez, au verso, tout en bas, ces quelques lignes :

« (1) Loi n° 2004-810 du 13 août 2004. »

Vous la connaissez, celle-là, bien sûr... C'est la loi qu'ont signée pour vous, après l'avoir consciencieusement étudiée, les députés UMP. Poursuivons :

« Art. L. 162-5-3. Afin de favoriser la coordination des soins, tout assuré ou ayant droit âgé de seize ans ou plus indique à son organisme gestionnaire de régime de base d'assurance maladie le nom du médecin traitant qu'il a choisi, avec l'accord de celui-ci. Le choix du médecin traitant suppose, pour les ayants droit mineurs, l'accord de l'un au moins des deux parents ou du titulaire de l'autorité parentale. Le médecin traitant choisi peut être un généraliste ou un spécialiste. Il peut être un médecin hospitalier... »

Voilà. C'est fini. Circulez. Il n'y a plus rien à voir. Signez.

Comment ça, trois petits points ?...

Ah oui… Il y a trois petits points à la fin de la phrase. Bon. Et alors. Vous n'allez pas en faire un fromage ?

Quoi, ça vous étonne ? Vous n'avez que ça à foutre ? Il n'y a rien à la télé ce soir ? Pas un match de foot ou une retransmission de *Derrick* ? Bon, si vous y tenez…

Continuons l'exploration de ce fameux article L. 162-5-3. Mais c'est vraiment vous qui voyez…

« Le médecin traitant choisi peut être un généraliste ou un spécialiste. Il peut être un médecin hospitalier.

Le médecin traitant peut être un médecin salarié d'un centre de santé mentionné à l'article L. 6323-1 du Code de la santé publique ou d'un établissement ou service visé à l'article L. 312-1 du Code de l'action sociale et des familles. Un arrêté fixe les missions du médecin traitant quand celui-ci est un médecin salarié.

Le médecin traitant participe à la mise en place et à la gestion du dossier médical personnel prévu à l'article L. 161-36-1 du présent code.

Dans le cas où l'assuré désigne un médecin traitant autre que son médecin référent, ce dernier, pour ce qui concerne cet assuré, perd les avantages relatifs à l'adhésion à cette option conventionnelle. L'assuré perd également ces avantages.

La participation prévue au I de l'article L. 322-2 peut être majorée pour les assurés et les ayants droit n'ayant pas choisi de médecin traitant ou consultant un autre médecin sans prescription de leur médecin traitant. Un décret fixe les cas dans lesquels cette majoration n'est pas appliquée, notamment lorsque est mis en œuvre un protocole de soins.

Les dispositions prévues à l'alinéa précédent ne sont pas applicables lorsque la consultation se fait en cas d'urgence auprès d'un autre médecin que celui désigné à l'organisme gestionnaire du régime de base d'assurance maladie, ou lorsque la consultation se fait en dehors du lieu où réside de façon stable et durable l'assuré social ou l'ayant droit âgé de seize ans ou plus. »

Ah, tiens… Déjà on y voit un tout petit peu plus clair. On apprend que si vous ne choisissez pas de médecin traitant, votre participation sera majorée. Vous serez moins bien remboursés, pour parler français. Mais vous vous en doutiez un peu, non ? C'est en changeant tous un peu.... Oui, vous avez vu la pub. On n'avait donc nul besoin de vous le rappeler. Alors circulez...

Quoi ? Qu'est-ce-que vous marmonnez ? L'article L. 161-36-1 du présent code ? L'article L. 161-36-1... Non mais c'est pas vrai, vous êtes un malade, vous ! Vous voulez voir l'article L 161-36-1, parce qu'il est fait mention dans l'article L 162-5-3 que « le médecin traitant participe à la mise en place et à la gestion du dossier médical personnel prévu à l'article L. 161-36-1 du présent code » Attendez... Vous vous rendez compte que ça n'a pas de fin, votre truc ? On va encore être là demain soir, à ce train-là. Vous signez et puis merde... Comment ça, non ? Vous voudriez en savoir plus sur le dossier médical personnel ? Mais qu'est-ce que vous voulez qu'on vous dise ? Ce n'est pas prévu avant 2007, de toute façon... Vous aurez toujours le temps d'y revenir, non ? Non ? Vous êtes inquiets parce que vous voudriez savoir dans quelles conditions vos données personnelles de santé vont être archivées dans le DMP ? Oh, mais vous voyez des complots partout, vous... Vous êtes lourds, vous savez... mais puisque vous y tenez...

« Art. L. 161-36-1. – Afin de favoriser la coordination, la qualité et la continuité des soins, gages d'un bon niveau de santé, chaque bénéficiaire de l'assurance maladie dispose, dans les conditions et sous les garanties prévues à l'article L. 1111-8 du Code de la santé publique et dans le respect du secret médical, d'un dossier médical personnel constitué de l'ensemble des données mentionnées à l'article L. 1111-8 du même code, notamment des informations qui permettent le suivi des actes et prestations de soins. Le dossier médical personnel comporte également un volet spécialement destiné à la prévention.

Ce dossier médical personnel est créé auprès d'un hébergeur de données de santé à caractère personnel agréé dans les conditions prévues à l'article L. 1111-8 du même code.

L'adhésion aux conventions nationales régissant les rapports entre les organismes d'assurance maladie et les professionnels de santé, prévues à l'article L. 162-5 du présent code, et son maintien sont subordonnés à la consultation ou à la mise à jour du dossier médical personnel de la personne prise en charge par le médecin.

Les dispositions de l'alinéa précédent sont applicables à compter du 1er janvier 2007.

Art. L. 161-36-2. – Dans le respect des règles déontologiques qui lui sont applicables ainsi que des dispositions des articles L. 1110-4 et L. 1111-2 du Code de la santé publique, et selon les modalités prévues à l'article L. 1111-8 du même code, chaque professionnel de santé, exerçant en ville ou en établissement de santé, quel que soit son mode d'exercice, reporte dans le dossier médical personnel, à l'occasion de chaque acte ou consultation, les éléments diagnostiques et thérapeutiques nécessaires à la coordination des soins de la personne prise en charge. En outre, à l'occasion du séjour d'un patient, les professionnels de santé habilités des établissements de santé reportent sur le dossier médical personnel les principaux éléments résumés relatifs à ce séjour.

Le niveau de prise en charge des actes et prestations de soins par l'Assurance maladie prévu à l'article L. 322-2 est subordonné à l'autorisation que donne le patient, à chaque consultation ou hospitalisation, aux professionnels de santé auxquels il a recours, d'accéder à son dossier médical personnel et de le compléter. Le professionnel de santé est tenu d'indiquer, lors de l'établissement des documents nécessaires au remboursement ou à la prise en charge, s'il a été en mesure d'accéder au dossier.

Les dispositions de l'alinéa précédent ne s'appliquent pas aux personnes visées aux chapitres Ier à V du titre VI du livre VII pour les soins reçus à l'étranger ou à l'occasion d'un séjour temporaire en France. »

Bon, vous êtes bien avancés... Ça va aller, maintenant, ou vous allez nous faire chier toute la nuit ? Et puis regardez, avec vos conneries, vous faites rien qu'à m'énerver, je vous ai collé l'article L. 161-36-2 en prime... Comment ça, vous m'en remerciez ? Vous avez appris beaucoup de choses ? Quoi, par exemple ?

Que « l'adhésion aux conventions nationales régissant les rapports entre les organismes d'assurance maladie et les professionnels de santé, prévues à l'article L. 162-5 du présent code, et son maintien sont subordonnés à la consultation ou à la mise à jour du dossier médical personnel de la personne prise en charge par le médecin ». En français, que le médecin, s'il veut être conventionné par l'Assurance maladie s'engage en signant la déclaration de choix à l'utilisation et à la mise à jour du DMP. Et que « le niveau de prise en charge des actes et prestations de soins par l'Assurance maladie prévu à l'article L. 322-2 est subordonné à l'autorisation que donne le patient, à chaque consultation ou hospitalisation, aux professionnels de santé auxquels il a recours, d'accéder à son dossier médical personnel et de le compléter ». Autrement dit, qu'une fois la déclaration signée, vous vous engagez à autoriser les professionnels de santé à consulter votre DMP et le remplir, sans quoi « le niveau de prise en charge des actes et prestations de soins » pourra être révisé. À la baisse, bien sûr. Rien de plus normal. Comment ça, vous auriez bien aimé être prévenu ? Oh, comment vous êtes... Nous qui voulions vous faire la surprise... Puisqu'on vous dit qu'il n'y a aucun risque, que c'est sé-cu-ri-sé. Comment voulez-vous qu'on sauve l'Assurance maladie si vous êtes tout le temps à chipoter ? Quoi ? C'est votre beau-frère qui vous a dit de toujours lire toutes les clauses des contrats que l'on vous fait signer ? Et il fait quoi, dans la vie ? Ah... il travaille chez AXA... Vous ne trouvez pas qu'il fait un peu chaud, dans cette pièce ? Ça ne vous gêne pas si j'ouvre la fenêtre ?

Reprenons depuis le début. En signant cette déclaration de choix du médecin traitant, le patient et le médecin « s'engagent conjointement à respecter » certaines règles, qui ne sont pas détaillées avec précision sur le document lui-même, et pour cause... car ne pas respecter ces règles entraînera une pénalisation financière.

De plus, ce document signé dans lequel deux parties, le médecin traitant et le patient, s'engagent représente un véritable contrat... dont il n'existe qu'un seul exemplaire, détenu par un tiers, qui plus est, la caisse d'assurance maladie. Et cela alors que le contrat d'adhésion à l'ancienne formule du médecin référent, comme il se doit, se déclinait en pas moins de quatre exemplaires, signés par patient et médecin, paraphés et enregistrés par la caisse, et destinés respectivement au patient, au médecin, à la caisse d'assurance maladie et à l'organisme complémentaire (mutuelle ou assurance) si besoin. Ainsi chacun des contractants gardait une copie du document, le rappelant à ses droits et devoirs, et lui permettant en cas de litige de faire valoir sa bonne foi. La déclaration de médecin traitant ne permet rien de tel. À l'instant t, ni le médecin traitant ni le patient ne peuvent savoir si la déclaration de médecin traitant est correctement enregistrée. Et l'erreur, comme nous le verrons plus tard, est humaine, trop humaine.

Courant mars 2005, dix médecins généralistes portent recours en Conseil d'État contre ce qu'ils considèrent représenter des aberrations de nature à porter atteinte aux droits des médecins et des patients :

« Un large éventail de responsables de diverses composantes de la médecine générale se sont associés pour saisir le Conseil d'État d'un recours en annulation contre les arrêtés d'approbation du formulaire dit "Déclaration de choix de médecin traitant" et ceci aux motifs que ce document contrevient aux règles du droit.

Il existe en effet un net défaut d'information du patient et du médecin, avec présentation partielle voire partiale du dispositif. Il est ainsi demandé aux deux parties de s'engager à respecter les dispositions d'un article du Code de la Sécurité sociale, qui comporte six alinéas, mais seul le premier de ceux-ci est communiqué au dos du document.

L'information fournie au patient et au médecin ne leur permet pas un choix éclairé.

Le formulaire est présenté comme une simple "déclaration de choix" alors qu'il engage les deux parties, et constitue donc un véritable contrat. Or, en droit, un contrat doit être rédigé en un nombre suffisant de copies pour que chacun des signataires bénéficie d'un exemplaire, ce qui n'est pas ici le cas.

Au-delà des arguments juridiques, on ne peut que s'étonner de la précipitation et de l'absence d'information des patients et des médecins sur les responsabilités et les pénalités que met en place ce dispositif, prétendument mis en place pour renforcer la cohérence de l'accès aux soins dans le système de santé alors qu'il en organise systématiquement le détournement.

La vaste entreprise de communication tous azimuts mise en œuvre par les signataires se heurte, jour après jour, aux incompréhensions suscitées dans la société civile, aussi bien chez les patients que chez les médecins, par ses graves incohérences.

En tant qu'assurés sociaux et en tant que professionnels soignants de premier recours, les médecins généralistes associés dans cette démarche entendent défendre la médecine générale et l'accès aux soins des patients dans un système solidaire. »

Dans *Le Journal du dimanche*, Philippe Douste-Blazy accueillera cette nouvelle d'un glacial : « Personne ne torpillera ma réforme... Pour moi, la bataille n'est pas juridique, mais pédagogique. »

Pour une fois, le ministre sera réellement visionnaire. Sa confiance dans la justice de son pays sera récompensée. Le Conseil d'État rejettera cette requête. En quels termes ?

Ah, écoutez, ne comptez pas sur moi pour dénigrer, voire même simplement commenter une décision de justice rendue AU NOM DU PEUPLE FRANÇAIS, comme il est écrit en préambule de la réponse que recevront les dix signataires.

Mais comme nul n'est censé ignorer la loi, et que la loi Kouchner du 4 mars 2002 stipule, Art. L. 1111-3, que « toute personne a droit, à sa demande, à une information, délivrée par les établissements et services de santé publics et privés, sur les frais auxquels elle pourrait être exposée à l'occasion d'activités de prévention, de diagnostic et de soins, et les conditions de leur prise en charge. Les professionnels de santé d'exercice libéral doivent, avant l'exécution d'un acte, informer le patient de son coût et des conditions de son remboursement par les régimes obligatoires d'assurance maladie... » Alors penchons-nous sur ce document.

Il reprend le fameux article L.162-5-3 dans son intégralité. Vous vous souvenez, bien sûr, que c'est le fameux article qui, par manque de place, ne figurait pas in extenso sur la déclaration de médecin traitant... Et livre cette analyse :

Considérant que les formulaires contestés ont pour seul objet « d'assurer l'information des caisses d'assurance maladie, qu'aucune disposition législative ou réglementaire n'impose » que ces formulaires reprennent l'ensemble des dispositions législatives, que d'ailleurs « ces indications sont données dans d'autres documents... diffusés par les caisses ». Ainsi le Conseil d'État rejette la requête, insistant sur le fait que « s'agissant de documents destinés à assurer l'information des caisses d'assurance maladie, les dispositions de l'article L.111-1 du Code de la consommation relatives à l'information des consommateurs ne sauraient être utilement invoquées ».

En français, cela signifie que la déclaration n'a aucun autre objet que d'informer les caisses du choix d'un médecin traitant par un patient, qu'il n'est pas nécessaire au moment de signer que patient ou médecin se voient rappeler l'intégralité du dispositif et des pénalités y afférentes, et que les règles d'information usuelles des consommateurs n'ont pas à être invoquées puisqu'il s'agit d'un simple formulaire pour faciliter le travail des caisses.

Ainsi, la déclaration, contrairement à ce que disent les plaignants, n'est pas un contrat. Mais un simple document d'information. C'est passer sous silence la dimension financière de la déclaration MT, sur laquelle va se baser l'Assurance maladie pour rembourser, ou non, les soins aux assurés sociaux et aux médecins pratiquant la dispense d'avance de frais. C'est passer sous silence que l'obtention d'une prise en charge au titre de l'affection longue durée est impossible sans cette déclaration, et que la rémunération annuelle des dossiers de patients en ALD est basée sur son enregistrement.

Mais il y a mieux encore :

« Considérant que la circonstance que les formulaires de choix du médecin traitant seraient remplis en un seul exemplaire conservé par la caisse d'assurance maladie ne fait pas obstacle à ce que la juridiction civile obtienne communication de cette pièce en cas de litige ; qu'ainsi les requérants ne sont pas fondés à soutenir que la procédure impliquée par des documents contestés empêcherait les assurés et les médecins d'obtenir les éléments de preuve nécessaires en cas de contentieux les opposant à une caisse d'assurance maladie... »

En français, cela signifie qu'en cas de problème il sera toujours possible au médecin ou au patient de se faire communiquer (via la juridiction civile) le document cosigné.

Bonjour Oui-Oui. Bienvenue au pays des Bisounours.

Un pays merveilleux, où les caisses d'assurance maladie ne perdent JA-MAIS aucun document, archivent tout efficacement, règlent toute contestation avec zèle et diligence. Nous verrons plus tard que dans le monde réel, les choses se révéleront beaucoup plus compliquées. Parce que, pour obtenir communication d'une pièce litigieuse, lorsque vous n'avez aucune preuve que cette pièce existe et a été enregistrée... vous êtes mal, très mal. Même une photocopie ne sera d'aucune utilité, puisque la photocopie, si elle prouve que le document existe, ne prouve pas qu'il a été déposé et enregistré correctement. Combien de médecins s'entendront bientôt répondre par les plates-formes téléphoniques : « Votre patient n'a probablement pas déposé la déclaration. » Combien de patients se verront bientôt suggérer : « Votre médecin n'a pas fait le nécessaire... » Passons. Cette décision a été rendue AU NOM DU PEUPLE FRANÇAIS. Puisqu'on vous le dit...

Le 29 mai 2005, les Français sont amenés à donner leur avis, par référendum, sur le projet de Constitution européenne. Au grand dam de la majorité des éditorialistes pour qui un refus constituerait un cataclysme aux proportions bibliques, les Français voteront NON, faisant naître d'amers regrets chez tous ceux qui auraient préféré que soit consulté, AU NOM DU PEUPLE FRANÇAIS, le Parlement.

Dans la foulée, le président de la République remercie Jean-Pierre Raffarin et procède à un remaniement ministériel : tandis que Xavier Bertrand, ex-secrétaire d'État et véritable cheville ouvrière de la réforme, devient ministre de la Santé, Philippe Douste-Blazy se retrouve à exercer les mutiples facettes de ses talents au poste de ministre des Affaires étrangères, lui qui aime à citer Aragon : « Il vaut mieux voler avec les aigles que picorer avec les poulets. »

Le tournant de juillet 2005 : le coup de poker de Xavier Bertrand

Courant juin 2005, les échéances se précisent. Les accoucheurs de la réforme ont prévu qu'au 14 juillet, date où le président de la République s'adresse traditionnellement aux Français, ce dernier pourra se féliciter du succès de la réforme si 40 % des Français se sont inscrits dans le dispositif. Or seuls 28 % des assurés ont renvoyé une déclaration. La pression se fait plus intense encore, les médias martelant comme un couperet la date du 1er juillet 2005, date fatidique à partir de laquelle certains éléments de la réforme vont se mettre en place. La diffusion aux médecins traitants désignés des relevés de déclaration de choix a commencé début mai. Les listes sont envoyées régulièrement chaque quinzaine. De nombreux médecins commencent à faire état d'erreurs dans ces relevés : patients inconnus des médecins, liste de patients figurant tous en ALD avec des dates fantaisistes, envoi de liste à des médecins retraités. En ce mois de juin 2005, sans toujours que les Français s'en doutent, de nombreux acteurs, dans la coulisse, vont influer profondément sur la mise en place de la réforme, provoquant un retournement de la situation, au dernier moment.

Le 1er juin 2005, *Le Canard enchaîné* annonce le report de la date d'application du dispositif médecin traitant, initialement prévu au 1er juillet, au 1er janvier 2006, six mois plus tard.

« Douste-Blazy a dû effectuer ce repli stratégique devant le flop des réponses enregistrées : 28 % seulement à un mois de l'échéance... Heureuse coïncidence : ce délai de grâce offert aux assurés sociaux permet à Douste-Blabla... de se donner le temps de pondre un décret qui s'annonce explosif. Il s'agit de pénaliser les patients qui s'écarteront du "parcours santé"... Une bagarre homérique oppose deux lobbies : les compagnies d'assurances, qui réclament le droit de rembourser aux patients l'ardoise supplémentaire (en cas de consultation directe chez un spécialiste), et la Mutualité française, qui a enjoint Douste d'interdire ce remboursement. »

Le lendemain, Xavier Bertrand hérite de la lourde tâche de succéder à Philippe Douste-Blazy.

Le 7 juin, il assure, dans un communiqué commun avec Philippe Bas, ministre délégué à la Sécurité sociale, que le dispositif du médecin traitant entrerait « bien en vigueur au 1er juillet ».

Ce communiqué a été relayé par les syndicats signataires de la convention médicale : la CSMF a dénoncé une « campagne de désinformation et d'amalgames orchestrée par les opposants à la réforme de l'Assurance maladie » et le SML s'est réjoui des mises au point de messieurs Bertrand et Van Roekeghem qui ont, selon lui, eu le mérite de « tuer dans l'œuf » la rumeur d'un report.

Lors du point presse mensuel de la CNAM, ce même jour, Frédéric Van Roekeghem a assuré qu'il n'y aurait « pas de report » pour la mise en place du médecin traitant, tout en précisant que les feuilles de soins nouvelle version – y compris électroniques – étaient déjà prêtes, permettant aux médecins de préciser si le patient a suivi le parcours de soins ou non. Toutefois, Frédéric Van Roekeghem a reconnu que la prise en charge des dépassements d'honoraires hors parcours de soins par les mutuelles ne débutera pas au 1er juillet. Le décret précisant cette possibilité n'est pas encore paru et, de toute façon, cette disposition ne pourra pas être appliquée avant le 1er janvier 2006... Le même jour, Xavier Bertrand indique sur Europe 1 que le décret sur la prise en charge des dépassements serait publié « dans les prochains jours » et qu'il n'y aurait « pas de demi-mesure » : les complémentaires (mutuelles, assurances, prévoyance) seront soit autorisées à prendre en charge l'intégralité des dépassements, soit à n'en prendre en charge aucun.

On appréciera la précision diabolique de cette annonce...

C'est qu'au-delà de la confusion, des annonces contradictoires, des pressions exercées par les uns et les autres, se joue, sans que nombre de patients s'en doutent, le sort de la réforme, et celui de l'assurance maladie solidaire.

Pour le gouvernement et pour les caisses, reporter la mise en route du médecin traitant serait un constat d'échec cinglant, insupportable après la claque du 29 mai, et ce même si beaucoup doutent des capacités des systèmes informatiques des caisses à effectuer le grand saut.

Pour les syndicats signataires, un report de mise en œuvre signifierait, avant tout, un report des augmentations tarifaires et du droit à dépassement hors parcours négocié pour les spécialistes, inacceptable.

C'est le moment que vont choisir les mutuelles complémentaires pour agir, et presser le gouvernement **d'interdire aux organismes complémentaires de prendre en charge les dépassements hors parcours de soins.**

Au non-initié, cette manœuvre peut sembler incompréhensible. Elle peut même sembler, pour l'assuré « moyen », aller à l'encontre de ses intérêts. Mais l'enjeu est plus complexe, et la prise de position des mutuelles beaucoup moins paradoxale qu'il n'y paraît. Car, in fine, c'est toujours le patient qui paie les dépassements, que ceux-ci ne soient pas remboursés dans un premier temps par l'organisme complémentaire, ou qu'ils le soient. Dans le premier cas, c'est évident : le médecin facture un dépassement, le patient paie, est remboursé de la seule part obligatoire. Dans le second cas, c'est plus pervers : le patient paie (il peut même parfois être dispensé d'avance de frais dans de nombreux cas puisque cette possibilité, nous l'avons vu, est sauvegardée pour les actes techniques de médecine spécialisée), il est remboursé intégralement... puis en fin d'année l'organisme complémentaire augmente ses cotisations pour couvrir l'accroissement des dépenses liées aux dépassements. La seule différence, dans ce second cas, c'est que le patient n'identifie pas immédiatement les causes de l'augmentation de ses dépenses de santé, car celle-ci survient à échéance annuelle.

La décision que va prendre Xavier Bertrand avant la fin juin est donc lourde de sens, et l'ambiguïté de sa réponse, « pas de demi-mesure », n'éclaire en rien la situation.

Les assurances privées, elles, réclament le droit de rembourser intégralement les dépassements d'honoraires hors parcours, ce qui leur permettrait de communiquer sur cette spécificité et d'en faire un fort argument marketing pour faire basculer les patients du secteur mutualisé au secteur assurantiel. Bien évidemment, dans ce cas, le parcours de soins coordonné, déjà bien virtuel, perdrait toute substance, puisque le choix d'un médecin traitant ne représenterait plus qu'une formalité administrative n'ouvrant aucun droit supplémentaire, mais dont l'omission et le contournement permettraient une redistribution plus rapide des cartes en faveur du secteur des assurances privées.

Le 8 juin, dans son discours de politique générale devant l'Assemblée nationale, le nouveau Premier ministre, Dominique de Villepin, martèle : « [La réforme de l'Assurance maladie] doit être menée à bien. [Il faut] persévérer dans la voie du retour à l'équilibre des comptes. Aucun dérapage de la dépense ne peut désormais être admis. »

Le 10 juin, sur LCI, Xavier Bertrand se félicite de la montée en puissance du dispositif :

« Nous avons dépassé le cap des quinze millions de Français qui ont d'ores et déjà choisi leur médecin traitant », et en confesse le caractère contraignant, et quasi obligatoire : « Je n'imagine pas un seul instant qu'un médecin refuse de délivrer un formulaire signé avec le patient parce qu'il ne prendra pas le risque de pénaliser son patient... »

« Le pessimisme est d'humeur, l'optimisme est de volonté » aime à répéter le nouveau ministre, citant Alain, lorsqu'un praticien de terrain lui pointe les écueils de la réforme. Force est de constater que cet optimisme n'irrigue pas toutes les strates de l'axe gouvernement-UNCAM-CSMF, puisque le 15 juin

2005, *Le Concours médical* publie les confessions *off* d'un directeur de caisse primaire estimant, à propos de la mise en place du dispositif du médecin traitant et du parcours de soins que « les caisses n'auront pas les moyens, en ressources humaines et en technologie, de suivre une telle usine à gaz »... Outre le bémol apporté aux satisfecit politiques, on notera l'atmosphère qui règne en interne dans les caisses, dont les directeurs sont révocables par le directeur de l'UNCAM. Ambiance...

Ces doutes contaminent jusqu'aux signataires de la réforme, puisque le lendemain, c'est au tour du Dr Michel Chassang de confier au *Quotidien du médecin* qu'il doute « des capacités fonctionnelles, techniques, opérationnelles de l'Assurance maladie quant au suivi du parcours de soins par les caisses de Sécurité sociale ».

Le 20 juin, c'est au tour des syndicats et des associations de patients de s'exprimer aux côtés de la Mutualité : « L'Unsa, la CFDT, la Mutualité française, l'UNAF [familles], la FNATH [handicapés et accidentés de la vie] et le CISS [usagers] demandent au gouvernement d'intervenir auprès des signataires de la convention pour qu'ils repoussent la mise en place des nouveaux tarifs... Les six organisations n'acceptent pas le décalage entre la hausse des tarifs, prévue le 1er juillet, et la mise en place des "contrats responsables" le 1er janvier 2006, surtout en l'absence de contenu donné au dispositif du médecin traitant... [Elles demandent d'] aligner les deux dates et permettre ainsi un lancement de la réforme compréhensible pour tous les assurés. »

L'Express avait souligné dès janvier 2005 que la cohérence du parcours de soins coordonné vanté par le ministère dépendrait de la décision prise sur le remboursement des dépassements :

« Quant au fait de prendre directement rendez-vous chez un spécialiste conventionné, libre à vous, mais il vous en coûtera au final 16,90 euros net la visite. Et beaucoup plus si ses tarifs sont libres... Les assurances complémentaires prendront le relais, pensez-vous ? Là encore, préparez votre porte-monnaie. La contribution forfaitaire de 1 euro, exigée depuis le 1er janvier 2005 pour tous les actes médicaux (dans la limite de 50 euros par an), incombe intégralement au patient. Même chose pour la plupart des dépassements d'honoraires facturés en dehors du parcours de soins coordonné. Contre toute attente, et en toute démagogie, le gouvernement ne devrait pas pénaliser leur prise en charge par les complémentaires. Et ce, que les médecins consultés soient conventionnés ou non. “Une telle décision n'incitera pas les patients à respecter le parcours de soins coordonné”, reconnaît un assureur privé. Mais interdire le remboursement de ces dépassements annulerait l'effet des augmentations accordées à la grande majorité des spécialistes... Le ministre ne veut pas se mettre à dos les médecins concernés. »

Sur ce point cependant, les stratégies des mutuelles divergent. La Mutualité française a ainsi appelé ses mutuelles à ne rien rembourser de ces dépassements « injustifiés » : « Si le médecin traitant doit permettre d'assainir les finances de la Sécu, il faut être cohérent et rembourser d'abord les patients vertueux », martèle Jean-Pierre Davant, son président. Ses quelques trente-huit millions d'affiliés sont prévenus : libre à eux de sauter la case du médecin traitant, mais ils devront en assumer le prix.

Mais entre la parution de cet article clairvoyant et bien informé, et la décision finale prise fin juin, il a passé de l'eau sous les ponts. La Mutualité française a poursuivi son travail de lobbying contre la prise en charge de ces dépassements, tandis que les sociétés d'assurances privées ont fait l'inverse. Mais surtout, entre-temps, deux modifications sont intervenues : si les Français, sommés de choisir, ont effectivement « adhéré » à la réforme, ils l'ont fait, massivement, en désignant un généraliste comme médecin traitant (à près de 99 %). Et Philippe Douste-Blazy, après avoir pendant six mois vanté les mérites de la réforme et rassuré les médecins spécialistes sur leur capacité à être médecin traitant, est parti vers d'autres cieux, laissant la place à Xavier Bertrand. L'homme qui, de son propre aveu, est chargé d'annoncer les mauvaises nouvelles... « Philippe est là pour dire des choses agréables, je suis là pour aller dans le détail et dire des choses désagréables... »

Le 26 juin, soit cinq jours avant l'application de la hausse des tarifs des consultations de médecins spécialistes, Xavier

Bertrand, dans ses interviews, laisse encore entendre que la pénalisation du patient hors parcours sera symbolique.

Trois jours plus tard, le 29 juin, c'est la volte-face brutale, largement commentée dans les pages économiques des quotidiens nationaux. Le nouveau ministre de la Santé annonce qu'il a rédigé un projet de décret selon lequel mutuelles et assurances privées sont incitées à **ne pas rembourser les dépassements hors parcours**, sous peine de perdre de nombreux avantages fiscaux. Les syndicats médicaux signataires s'étranglent. L'un de leurs dirigeants est très direct : « À quoi sert d'avoir obtenu une large autorisation de dépassement des tarifs conventionnés... si les patients ne sont pas solvabilisés par les mutuelles ? » On croirait entendre en écho la pub télé : « À quoi ça sert que Ducros, il se décarcasse... ? » Pire encore, **le projet de décret instaure un déremboursement de 10 % par la caisse d'assurance maladie, lorsque le patient est hors parcours** (ce qui diminue la prise en charge Sécurité sociale de 70 à 60 %). Sur une consultation spécialisée hors parcours à 32 euros, cela porte la somme restant à la charge du patient à 10,50 euros. Et sur les actes techniques spécialisés, la somme restant à charge peut être beaucoup plus importante.

Si cette mesure n'offre aucun moyen supplémentaire au généraliste choisi comme médecin traitant pour assurer la coordination du parcours de soins, elle porte cependant en elle un fort effet dissuasif à ce « nomadisme médical » contre lequel les syndicats signataires ont juré, depuis plusieurs mois, vouloir lutter. Pourtant, elle ne recueille pas leur approbation, c'est le moins qu'on puisse dire. Interrogé par Sandra Boutin sur egora.fr, « le portail des professionnels de santé », le président de la CSMF lâche un cri du cœur dans un article intitulé « Point trop n'en faut ! » :

« "Attention de ne pas faire du parcours de soins un système trop contraignant", prévient Michel Chassang, président de la CSMF. Consultée pour avis à propos des trois projets de décrets que sont les contrats responsables, la majoration de participation des assurés et les conditions dans lesquelles la majoration n'est pas appliquée, la CSMF a proposé une série d'amendements.

Pour Michel Chassang, si l'on applique ces décrets tels quels, "on ne sera plus dans la symbolique, mais dans le massif. Un patient normalement constitué avec des revenus normaux, entre guillemets, n'aura pas d'autre choix que de suivre strictement le parcours de soin", confie-t'il à Egora, en accord avec la FFSA [Fédération française des sociétés d'assurance]. Pour lui, on est alors bien loin de l'idée de départ du parcours de soins. »

« Un patient normalement constitué (*sic*) avec des revenus normaux, entre guillemets (*sic*), n'aura pas d'autre choix que de suivre strictement le parcours de soins. »

Quelle étrange assertion... Que signifie-t-elle exactement ? Et pourquoi faudrait-il se lamenter, lorsque, comme Michel Chassang, on a milité corps et âme pour la mise en place d'un parcours de soins coordonné, du fait qu'un patient appartenant à la classe moyenne (si l'on en croit la description qui en est faite) n'ait « d'autre choix » que de s'inscrire dans ce parcours tant vanté ?

N'est-ce pas, après tout, et en référence aux préceptes du néolibéralisme, responsabiliser le patient en le pénalisant, comme l'a déjà fait la franchise de 1 euro sur chaque acte ? N'est-ce pas, après tout, en finir avec le laxisme supposé de consommateurs de soins trop exigeants ?

À lire ces lignes, on finirait par croire que le parcours de soins, dans l'esprit de certains de ses thuriféraires, n'avait pour but que de responsabiliser les plus pauvres... et qu'idéalement il eût été préférable que les patients issus de la classe moyenne n'en ressentent pas les effets, quitte à ce qu'ils s'exonèrent du respect du parcours de soins, permettant une large utilisation des dépassements d'honoraires... Étrange conception du système de santé idéal, rénové, vanté depuis six mois...

Et étrange communauté de vue avec la Fédération française des sociétés d'assurances, qui espéraient pouvoir se situer sur ce créneau pour gagner des parts de marché dans le domaine des complémentaires santé, en laissant derrière elles des mutuelles obligées de sauvegarder une certaine solidarité...

Le Quotidien du médecin, dans un éditorial d'octobre 2005, vendra la mèche :

« La seule solution, c'est d'établir, à côté du secteur solidaire, un secteur marchand de la santé, à la charge du malade, ou de ses assurances complémentaires. »

Les syndicats signataires ne réussiront pas à faire modifier ces décrets, qui passeront en l'état. L'annonce tardive faite par Xavier Bertrand, trois jours à peine avant l'entrée en vigueur des revalorisations du tarif de la consultation spécialisée, a pris de court ceux qui auraient pu souhaiter plus de... souplesse dans la gestion du parcours de soins. Mais à quarante-huit heures de l'entrée en vigueur des nouveaux tarifs, il n'était pas possible d'organiser une riposte. La CSMF et le SML entérinent donc cette nouvelle donne, qui in extremis relativise sérieusement la grande « avancée » que représentait pour eux la conquête d'un « espace de liberté tarifaire ». Pire encore, le choix majoritaire des Français d'un généraliste comme médecin traitant, choix de simple bon sens à mille lieues des contorsions sémantiques de la réforme Douste-Blazy, réactive la notion honnie de « filière », déjà à l'œuvre dans l'option médecin référent, et que la CSMF et le SML n'ont cessé de combattre depuis des années. Dans l'article déjà cité, Michel Chassang ne cache pas son désarroi : « Pour lui, on est alors bien loin de l'idée de départ du parcours de soins. » On frôle même dangereusement la filière de soins. Et d'alerter le gouvernement sur les dangers qu'il y a à entrer dans une telle logique. Dans un courrier adressé à Xavier Bertrand et Philippe Bas, il considère que « si l'incitation laisse la place à la dissuasion, la plupart des patients n'auront d'autre choix que de passer, en toutes situations, par la case "médecin traitant". En conséquence, nous ne serions plus dans un système de coordination avec incitation mais dans le cadre d'une "filière de soins" quasi-obligatoire de type britannique. »

Rappelons-nous que cette filière de soins, dont la CSMF voyait les germes dans l'option médecin référent, c'était justement le système que Michel Chassang désirait éviter, comme il l'écrivait clairement dès janvier 2005 dans *Le Médecin de France*, mensuel de la CSMF : « Jusqu'au dernier moment il a fallu batailler ferme pour que nos interlocuteurs acceptent de renoncer au médecin référent au profit du médecin traitant. Il sera donc fermé dès cette année et amené à disparaître dans les deux ans qui viennent. La France a finalement choisi. Ce sera donc le "réseau coordonné" et non la "filière de soins". »

Quelques jours plus tard, mi-juillet 2005, l'AMedRef, association nationale de défense des médecins référents, vient plaider sa cause à la Caisse nationale d'assurance maladie devant Frédéric Van Roekeghem. Au centre des discussions, pour cette toute jeune association créée dans l'urgence, le devenir de ces huit mille médecins généralistes, investis depuis des années dans une expérimentation de parcours coordonné non pénalisant, volontaire, économiquement viable. Pour Frédéric Van Roekeghem, l'enjeu est double : amener ces généralistes à intégrer le système du médecin traitant, à renvoyer les déclarations que certains d'entre eux ont stockées, est nécessaire à la bonne marche du dispositif. Et sur le plan législatif, une convergence entre les deux systèmes doit être négociée avant le 15 novembre 2005. L'AMedRef est donc reçue en amont de ces négociations à venir. Ses membres font part de leur étonnement eu égard aux décisions prises ces derniers jours, dont celle, cruciale, de pénaliser le hors parcours :

– Cela ne nous redonne pas les moyens que nous avions en tant que référents pour faire fonctionner la coordination des soins de nos patients, mais il est sûr que cela n'incite pas les patients à aller directement chez le spécialiste, vu l'importance de la part non remboursée...

– Je ne vois pas en quoi cela vous étonne, répond Frédéric Van Roekeghem. Ces dispositions sont cohérentes avec la volonté du gouvernement et de l'UNCAM, et étaient depuis des mois préconisées par la Haute Autorité de santé.

– Peut-être. Mais au vu du soin apporté pour fixer au centime près la valeur des dépassements tarifaires hors parcours, cela nous a étonnés. Et apparemment, au vu de la réaction des signataires, nous ne sommes pas les seuls...

Frédéric Van Roekeghem sort un instant de sa posture de haut fonctionnaire pour les gratifier d'un sourire amusé, un vrai sourire de carnassier, et lâcher :

– Les gens n'ont qu'à faire attention à ce qu'ils signent.

À méditer.

La discussion se poursuit, et le directeur de la CNAM dévoile ses propositions. Il explique que la CNAM a un « devoir de suite » envers les référents, d'où la « convergence » prévue au 15 novembre 2005 au plus tard. Plutôt qu'une simple compensation financière liée à cette rupture unilatérale de contrat, il propose aux médecins référents de s'investir fortement dans un contrat de santé publique basé sur la prévention, qui resterait à définir, mais qui s'inscrirait dans une réelle volonté politique d'amélioration du système de santé. Naïfs, les médecins référents accepteront de le croire. Car au-delà de leur survie financière, c'est aussi une certaine manière d'exercer la médecine qu'ils sont venus défendre... Cette mise en confiance les amènera, comme nombre d'autres médecins généralistes encore réticents, à intégrer le dispositif du médecin traitant, afin de limiter au maximum la pénalisation financière de leurs patients. Le gouvernement, et ses communicants, y verra un plébiscite de sa réforme. Et le Dr Michel Combier, président de la branche généraliste de la CSMF, ironisera sur « ce mot d'ordre de rétention des formulaires, qui s'est éteint le jour même où le mot résistance aurait signifié quelque chose ».

Une vraie modification du système de santé français, une attention plus forte portée à la prévention des maladies, les médecins généralistes référents vont y croire un temps. D'autant que, à la rentrée 2005, Xavier Bertrand et Frédéric Van Roekeghem vont aller porter cette proposition devant les universités d'été des syndicats signataires, la CSMF et le SML, très majoritairement rétifs à l'idée d'une sortie du paiement à l'acte. Cherchant à les convaincre, le ministre de la Santé va même user de l'argument de l'acceptabilité de sa démarche vis-à-vis d'une population déjà amenée à contribuer financièrement par la réforme : il serait politiquement plus facile de faire accepter aux patients la mise en place d'une rémunération directe du médecin traitant par la Caisse pour les actions de prévention, que d'augmenter le tarif de la consultation généraliste. Ces propositions se heurteront au refus catégorique des syndicats signataires, et les médecins référents apprendront une nouvelle fois quelle crédibilité accorder aux assurances de la CNAM et du ministère. D'autant que la convergence annoncée au 15 novembre 2005 n'aura pas lieu, mettant en péril, outre la survie financière de huit mille cabinets de médecins généralistes, la crédibilité de toute négociation optionnelle ultérieure avec l'Assurance maladie, comme le pointeront très justement des responsables politiques contactés par l'AMedRef, dont François Bayrou, président de l'UDF : « J'ai été frappé par exemple par l'énorme frustration provoquée par le retrait du médecin référent. C'était une option qui avait été choisie par une minorité, conséquente, mais minorité cependant des médecins. Mais des milliers s'y étaient investis, au sens humain et matériel du terme, avaient fait confiance, avaient signé un contrat. Comme vous le savez, d'un coup, avant même qu'on soit arrivé au terme qui permet d'évaluer, la réforme suivante a renversé la table. Et cela est évidemment très mal vécu par ceux qui avaient signé le contrat, qui éprouvent un sentiment de tromperie. Mais j'ai été surpris de constater dans l'enquête que c'est aussi un élément supplémentaire de défiance pour ceux qui n'avaient pas fait le choix de cette option : la preuve que rien n'est solide, surtout pas la parole de l'État, des décideurs administratifs. »

On ne saurait mieux dire. Et cette tromperie s'avérera par la suite lourde de conséquences, bien au-delà du cercle des médecins référents et de leurs patients. Si l'Assurance maladie rompt, pour la première fois, et unilatéralement, un contrat optionnel d'incitation à la qualité passé sur la base du volontariat avec les médecins généralistes parmi les plus impliqués dans la formation médicale continue indépendante, dans un autre rapport au soin, dans la réalisation d'économies substantielles, quel avenir définira-t-elle pour le système de santé ? Quel médecin, demain, sera assez naïf pour choisir de s'intégrer dans un dispositif de prévention ou de qualité des soins ?

Mais au-delà de ces péripéties, la nouvelle tarification s'est mise en place, et les patients, dès le 1er juillet 2005, découvrent les nouveaux tarifs de la convention médicale.

La consultation du médecin généraliste passe de 20 euros à 20 euros (!), la consultation spécialisée passe de 23 à 27 euros, ou à 32 euros en cas de consultation hors parcours. Pour les médecins exerçant en secteur 2, dit secteur conventionné à honoraires libres, les dépassements sont fixés, comme c'est inscrit dans la loi, « avec tact et mesure ».

Sur le terrain, en médecine de ville, les patients s'adaptent, comme ils le peuvent. Les médecins généralistes, habitués à traiter deux ou trois motifs par consultation, sont sollicités par des patients consultant pour quatre ou cinq motifs différents. Dans sa lettre hebdomadaire, le Dr Michel Combier, président de l'UNOF-CSMF, fait référence, le 18 octobre 2005, à cette augmentation de la durée des consultations : « Lors du comité directeur de l'UNOF, les représentants régionaux nous ont alertés sur l'augmentation des durées de consultation du fait du nombre de pathologies souvent regroupées lors du recours au médecin de famille. Cette démarche s'explique par plusieurs facteurs : une démographie difficile qui diminue l'accès au médecin généraliste, une plus grande responsabilisation du patient qui diminue ses recours, et aussi la volonté des patients de faire du médecin de famille le médecin de la synthèse. Tous ces arguments nous les prenons comme une pierre à l'édifice des futures revalorisations. »

Insensiblement, mois après mois, la charge de travail des médecins généralistes s'alourdit. Chacun d'entre eux découvre ce que signifie coordonner le parcours de soins d'un patient... sans en avoir les moyens. Car le parcours de soins coordonné mis en place par la réforme, c'est, pour le généraliste, outre le soin au patient, la gestion du courrier à donner dans l'instant au patient lorsqu'il doit consulter un médecin spécialiste, mais aussi la gestion des retours, l'archivage des documents, la hiérarchisation des données, tout un travail invisible effectué sans aucune rémunération, sauf pour les patients en affection longue durée.

Dans le même temps, certains médecins spécialistes commencent à s'alarmer. Leurs carnets de rendez-vous se remplissent plus lentement. Un grand nombre de patients consultent dorénavant le médecin généraliste pour plusieurs motifs, et dans certains cas le traitement de premier recours prescrit suffit. Certaines spécialités affirment accuser un « manque à gagner » de 5 ou 10 %. Début 2006, la CNAM chiffrera cette perte : les dermatologues, - 3,5 % ; les cardiologues, - 2,2 % ; les rhumatologues, - 1,3 %.

La CSMF n'ose remettre en cause le parcours de soins qu'elle a contribué à mettre en place, et que le gouvernement a verrouillé en instaurant au dernier moment la pénalisation du « hors parcours ». Tout au plus, à demi-mot, les syndicats signataires évoquent-ils « un problème de communication » envers les patients au niveau de la CNAM. La réalité est plus complexe. Tout d'abord, l'augmentation des tarifs ainsi que la mise en place des dépassements tarifaires ont dissuadé certains patients. La consultation du médecin généraliste, bloquée à 20 euros, est apparue comme un repère stable, compréhensible, dans l'usine à gaz tarifaire mise en place. Enfin, le but de la CNAM et du gouvernement était probablement, dès le début, de « ficeler » les syndicats libéraux, tenus par leur signature, et incapables de désavouer publiquement la réforme qu'ils ont largement contribué à mettre en place.

Le bug de l'an 200... 6

Le 1er janvier 2006, un an après la mise en circulation des formulaires de déclaration de médecin traitant, six mois après les revalorisations tarifaires accordées aux spécialistes, le volet financier de la réforme franchit une nouvelle étape avec la mise en œuvre, par la Sécurité sociale et les organismes complémentaires, du remboursement des soins aux assurés en fonction du respect du parcours coordonné. Ainsi donc, comme nous l'avons vu, le non-respect du parcours de soins par le patient est sanctionné par une baisse de 10 % du remboursement de la Sécurité sociale, qui passe dans ce cas de 70 à 60 %, sans compensation possible par un organisme complémentaire. De plus, mutuelles et assurances sont donc fortement incitées à ne pas rembourser les dépassements tarifaires hors parcours.

Sur le papier, en théorie, les choses sont claires. Hélas, dans la réalité, les assurés sociaux, les professionnels de santé et le personnel des organismes d'assurance maladie vont bientôt être confrontés aux limites d'un exercice conceptuel totalement déconnecté du terrain. En l'espace de quelques jours, les systèmes informatiques des caisses vont montrer leurs limites, et les risques d'erreur pointés dès mars 2005 par les généralistes ayant porté, en vain, recours en Conseil d'État, vont se trouver confirmés. Les assurés sociaux et les médecins qui appellent les *call centers* de la Sécurité sociale se voient apporter des réponses contradictoires sur la manière de coter les consultations. Certains employés conseillent même aux médecins, « transitoirement », de ne plus utiliser la télétransmission par la carte Vitale mais... de revenir aux feuilles de soins en papier. Miracles du progrès...

Au-delà des bruyants satisfecit des auteurs de la réforme, chaque jour apporte aux médecins et aux assurés sociaux son lot d'erreurs. La consultation à 20 euros du généraliste est ainsi remboursée, selon les cas, à hauteur de 20 euros, 18,90 euros, 14 euros ou 12 euros. Les médecins généralistes vont être les premiers à réaliser l'ampleur du phénomène. Si des erreurs de facturation et de remboursement sont toujours possibles, elles étaient jusque-là assez rares. Leur prolifération brutale pose un grave problème, en particulier pour les professionnels de santé pratiquant la dispense d'avance de frais. Il n'est pas rare de constater, pour une seule journée, plusieurs erreurs de remboursement.

Pour les spécialistes en secteur 1, l'équation est encore plus complexe. Ils n'ont pas les moyens de savoir, au jour où ils sont consultés, si le patient est inscrit ou non chez un médecin généraliste-traitant. Et ce même dans le cas où le patient leur est adressé avec une lettre du généraliste. Ceux qui pratiquaient la dispense d'avance de frais se heurtent donc à de grosses difficultés pour être rémunérés en cas de litige, dans la mesure où ils n'ont aucun moyen de contrôle.

Les réclamations des professionnels de santé à la Sécurité sociale reçoivent alors souvent la même justification :

« Je vous informe que le remboursement est intervenu sur une base minorée pour les soins réalisés le 28/01/06 du fait que l'assuré n'a pas fait le choix de son médecin traitant. » Or, dans de nombreux cas, les médecins constatent que le patient a signé avec eux un contrat de médecin traitant courant 2005. Mais celui-ci, apparemment, n'a pas été enregistré correctement. S'ils en font la remarque aux services contentieux des caisses, la réponse est souvent péremptoire : « Ah, docteur, il est possible qu'ils aient signé avec vous, mais ils ont probablement oublié de nous faire parvenir le document... » Manière de botter en touche, et de désigner le suspect habituel, le bon coupable, le patient, forcément infantile.

Cette défense tient d'autant moins pour ceux des généralistes qui, opposés au dispositif, ont gardé par devers eux les formulaires de déclaration de choix de médecin traitant, et les ont déposé eux-mêmes dans la boîte aux lettres de leur caisse locale.

Si les médecins pratiquant la dispense d'avance de frais sont parmi les premiers lésés, les patients ne sont pas en reste. Nombre d'entre eux, à vrai dire, n'osent même pas réclamer, tant la réforme est complexe et le parcours tarifaire peu lisible. Qui, au 1er janvier 2006, sait réellement de combien il devrait être remboursé d'une consultation ou d'un acte technique de spécialité ? Bien peu de monde. D'autant que, cerise sur le gâteau, la CNAM commence à mettre en œuvre début 2006 la récupération de la franchise de 1 euro retenue sur chaque consultation ou acte de biologie, à concurrence de 50 euros. Cette brillante invention de Jean-Pierre Raffarin, reprise par Philippe Douste-Blazy, est censée responsabiliser les assurés sociaux, malades du sida, dialysés, cancéreux, accidentés du travail compris... Comment donc s'y retrouver dans la lecture de ses bordereaux de remboursement, entre cette « participation forfaitaire retenue », ces indications fantaisistes (hors parcours alors que le patient a consulté son médecin traitant) ? Lorsque les patients appellent les caisses, la réponse, cette fois, est à chercher du côté du médecin : « Ah, madame, si vous avez été remboursée de 14 euros au lieu de 20, c'est que le médecin n'a pas coché la bonne case... »

Ainsi, pendant le premier trimestre 2006, nombre de médecins traitants vont devoir, au cours de consultations déjà chargées, tenter de régler des problèmes purement administratifs, dont certains resteront, de fait, insolubles, tant les intervenants se renvoient la balle. Et l'alerte donnée en amont par les généralistes ayant pointé les défauts du formulaire prendra tout son sens : celui-ci n'existant qu'en un seul exemplaire, ni le médecin ni le patient ne peuvent faire la preuve de leur bonne foi lorsque le formulaire a été égaré ou mal enregistré. Certes, certains employés des caisses vont faire preuve d'« indulgence », acceptant de régulariser a posteriori la situation d'un patient lorsque le médecin va réimprimer un duplicata de formulaire à la date originelle pour permettre une régularisation des remboursements. Mais le nombre même des erreurs va vite décourager les uns et les autres de porter réclamation, pour des sommes en général modestes, portant sur quelques euros, tant les procédures sont chronophages, qui plus est sur des numéros de téléphone surtaxés, pour faire bonne mesure. Ces incidents de paiement vont d'ailleurs avoir une traduction très concrète, courant 2006, en dissuadant nombre de médecins, généralistes comme spécialistes, de pratiquer la dispense d'avance de frais et le tiers payant, avec les conséquences que nous étudierons sur l'accès aux soins des plus démunis.

Signalons quand même l'impossibilité pour les caisses, dans certains cas, de repousser la faute sur patients ou médecins. Ainsi, certains généralistes reçoivent des listings de patients les ayant désigné comme médecin traitant, et qui leur sont totalement inconnus. L'explication : chaque médecin bénéficie d'un identifiant professionnel de neuf chiffres. Une simple erreur de frappe au moment de la saisie, et le patient est affecté à un médecin traitant... qu'il n'a jamais vu.

Plus fort encore : la loi prévoit que les médecins associés au sein d'un cabinet de groupe puissent conjointement être considérés comme médecins traitants pour l'ensemble de la patientèle du cabinet... Dans les faits, et malgré les assurances données aux médecins, il n'en est rien... car le formulaire ne permet de saisir qu'un seul identifiant-médecin. Et les caisses, sans sourciller, informent les médecins associés... qu'elles sont dans l'incapacité de se conformer à la loi !

La vérité sort des urnes

C'est dans ce contexte tendu que s'annonce, en juin 2006, un scrutin à haut risque pour les promoteurs de la réforme : les médecins exerçant en ville sont invités à élire leurs représentants aux unions régionales des médecins libéraux (URML). Les syndicats fourbissent leurs armes, et la CSMF et le SML, les deux syndicats signataires, négocient avec le gouvernement afin d'obtenir en période préélectorale quelques avancées pour les généralistes. Revenons un peu en arrière et rappelons que, lors du lancement de la réforme, ces derniers se sont vu promettre, pour plus tard, et en cas de réussite de la « maîtrise médicalisée », une revalorisation tarifaire. Xavier Bertrand a conforté cette interprétation du dispositif en annonçant, fin 2005, que « 2006 serait l'année de la médecine générale ». Dans la série « les promesses n'engagent que ceux qui y croient », les généralistes ont déjà beaucoup donné, et attendent des résultats concrets. Les négociations achoppent tout d'abord courant janvier, Frédéric Van Roekeghem, directeur de l'UNCAM, estimant que le compte n'y est pas. Au lieu des 998 millions d'euros attendus, la « maîtrise médicalisée » n'aurait permis d'économiser que 720 millions d'euros. « Peut mieux faire », « Dissipé », « Doit poursuivre ses efforts s'il veut passer dans la classe supérieure »... voilà ce que les généralistes découvrent sur leur bulletin scolaire de fin d'année. Sur la scène de la presse médicale, la CSMF et le SML se mettent très en colère, faisant les gros yeux, menaçant des pires conséquences, fustigeant « un changement de logique inacceptable », et promettant de « ne pas laisser bafouer leur honneur », tandis que CNAM et ministère rejouent une énième fois devant des médecins las d'être pris pour des cons une pièce de boulevard usée jusqu'à la corde : « C'est pas moi, c'est l'autre », avec Jacques Balutin dans le rôle du directeur de la CNAM, et Garcimore dans le rôle du ministre de la Santé.

Dernière trouvaille de la CNAM et du ministère : tenter de communiquer sur le fait que, contrairement à ce qu'avait annoncé Xavier Bertrand, ce n'est pas 2006, mais... 2005, qui serait l'année de la médecine générale. En effet, les chiffres donnés par la CNAM, et triomphalement repris dans un premier temps par la CSMF, indiquent que « les médecins généralistes ont été gagnants dans la réforme du médecin traitant » puisque leurs honoraires ont « progressé de près de 5 % en 2005 » (praticiens en secteur 1), tandis que le volume des actes a augmenté de 2,4 % (contredisant les pronostics défavorables sur les surcharges de travail dû à la réforme).

Le quotidien des généralistes est assez éloigné de cette vision idyllique. Non seulement le nombre d'actes effectués a augmenté, mais les consultations elles-mêmes se sont complexifiées, du fait d'une augmentation du nombre de motifs par consultation. Et surtout, la réforme a redéfini les tâches du médecin généraliste intronisé médecin traitant, sans prévoir aucuns moyens pour effectuer ces tâches invisibles.

La CSMF se découvre soudain une combativité d'opposant, dénonçant les « dossiers impayés et bloqués » dans les caisses, ainsi que les « erreurs de remboursement »... que prévoyaient déjà un an auparavant les médecins portant recours en Conseil d'État sous les quolibets des signataires. Elle invite ses adhérents à cesser toute relation conventionnelle avec les caisses, et, dans l'attente d'une prochaine séance de négociation « exprime solennellement le souhait que cette période soit mise à profit par l'UNCAM et le gouvernement pour bien mesurer les risques de leurs choix et réfléchir utilement ».

De son côté, le SML annonce une opération « grève du zèle » pour le 28 février 2006. À partir de cette date, menace le Dr Dinorino Cabrera, le syndicat signataire recommande aux médecins « de ne pas travailler plus de 35 à 39 heures par semaine au tarif de l'Assurance maladie, et de demander un complément d'honoraires au-delà de ces horaires ».

Ce n'est pas la première fois que des syndicats médicaux font pression sur les pouvoirs publics pour peser sur les négociations tarifaires, et l'enjeu pour le gouvernement est de taille. Après avoir tout fait début 2005 pour faire entrer les spécialistes dans la convention, il serait politiquement malhabile de donner le sentiment de délaisser totalement les généralistes, alors qu'un des buts de la réforme, de l'aveu même de Philippe Douste-Blazy, était de « renouer avec les médecins » et d'éviter un remake du divorce né du plan Juppé. Courant février, cette « mère de toutes les batailles » se résoudra par un accord que chacun considérera, comme à l'accoutumée, comme une victoire : les généralistes se verront attribuer, au 1er août 2006, soit treize mois après les revalorisations tarifaires des spécialistes, une augmentation de 1 euro du tarif de la consultation. Du côté de la CNAM, on mettra en avant les engagements pris par la seule CSMF au nom de l'ensemble des médecins : en échange de cette augmentation de 1 euro, de nouveaux axes de maîtrise médicalisée sont mis en place, tout en poursuivant l'effort entrepris... sur les patients (arrêts de travail, affections de longue durée...) pour atteindre 1,4 milliard d'économies sur 2006 et 2007. Et, cerise sur le gâteau, Frederic Van Roekeghem peut légitimement se féliciter d'avoir inclus dans ce nouvel avenant conventionnel l'obligation pour le médecin traitant de s'impliquer dans de nombreuses campagnes de prévention. Là où, l'année précédente, la CNAM envisageait de mettre en place une option prévention rémunérée forfaitairement, permettant de donner du « contenu » à la fonction de médecin traitant, elle conditionne aujourd'hui la revalorisation promise depuis dix-huit mois à une charge de travail supplémentaire, acceptée par la CSMF qui refuse toujours d'envisager une sortie du dogme du paiement à l'acte. Inutile de dire que ces campagnes de prévention, dénuées de moyens, ne fonctionneront pas. L'important, comme lorsque le pouvoir politique lance des « plans cancer », est de pouvoir profiter d'un effet d'annonce, et d'ancrer dans l'esprit du public, même en l'absence de réalité sur le terrain, que la réforme, non contente de réaliser des économies, ouvre de nouveaux chantiers de prévention.

Si la CSMF est aujourd'hui seule à signer l'avenant conventionnel de mars 2006, c'est que la CNAM et le gouvernement ont perdu le SML en route. À l'aube d'une consultation électorale, le Dr Dinorino Cabrera estime probablement, et à juste titre, que les syndicats signataires risquent de payer le prix de la réforme... dans les urnes. Cette clairvoyance, bien qu'un peu tardive, sera confirmée quelques mois plus tard. Car c'est effectivement une claque sans précédent que vont se voir infliger les syndicats signataires de la réforme, dans un scrutin pourtant censé représenter des enjeux électoraux locaux, mais qui va servir, grandeur nature, de test de l'acceptation de la réforme par les médecins.

Du côté des syndicats opposants, on fourbit les armes. À la FMF, syndicat polycatégoriel de tendance libérale regroupant généralistes et spécialistes, tout le monde râle. Aussi bien les généralistes, lassés des tracasseries administratives et de l'absence de revalorisation, que les spécialistes, dont certains lorgnent vers une « liberté tarifaire » totale. Pour les uns comme pour les autres, la parole des négociateurs de la convention ne vaut plus rien.

À MG France, on espère se refaire, après le traumatisme qu'a constitué la mise en place de la réforme, alors que le syndicat avait au cours de l'année 2004, comme la Mutualité française, accompagné la mise en place de la loi. Les règlements de comptes ont eu lieu, aboutissant au départ de nombre de militants issus de la minorité critique, ceux-là mêmes qui avaient en vain tenté d'alerter la technostructure du danger présenté par l'axe Douste-Blazy-CSMF.

Pour Pierre Costes, président du syndicat, l'enjeu est de taille. Seule une victoire électorale pourra conforter sa décision d'opposition frontale, qui a privé le syndicat de marge de manœuvre financière, et ceci alors que sur d'autres terrains où il s'était fortement investi, comme la formation médicale continue, la CSMF et le SML ont continué à lui tailler des croupières.

Un nouveau syndicat généraliste est né pendant cette première année de la réforme Douste-Blazy. En quelques mois à peine, Espace Généraliste s'est imposé dans le paysage syndical des généralistes. Créé en octobre 2005, le syndicat regroupe des généralistes de tous bords : d'anciens syndicalistes chevronnés ayant quitté MG France car leur position critique y avait été marginalisée depuis 2002, de jeunes médecins nouvellement impliqués dans la défense de la profession, mais aussi des généralistes isolés, perdus pour le syndicalisme au fil des reniements et des tractations incompréhensibles des syndicats signataires. Pourquoi reprennent-ils espoir, une nouvelle fois, au risque de nouvelles déceptions ? Peut-être parce que, dans le monde opaque du syndicalisme médical, Espace Généraliste, sous la présidence du Dr Claude Bronner, innove en réinventant... la démocratie et la transparence, en posant qu'« un généraliste = une voix », en prévoyant que toute décision du bureau peut être remise en cause par une votation interne, et, fait anodin en apparence, en annonçant quotidiennement sur son site le nombre de ses adhérents, quand beaucoup de ses concurrents plus anciens se complaisent dans des déclarations hautement fantaisistes entérinées par les pouvoirs publics pour ménager leurs partenaires. Mais à quelques mois d'une élection test, les comptages approximatifs des forces militantes respectives des uns et des autres vont passer au second plan, par rapport aux résultats sortis des urnes, et ceci même si le scrutin, régional par essence, semble privilégier les structures d'implantation plus ancienne.

Le 29 mai 2006, un an jour pour jour après le référendum sur la Constitution européenne, le scrutin est clos. Les résultats confirment l'écrasante défaite du clan des syndicats signataires, et la percée des opposants, aussi bien au sein des généralistes que chez les spécialistes.

Chez les généralistes, MG France arrive en tête avec 31,14 %, suivi de la FMF avec 16,30 % et Espace Généraliste avec 12,44 % des voix, donnant au pôle anti-convention une majorité absolue de 62,33 % des voix.

Chez les spécialistes, la CSMF reste en tête de peu, avec 38,67 % des voix, talonnée par la FMF avec 35,53 % des voix.

Au-delà de la difficulté à affronter un scrutin en étant porteur d'une réforme, la percée d'Espace Généraliste et la défaite cinglante d'Alliance, syndicat signataire, devraient à tout le moins interroger la CNAM et le ministère. Car les résultats sont sans appel, non seulement sur le jugement porté par les médecins sur la réforme qui a été imposée au corps médical et aux assurés, mais aussi sur la manière dont le pouvoir instrumentalise la représentativité syndicale.

Selon le dernier « rapport d'enquête sur la représentativité des syndicats médicaux » diligenté par le ministère de la Santé en juillet 2002, 18 % des médecins généralistes libéraux ont adhéré à un syndicat en 2001. Comment expliquer qu'Alliance, qui annonce en 2002 deux mille trois cent vingt-neuf adhérents (les agents enquêteurs de la DASS s'interrogeront, d'après le journal *Le Monde*, sur la « modicité de la cotisation : 3,05 euros, versée par 56 % des effectifs d'Alliance) totalise lors du scrutin de mai 2006, sur le territoire national... sept cents votes (généralistes et spécialistes additionnés), disparaissant pour ainsi dire des écrans radar avec un score de 1,62 % des voix spécialistes et 1,13 % des voix généralistes ? Comment expliquer que la FMF, qui enregistrait à la mi-août 2002 une forte augmentation de son audience avec l'entrée en masse des coordinations dans sa branche généraliste (deux mille trois cent douze généralistes cotisants), n'avait alors pas été reconnue représentative des médecins généralistes par le ministère de la Santé, alors que son score de 2006 (quatre mille neuf cent quarante-quatre votants soit 16,30 % des voix) corrobore la forte représentativité de ce syndicat ? Comment enfin un jeune syndicat comme Espace Généraliste, né sept mois plus tôt, arrive-t-il, en étant présent que dans onze régions sur vingt-deux, à atteindre régionalement des scores de 47,10 % des voix, et à dépasser au plan national, avec 12,44 % des voix, le SML du Dr Cabrera, qui fera 10,60 % des voix ?

« Xavier Bertrand aux médecins : je vous ai entendus. » C'est sous ce titre aux accents gaulliens qu'en date du 9 juin 2006, dans un entretien au *Quotidien du médecin*, le ministre de la Santé commente les résultats des URML. Et à lire cet entretien, on ne peut que regretter que ce dernier n'ait pas fait sienne la belle formule de Jean-François Copé : « J'arrête la langue de bois. » Car ce seront probablement de magnifiques copeaux d'ébène que les techniciens de surface du ministère vont devoir balayer le soir même dans les bureaux de l'avenue de Ségur. C'est pourquoi il est utile, comme pour Canal Plus ou la TNT, de fournir un décodeur.

Alors que les syndicats opposants, forts de leur victoire, demandent instamment à ce que la convention soit renégociée, que les cartes de la représentativité soient rebattues comme le définit la loi, le ministre va, avec ténacité, minimiser l'ampleur de l'événement qui vient de se produire :

« Une réflexion d'abord : un médecin sur deux n'a pas participé à ce scrutin... Comment expliquer cette abstention ? Je m'interroge, mais je tiens à préciser que cela ne change rien à la lecture des résultats. »

La réponse à cette interrogation, il va lui-même la fournir dans les lignes qui vont suivre, sans même s'en rendre compte. Après avoir annoncé qu'il va recevoir séparément l'ensemble des organisations syndicales pour recueillir leurs réflexions, il réfute une nouvelle enquête de représentativité qui risquerait bien de recaler au moins l'un des syndicats signataires, et de faire entrer dans la cour des grands Espace Généraliste et la section généraliste de la FMF :

« Est-ce que cette demande est une priorité de l'ensemble des syndicats ? » fait-il mine de s'interroger.

Excellente question, monsieur le ministre. Réponse négative : il est peu probable que des syndicats recalés aux élections apprécient de perdre leur représentativité et les subventions qui l'agrémentent. Évidemment, quand on y réfléchit deux minutes, il s'agit de l'utilisation de l'argent public. Nul ne doute que cela alimente, au sein de l'UMP, jusque tard dans la nuit, de passionnants débats éthiques...

« Vous savez que les enquêtes de représentativité tiennent compte des résultats aux élections, mais l'élection n'entraîne pas automatiquement une enquête de représentativité. »

La réponse à l'interrogation du ministre UMP de la Santé sur les 50 % d'abstention lors de ce vote professionnel, elle est là, dans ce refus, hélas évident en politique ces dernières années, de reconnaître le résultat d'une élection et d'en tirer les conséquences. Les médecins français sont des citoyens comme les autres, et à moins d'avoir la foi syndicale chevillée au corps, il est décourageant de se prononcer année après année à une élection et de réaliser que, à chaque fois, le pouvoir ne tient aucun compte de l'opinion des électeurs. L'absence de reconnaissance de la représentativité des syndicats victorieux, le maintien sous assistance politique de syndicats éliminés par les votes, tout cela sent bon la cuisine électorale et les petits arrangements entre amis, mais n'augure pas de lendemains qui chantent.

D'autant qu'entre signataires, l'heure est aussi au règlement de comptes. Là où jusqu'ici ministère et CNAM se renvoyaient la balle devant les difficultés et incohérences de la réforme, c'est maintenant la CSMF qui entre dans la danse du « c'est pas moi, c'est l'autre », Michel Chassang dénonçant avec la dernière énergie les « boulets » que représentent pour son organisation l'Assurance maladie et le ministère :

« Ces résultats sont globalement conformes à nos prévisions. Se maintenir et résister dans le contexte politique et social du pays, comme vient de le faire dignement la CSMF, constitue un véritable exploit. D'autant que nos "partenaires", caisses d'assurance maladie et État, ne nous ont rien épargné. Ils ont été de **véritables "boulets à traîner"** (le gras est d'origine, copyright CSMF, NDA) qui ont compliqué singulièrement la tâche des syndicats signataires. Dans la plupart des domaines, les caisses et l'État se sont révélés incapables de mettre en place la réforme et la nouvelle convention médicale sur le terrain. Au contraire, des contraintes inutiles, des tracasseries multiples, un harcèlement technocratique des médecins libéraux, des défauts répétés de communication, une mise en œuvre scandaleusement tardive des avancées tarifaires, un mépris affiché des services de l'État à l'encontre des médecins libéraux, sont venus torpiller les efforts des syndicats signataires qui, sans cesse, ont dû "ramer à contre-courant". »

Interrogé à ce sujet, le ministre réagit aux propos de ce moderne Sisyphe : « J'ai interrogé Michel Chassang, le président de la CSMF, depuis le résultat des élections. Il n'a pas du tout, mais pas du tout, tenu les propos qui figurent dans son éditorial. »

On frémit. Le ministre accuserait-il un syndicaliste signataire de double discours ? Il doit s'agir d'une erreur de retranscription ou d'une coquille.

Ces amabilités sont un signe flagrant de la tension qui règne au sein même des zélateurs de la réforme. Les choses ne vont pas s'améliorer pendant l'été, car Xavier Bertrand, ayant auditionné l'ensemble des syndicats, et sans jamais reconnaître légalement la représentativité des vainqueurs de l'élection, va tout de même définir plusieurs priorités qui semblent aller dans le bon sens. L'exercice est périlleux, car le ministre doit ménager les signataires, mais l'enjeu est de taille. À force de privilégier la communication sur l'action, de minimiser constamment la complexité de l'usine à gaz tarifaire mise en place, de dépeindre les opposants, simples médecins de terrain confrontés à une réalité ubuesque, comme des trublions sans envergure, les deux ministres de la Santé qui se sont succédé ne sont pas loin de réaliser l'exploit du plan Juppé en 1996 : couper, à nouveau, le lien entre la droite et le corps médical, que l'UMP, rappelons-le, considère comme un vivier naturel de voix.

Pour Xavier Bertrand comme pour Frédéric Van Roekeghem, le désaveu n'est pas moins cinglant que pour la CSMF. Et le prix politique à payer sera élevé. La feuille de route qui leur avait été transmise était claire, dès le début : il leur fallait absolument éviter un remake du plan Juppé et retisser des liens avec un corps médical considéré comme un cœur de cible électoral. Las, en choisissant de passer en force, d'imposer aux médecins une réforme du médecin traitant pénalisante pour les patients et dénuée de tous moyens pour les généralistes, ils ont obtenu l'effet inverse à celui escompté. Car réussir à mécontenter à la fois les généralistes, que Michel Chassang se flattait d'avoir « valorisés » et les spécialistes, qu'il expliquait avoir « revalorisés », est un exploit mémorable, qui à douze mois d'une élection présidentielle ne restera pas sans conséquences.

Village recherche médecin... par pitié...

Cela sera palpable lors de la grande Convention Santé de l'UMP en juin 2006, sous l'égide de Nicolas Sarkozy, où le satisfecit du ministre de la Santé sera, intervenant après intervenant, sévèrement questionné. Nous y reviendrons.

Prenant, trop tardivement, conscience du péril politique, Xavier Bertrand, à la rentrée de septembre 2006, expose ses pistes de réflexion dans un nouvel entretien au *Quotidien du médecin* qui tranche avec les arguties habituelles. « Il faut valoriser la médecine générale et la chirurgie », annonce le ministre, fixant l'échéance d'une revalorisation de la consultation du généraliste à 23 euros pour 2007, sans toutefois s'engager sur un calendrier. Cette revalorisation, Xavier Bertrand l'avoue lui-même, représente une obligation législative, car en 2007 la médecine générale sera (enfin) reconnue comme une spécialité. Mais si le ministre s'avance sur ce point précis, c'est que la catastrophe sanitaire que n'ont cessé de dénoncer depuis des années les opposants à la convention se profile effectivement, comme ils l'avaient annoncé. Faisons un petit retour en arrière, vers cette année 2004 où Philippe Douste-Blazy vantait sa réforme sur le plateau de *Cent minutes pour convaincre*. Deux généralistes alertaient l'opinion sur la désertification médicale en marche, en publiant dans *L'Humanité* un article intitulé « Pénurie médicale programmée : une catastrophe sanitaire annoncée » :

« "Il existe pour chaque problème complexe une solution simple, directe... et fausse", écrivait l'humoriste H.L. Mencken.

Il y a dix à quinze ans à peine, les experts en santé publique répétaient quotidiennement que la médecine générale était pléthorique, qu'il était urgent de reconvertir les soutiers de la santé vers d'autres secteurs d'activité. D'un point de vue strictement économique, le médecin généraliste était alors considéré comme une bactérie ou un virus, dont l'apparition dans un bassin de population antérieurement sain suffisait à générer des dépenses de santé supplémentaires, comme si par sa seule présence il influait sur la santé des patients, sorte de docteur Knock contaminant les bien portants pour les transformer en malades en puissance.

Tout fut mis en œuvre pour diminuer le nombre d'installations, depuis le fameux numerus clausus réduisant d'année en année le nombre d'étudiants admis à poursuivre leurs études après la première année de médecine, jusqu'aux diverses contraintes administratives censées réguler l'activité.

Le résultat de cette politique se fait aujourd'hui sentir. D'ici dix ans, 75 000 médecins, dont ceux de la génération du babyboom, vont arrêter leur activité, alors que seuls 35 000 nouveaux arrivants seront disponibles pour les remplacer. D'où la situation de pénurie actuelle, pénurie programmée par les pouvoirs publics, et dont ceux-ci feignent aujourd'hui de découvrir l'ampleur.

Dans les campagnes en particulier, les habitants s'inquiètent. La désertification médicale progresse, et chaque départ en retraite (quand les médecins ne meurent pas au travail) entraîne pour les confrères avoisinants une augmentation souvent difficilement supportable de la charge de travail, et pour les patients une anxiété grandissante devant les difficultés d'accès aux soins. Notons au passage que l'État s'émeut au moment où cette désertification touche les médecins généralistes, alors que depuis plus d'une décennie, dans de nombreuses régions rurales, on ne trouve plus guère de médecins spécialistes, les généralistes ayant alors été amenés dans l'indifférence générale à augmenter leur cadence de travail pour pallier cette raréfaction.

Couplée à cette désertification médicale libérale, constatons l'appauvrissement des territoires ruraux, lié à la disparition simultanée du service public (école, hôpital de proximité, poste etc.). Cette désertification rurale est aggravée par la réticence de nombre de jeunes médecins à s'installer. L'âge moyen d'installation en médecine libérale, qui était de vingt-neuf ans vers 1985, est aujourd'hui de... trente-cinq ans. Et dans le Nord - Pas-de-Calais, l'an dernier, sur deux cent dix nouvelles inscriptions à l'ordre des médecins dans l'année, seuls… neuf médecins se sont installés en libéral.

Ressort alors des cartons des mêmes experts en santé publique une mesure simple, directe, et potentiellement désastreuse : remettre en cause la liberté d'installation des médecins libéraux.

Et parce que cette idée se pare des couleurs du bon sens, elle entraîne l'adhésion du plus grand nombre, y compris au sein du mouvement social où l'on fustige ce qu'on imagine être une génération de jeunes nantis désireux d'aller faire marcher la planche à billets sur la Côte d'Azur plutôt que de secourir les malades et les déshérités au fin fond des Ardennes.

Notons d'abord le caractère prévisible et programmé de cette pénurie, dont sont responsables les mêmes experts qui aujourd'hui inventent la coercition pour pallier leur absence d'anticipation. Notons surtout que la menace de la coercition, reprise par certains syndicats médicaux parmi les plus libéraux (du moment qu'elle s'exerce sur de jeunes confrères), permet à l'État de poursuivre sur la voie du désengagement dans lequel s'engouffre le gouvernement libéral actuel sous couvert de régionalisation.

Là où la sauvegarde d'un système de santé réellement solidaire sur l'ensemble du territoire nécessiterait de la part des pouvoirs publics le dégagement de moyens matériels et financiers incitatifs (sur ce dossier de l'installation en milieu rural comme sur celui de la permanence des soins), l'État se défausse de ses responsabilités sur les collectivités locales et fait peser sur les jeunes étudiants en médecine la menace d'une installation décidée arbitrairement, sans tenir compte de leurs aspirations pour de nouvelles formes d'exercice.

Car quel avenir dessine-t-on en milieu rural à ces jeunes, dont la majorité sont des femmes ? Exercer seul, 24 heures sur 24, 365 jours par an, dans des déserts médicaux, sans infrastructure, sans soutien, sans possibilité de souffler, de prendre quelques journées de formation ? Exercer “à l'ancienne” avec la conjointe, ou le conjoint, affecté au secrétariat téléphonique ? De nombreux jeunes médecins n'acceptent pas ce non-choix, et ce mode d'exercice résumé à une course à l'acte permanente. Car à la différence de leurs aînés, à qui des générations de mandarins hospitaliers ont appris à travailler plutôt qu'à réfléchir, ceux-ci, à l'image de leur génération, privilégient de nouveaux schémas d'organisation de la vie professionnelle et personnelle, et le refus du sacerdoce.

Le décalage entre les attentes de ces jeunes médecins en terme de formation, de qualité et d'organisation du travail, d'indépendance par rapport aux pressions sans cesse plus pesantes et plus perverses de l'industrie pharmaceutique, et les réponses du politique, prépare le second volet d'une catastrophe sanitaire annoncée. Car ni le gouvernement ni son actuel ministre de la Santé ne mesurent à quel point leur politique menaçante de rafistolage obère la volonté des jeunes médecins de répondre aux défis de l'organisation du système de soins de demain...

Ni les pouvoirs publics, ni les experts en santé publique n'ont conscience du caractère extrêmement dangereux de la solution qu'ils prônent à mots couverts avec l'assentiment de certains médecins plus âgés, confortablement installés, qui pratiquent ainsi sur leurs successeurs une forme de bizutage particulièrement sournoise. Car ces jeunes médecins, sous la contrainte, ne s'installeront pas en libéral. Ils fuiront vers des postes salariés, en médecine du travail ou à la Sécurité sociale, troquant leur attrait pour la médecine de soins en faveur d'horaires normaux et de conditions de travail décentes.

À moins qu'ils ne décident d'exercer cette médecine générale qu'ils aiment à l'étranger, comme c'est le cas chaque année pour un nombre grandissant d'entre eux. Car aujourd'hui il est en Europe des pays où le médecin généraliste n'est pas considéré par le complexe médico-industriel et l'État comme un pion à déplacer sur l'échiquier du profit et de la marchandisation, mais comme un professionnel de premier recours à qui, loin du schéma libéral de la petite entreprise monopersonnelle condamnée à faire du profit, il est possible de proposer d'autres modes d'exercice, d'autres modes de rémunération...

En favorisant la fuite des compétences, de toutes les compétences, l'État organise ainsi l'appauvrissement intellectuel, médical et social sur son propre territoire.

Nul doute qu'un jour ou l'autre, nos experts en santé publique réaliseront l'inanité des mesures de coercition qui se profilent à l'horizon, et dont on peut d'ores et déjà supputer qu'elles font partie des "réformes" que l'on tentera demain de faire passer par ordonnances après avoir amusé la galerie par ces "concertations" dont la réforme des retraites devrait pourtant nous avoir tous vaccinés. Espérons seulement qu'il ne leur faudra pas cette fois-ci quinze ans pour prendre conscience du désastre sanitaire qu'ils nous préparent. »

Les deux signataires de ce texte (Sandrine Buscail et Christian Lehmann, votre serviteur) se retrouveraient parmi les coauteurs du « Manifeste contre la réforme », ainsi que ce jeune médecin généraliste rural, Franck Wilmart, qui leur répondait, sur le site de l'écrivain-médecin Martin Winckler :

« La pénurie est déjà là, dans beaucoup de régions, en particulier en Picardie où j'exerce (surtout dans l'Oise et l'Aisne), où il y a encore peu certains de nos chers aînés craignaient encore l'arrivée de jeunes praticiens. Exerçant pourtant à seulement 15 km d'un hôpital pivot, on sent la catastrophe imminente. On frôle le drame de plus en plus souvent. Aux carences de médecins spécialistes (urgentistes compris) et généralistes viennent s'ajouter une pénurie d'infirmières libérales, d'aides-soignants, de kinésithérapeutes, et depuis peu on constate de plus en plus de difficultés à obtenir des transports sanitaires (qu'ils soient privés ou publics via les sapeurs-pompiers). Cela ne fait qu'alourdir et compliquer la prise en charge de malades de plus en plus fragiles. Dans mon secteur, obtenir une ambulance privée pour un transport non programmé (le plus souvent pour hospitaliser en urgence) devient une gageure, et ceci dès les premières heures de la journée (alors qu'auparavant cela commençait en fin d'après-midi). Il devient souvent difficile à nos sapeurs-pompiers de réunir le trio indispensable pour effectuer les interventions, que ce soit à la demande du 15 ou par carence de moyens. Pour le bassin de population, nous ne disposons que d'une équipe de service mobile d'urgence et de réanimation (SMUR) qui fait un boulot fantastique mais qui ne peut se dédoubler.

Rien qu'en quinze jours, pour imager mon propos (ceci n'étant en aucun cas significatif mais se répétant assez souvent depuis quelque temps), transport d'un nourrisson de dix mois cyanosé avec les pompiers avec une jonction possible avec le SMUR à seulement quelques centaines de mètres du centre hospitalier (le bébé va bien je vous rassure), deux urgences cardiaques (un infarctus et une décompensation cardiaque sévère) où nos pompiers locaux n'ont pu assurer le transport car n'étant qu'à deux (il a fallu attendre un véhicule de secours aux asphyxiés et aux blessés (VSAB) parti de Soissons ; dans les deux cas le SMUR était ces jours-là disponible). Le même jour que l'infarctus, pour une autre malade faute d'ambulances privées disponibles et de pompiers locaux toujours en sous-effectif, il a fallu redéplacer un VSAB de Soissons. Les malades vont tous mieux à ce jour mais on sent nettement que la machine se grippe.

J'ai pris l'exemple caricatural de ces urgences (qui sont fréquemment rencontrées par les médecins généralistes en particulier dans les zones en pénurie car elles ou ils n'ont jamais si bien porté leur nom de médecin de premier recours) pour appuyer vos textes mais j'aurais pu tout autant parler des difficultés de l'accès aux soins qui est d'ores et déjà une réalité galopante dans nos secteurs et qui est une conséquence directe de la pénurie de médecins et de tous les acteurs de la santé (infirmières, aides-soignantes, ambulanciers, pompiers volontaires). Cela se ressent nettement chaque jour et gêne considérablement l'exercice quotidien visant à offrir à nos patients les meilleurs soins.

Pourtant, bien qu'épuisant, l'exercice de cette médecine globale n'a jamais été aussi passionnant, mes liens entre les différents intervenants n'ont jamais été si bons (désolé mais je m'entends très bien avec les urgentistes locaux ; question de respect réciproque sans doute). Je tombe de ma chaise en lisant dans *Libération* du 20 avril dernier que certains confrères affirment aux étudiants se destinant à la médecine générale : "Vous verrez peu de patients avec une vraie pathologie." (Au passage faudra m'expliquer ce qu'est une fausse pathologie.)

Comme dans de nombreux coins où ils sont encore plus dans la panade qu'ici, on tient encore, mais pour combien de temps ? Comme dans les services hospitaliers, ça tient encore grâce au dévouement de chacun, mais pour encore combien de temps ?... »

Le grand découragement

Ces cris d'alerte étaient passés inaperçus, trop longtemps. Hélas, la réforme, chargeant encore la barque du généraliste sans lui fournir en contrepartie les moyens de s'acquitter de sa tâche, n'avait fait, en deux ans, qu'accélérer le processus de désertification. Dans les facultés de médecine, pour la deuxième année consécutive, un grand nombre de postes de médecine générale étaient restés vacants, les étudiants s'orientant massivement vers des disciplines plus lucratives, et moins stressantes. Il en allait de même pour la chirurgie. Les étudiants présents lors des choix, les enseignants en médecine générale, narrent ces lazzis, ces hurlements de dérision qui accueillent les inconscients choisissant en dépit du bon sens la médecine générale. Car une fois tues les contrevérités du ministère et de l'UNCAM, une fois entendues les pathétiques affirmations des signataires comme quoi ils auraient « revalorisé la médecine spécialisée, et valorisé la médecine générale », reste la réalité. Comme le disait Abraham Lincoln, qui n'était ni député UMP ni syndicaliste médical : « On peut mentir à tout le monde un certain temps, on peut mentir tout le temps à certaines personnes, mais on ne peut pas mentir à tout le monde tout le temps. » Et on peut apparemment difficilement faire avaler à de jeunes étudiants ayant près d'une dizaine d'années d'études supérieures au compteur que généralistes et spécialistes avaient été traités de manière équitable par la réforme, ni que 21 euros égalent 28 euros.

De plus, la réforme avait accentué la pénurie en déstabilisant profondément les médecins en exercice, poussant nombre d'entre eux à « dévisser leur plaque », à abandonner leur métier, parfois pour sauver leur vie.

Depuis que les pouvoirs publics avaient pris conscience de l'ampleur du problème, et une fois passées les habituelles éructations sur le glorieux passé et les médecins qui n'avaient plus la vocation nécessaire pour se tuer à la tâche, les rapports annuels de l'ordre des médecins et de la Caisse autonome de retraite des médecins de France (CARMF) faisaient l'objet d'une attention soutenue des pouvoirs publics et de la presse. Début 2006, le bilan de la réforme Douste-Blazy pouvait s'enorgueillir d'une nouvelle réussite, ainsi que l'annonçait *Le Quotidien du médecin* sous la plume de Christophe Gattuso :

« Quand les médecins "battent en retraite" » :

« 2 123 praticiens ont cessé leur activité en 2005.

La Caisse autonome de retraite des médecins de France (CARMF) a enregistré en un an une hausse de 24 % du nombre de départs à la retraite des médecins libéraux.

Cette augmentation est supérieure aux prévisions... Les dernières statistiques de la Caisse autonome de retraite des médecins de France (CARMF) tendent à montrer que le nombre de départs à la retraite des médecins libéraux, pour la seule année 2005, a été sous-évalué.

Quelque 2 123 praticiens, alors qu'on en attendait bien moins selon plusieurs prévisions, ont fait valoir leur droit à la retraite entre le 1er juillet 2004 et le 30 juin 2005... À première vue, ce chiffre peut paraître dérisoire au regard d'un effectif de quelque 120 000 médecins libéraux en exercice dans l'Hexagone, pourtant ces chiffres n'en traduisent pas moins une cruelle vérité. Les médecins libéraux vieillissent – quarante-huit ans de moyenne d'âge – et un très grand nombre va partir à la retraite dans les prochaines années. Les derniers chiffres [...] laissent entrevoir un mouvement de départ beaucoup plus précoce que prévu [...] L'Observatoire national de la démographie des professions de santé [ONDPS] prévoit une diminution des effectifs médicaux entre 2008 et 2015, compte tenu, notamment, des départs à la retraite qui ne seront pas remplacés... Si la situation est à peu près équilibrée entre départs et entrées dans les deux années à venir, à partir de 2008 et jusqu'en 2015, le solde devient négatif de façon croissante [...] La volonté des médecins de la génération de baby-boomers (nés après la Seconde Guerre mondiale) d'anticiper leur départ en retraite est une tendance très marquée : la réforme jugée trop complexe, le rejet des codes de la classification commune des actes médicaux, les conditions de travail de moins en moins faciles et les patients de plus en plus exigeants sont autant de raisons qui expliquent ce désir fort d'arrêter d'exercer bien avant soixante-cinq ans. Selon une étude de l'Ordre qui sera prochainement rendue publique, 60 % des 2 500 médecins quadragénaires interrogés évoquent la possibilité d'arrêter leur activité avant soixante-cinq ans. Ce phénomène peut être considéré comme excessivement alarmant pour les années à venir. »

À ce constat dramatique d'une fuite des médecins en retraite supérieure de 50 % aux prévisions venait s'ajouter pour le ministre de la Santé les interpellations de plus en plus fréquentes de collègues, députés, maires, conseillers régionaux, qui dans leur circonscription, peu à peu, découvraient l'étendue du désastre.

Qui plus est, parmi les médecins cessant d'exercer, on trouvait bon nombre de généralistes exerçant soit en milieu rural, soit en milieu « défavorisé » comme le montre l'excellent documentaire de Gilles Capelle *Médecins : du mythe à la réalité, chronique d'une catastrophe annoncée*. Réalisé au second trimestre 2006, ce film recueille la parole de médecins généralistes en exercice, broyés par le système en place. Parmi eux, deux médecins référents, dont Philippe Foucras, signataire du Manifeste, qui avait interpellé Philippe Douste-Blazy dès janvier 2005 sur la disparition du tiers payant. Et le témoignage bouleversant d'une femme, le Dr Catherine Prioux, seule médecin généraliste sur le plateau de Millevaches, en Corrèze, jonglant entre son cabinet, le maintien à domicile de patients âgés, la maison de retraite et le foyer de jeunes handicapés : « C'est un métier qu'on ne peut pas faire si on n'a pas le courage de le faire », confie-t-elle avant d'ajouter, dans un souffle, d'une voix brisée : « ... et ce courage, eh bien il a ses limites, quoi, c'est tout... ».

La CMU s'invite au bal des faux-culs

La complexité tarifaire de la réforme, les erreurs trop fréquentes sur les paiements aux médecins dans le cas où ceux-ci pratiquent le tiers payant, la nécessité pour nombre de patients d'avancer à nouveau le paiement des soins avant d'attendre le remboursement, avaient eu l'un des effets escomptés par les néolibéraux, par ceux qui s'offusquent de la gratuité des soins : diminuer l'accès aux soins des plus démunis, pénaliser ceux qui avaient décidé de s'installer au milieu d'eux pour les soigner. On parlait beaucoup en 2006 de l'insécurité dans les « quartiers », fustigeant les jeunes sauvageons, sans jamais trop s'intéresser à d'autres formes d'insécurité sociale voulue et attisée. La réforme avait insisté pour responsabiliser les assurés. Avec les pauvres, et pour ceux qui les soignaient, c'était mission accomplie.

Les nombreux *testings* effectués entre 2003 et 2006 sur les refus de soins aux patients bénéficiant de la couverture maladie universelle ou de l'aide médicale d'État ont interpellé presse et opinion. À les comparer, on voit progresser, au fil des ans, le désengagement des médecins auprès de ces « populations ». (J'utilise le terme à défaut d'en trouver un qui soit plus approprié, tant me répugne l'idée de catégoriser les patients en fonction de leur assise financière.) Mais si l'on ne réfléchit pas aux causes de ce désengagement, si l'on ne prend pas la peine d'en examiner les rouages, on n'aura rien compris. On en restera à une triste constatation : « Des médecins et des dentistes, de plus en plus nombreux, s'arrangent pour ne pas soigner les plus démunis », sans resituer à leur juste place les présupposés idéologiques, les dispositions législatives, les carences techniques, qui ont abouti à cette situation lamentable.

Les phénomènes d'exclusion concernent l'ensemble de la société, c'est-à-dire chacun d'entre nous, et il n'y a aucune raison que les médecins, membres de cette société, y échappent. Mais des garde-fous, longtemps, ont existé, qu'ils soient de nature déontologique ou résultent d'une réflexion plus politique sur la place du médecin dans la société. En décembre 2003, le Collectif des médecins généralistes pour l'accès aux soins (CoMeGAS) alertait l'ordre des médecins, dans un courrier adressé à son président, sur les difficultés d'accès aux soins que risquait d'entraîner le vote au Parlement d'une loi restreignant l'accès aux soins des bénéficiaires de l'aide médicale d'État (AME) :

« Si cette loi était votée, nous, médecins, nous trouverions confrontés à une population médicalement fragile, trop pauvre pour payer les soins et dans l'impossibilité de pratiquer les examens complémentaires nécessaires et d'acheter les médicaments prescrits. Il n'est pas acceptable pour nous, médecins, de trier nos patients en deux catégories, ceux qu'il serait licite de soigner en employant toutes les possibilités de la médecine actuelle et ceux qui n'auraient pas accès aux soins. Nous, médecins, conformément aux engagements que nous avons pris en prêtant le serment d'Hippocrate, et conformément au code de déontologie médicale, ne pouvons accepter cette situation. Vous avez été, Monsieur le Président, rapporteur du dossier Précarité devant le Conseil national de l'Ordre. Vous savez comme nous qu'en termes de santé publique refuser les soins à des personnes démunies, ou rendre cet accès aux soins plus difficile, c'est courir le risque de laisser se disséminer des maladies, notamment infectieuses. Humainement, c'est une obscénité. Médicalement, c'est une aberration.

Dans une récente interview au *Quotidien du médecin*, vous faites part de votre volonté de "regarder de près les dispositions qui encadreront la réforme, quand elle sera définitivement adoptée, quitte à réagir si des amendements ne fournissent pas toutes les garanties nécessaires." Nous ne pouvons nous satisfaire de cet attentisme et vous conjurons, en tant que garant de la déontologie médicale, de dénoncer ces mesures à venir et de faire connaître dès maintenant votre opposition à ce texte. »

La réponse du Dr Ducloux, président de l'Ordre des médecins, s'était placée sur le strict plan de la déontologie :

« Le Conseil national de l'Ordre des médecins, sans avoir à entrer dans un débat sur la présence sur le territoire national d'étrangers en situation irrégulière, ni dans un débat relatif à la prise en charge financière des soins qui leur sont prodigués, entend rappeler, dans le cadre de ses missions, que les médecins ont prêté serment, lors de leur inscription à l'ordre des médecins, de donner leurs soins à l'indigent et à quiconque les demandera. Le code de déontologie médicale, dans son article 7, s'inscrit dans la lignée du serment d'Hippocrate et interdit toute forme de discrimination dans la prise en charge des patients. L'article 8 ajoute que le médecin, sans négliger son devoir d'assistance morale, limitera ses prescriptions et ses actes à ce qui est nécessaire à la qualité, à la sécurité et à l'efficacité des soins. »

À quoi le CoMeGAS avait répondu :

« Ce dont nous avons besoin c'est d'un soutien fort et sans ambiguïté de nos responsables et représentants élus pour défendre notre travail et nos patients. En Grande-Bretagne, par exemple, où des mesures similaires sont en train d'être prises vis-à-vis des populations étrangères, la British Medical Association dénonce, elle, sans ambiguïté et avec vigueur les atteintes éthiques et déontologiques liées à ces mesures. Force est de constater que, là encore, l'Ordre français reste en retrait.

Enfin je souhaiterais terminer sur la question des "soins gratuits à l'indigent" [...] et l'évolution indispensable qui commande de passer d'une relation de charité à une relation de justice. Ainsi, la charité du soin, qui était une avancée importante au IIIe siècle avant J.C., et peut-être au XIXe siècle, devient, au XXe siècle et a fortiori au XXIe, une régression sociale, voire une faute, dans le cadre d'une prise en charge globale des patients qui se veut respectueuse des droits de la personne humaine...

L'accès aux soins dans une société moderne et respectueuse des droits de l'homme telle que la nôtre, ne peut plus se satisfaire de l'attitude compassée et génératrice de bonne conscience du "bon docteur" qui se penche avec commisération sur "ses pauvres"... Nous, soignants, exigeons pour notre pratique et nos patients une médecine unique et de qualité pour tout être humain, et non pas des raccommodages médiocres pour les plus souffrants d'entre eux...

Nous soulignons juste le recul majeur, social, sanitaire et éthique, que cela constitue pour la prise en charge de nos patients et pour la société. Nous rappelons juste que, dans la médecine moderne, la gratuité de l'acte ne peut suffire aux soins d'un patient pour lequel on ne fera pas la gratuité de la nécessaire continuité des soins (article 47 du code de déontologie), des médicaments, des radiographies, des opérations, etc. Nous informons juste du caractère profondément humiliant et honteux pour les patients comme pour les soignants de cette façon de soigner, qui contribue, au-delà d'un soin ponctuel, à enfoncer les gens dans la misère. »

Après ce premier échange, la situation en médecine de ville avait poursuivi sa dégradation, et les généralistes du CoMeGAS avaient, en octobre 2003, adressé à leurs confrères, et à la presse, une lettre dans laquelle ils s'inquiétaient des difficultés croissantes d'accès aux soins d'une autre frange de la population, les patients bénéficiant de la couverture maladie universelle, et ceci alors que de son côté le ministère de la Santé notait : « 15 % des personnes interrogées (dans une enquête auprès de trois mille ménages bénéficiaires de la CMU complémentaire) ont déclaré qu'il leur est arrivé qu'un médecin ou un autre professionnel de santé refuse de les revoir ou de les recevoir parce qu'elles sont bénéficiaires de la CMU. Les professionnels de santé le plus souvent cités sont les médecins spécialistes (7 % des personnes interrogées), les dentistes (6 %) et, pour une moindre part, les médecins généralistes (2 %) ».

Le courrier du CoMeGAS commençait comme suit :

« Nous sommes un certain nombre de médecins généralistes répartis dans toute la France et regroupés au sein du CoMeGAS à nous inquiéter des difficultés croissantes d'accès aux soins pour une partie de la population. Nous nous inquiétons notamment de l'impossibilité ou de la difficulté qu'ont des bénéficiaires de la CMU à consulter certains médecins... »

Alertée par ce courrier, la revue *Que choisir* se livre à un sondage auprès d'un échantillon de deux cent quatre-vingt-sept spécialistes, à Paris et dans sa banlieue, Lyon, Marseille, ainsi que dans cinq autres départements situés dans les deux régions où le nombre de bénéficiaires de la CMU est le plus élevé :

Aude, Hérault et Lozère en Languedoc-Roussillon (11,56 %) et les deux départements du Nord - Pas-de-Calais (10,45 %), la moyenne nationale étant de 6,64 % (hors DOM). Dans les grandes agglomérations (Paris, Lyon et Marseille) le taux de refus chez les spécialistes testés (gynécologues, cardiologues, ORL) oscille entre 30 et 40 %. À l'inverse, en dehors des grandes agglomérations déjà citées, aucun des médecins spécialistes testés ne refusera de recevoir les supposés bénéficiaires de la CMU. Avec, note la revue *Que choisir*, en prime, un « pas de souci, avec plaisir » et même un « au contraire » qui fait chaud au cœur.

Notons qu'à la fin de son article, après avoir recensé les motifs de refus dans les grandes agglomérations (« Le médecin est en secteur 2... » « Je ne suis pas payé complètement par la Sécurité sociale... » « Vous comprenez, si je la prends, j'aurai beaucoup de CMU... ») la revue *Que choisir* note :

« Après quelques difficultés lors de la mise en place de la CMU, les médecins sont payés assez rapidement par la Sécurité sociale. Qu'ils soient équipés d'un lecteur de carte Vitale ou qu'ils transmettent l'attestation papier de la CMU, les délais sont les mêmes. »

Le dossier va rester en l'état, avec quelques annonces fracassantes de syndicats de dentistes tentant de légitimer le refus de soins aux CMU avant de battre en retraite, jusqu'à la mise en place effective des pénalisations de remboursement des patients dans la réforme. Le *testing* suivant, effectué par le Fonds CMU, aura lieu dans six villes du Val-de-Marne et sera publié en mai 2006. Pour l'ensemble des deux cent quinze médecins des six villes concernées, l'estimation du taux de refus sera de 14 %.

Médecins généralistes de secteur 1 : 1,6 % de refus.

Médecins généralistes de secteur 2 : 16,7 % de refus.

Médecins généralistes (secteur 1 et 2) : 4,8 % de refus.

Médecins spécialistes (secteur 1 et 2) : 41 % de refus.

Dentistes : 39,1 % de refus.

Dans *Le Monde*, Sandrine Blanchard notait :

« Estimant ces comportements "inacceptables" et "contraires

au code de déontologie médicale", le ministre de la Santé, Xavier Bertrand, a écrit au président du Conseil national de l'Ordre des médecins (CNOM) afin qu'il "sanctionne de tels agissements" et "rappelle au corps médical la nécessité déontologique de refuser toute discrimination à l'égard des bénéficiaires de la CMU". »

Créée par la loi en 1999, la CMU bénéficie à quatre millions huit cent mille personnes disposant de faibles revenus et leur permet de ne pas faire d'avance de frais lorsqu'elles consultent. Le médecin est payé par l'Assurance maladie et doit, lorsque ces patients respectent le parcours de soins, appliquer les tarifs de la Sécurité sociale. L'enquête montre que le refus est plus courant parmi les libéraux de secteur 2 (appliquant des dépassements d'honoraires). « Les logiques économiques occupent une place évidente dans les causes de refus », indique l'étude. À cela s'ajoute « une méconnaissance de la loi » et « des préjugés sur les bénéficiaires de la CMU ». Ainsi, prendre en charge un CMU est trop souvent assimilé à une action « charitable », « une assistance pour les pauvres » et non à un droit pour les plus démunis d'accéder aux mêmes types de soins que les autres. « Allez à l'hôpital ou au dispensaire », proposent fréquemment les médecins qui refusent les rendez-vous. Le patient en CMU est perçu comme une personne « qui ne travaille pas » et qui « abuse » du système de protection sociale. « Tout cela relève d'une grande ignorance des problématiques liées à la précarité », estiment les auteurs de l'étude.

À la suite de cette enquête, l'ordre des médecins a décidé d'adresser « un nouveau rappel » aux professionnels de santé sur leurs obligations déontologiques. Le Dr Jacques Lucas, secrétaire général du CNOM, souligne qu'« aucun conseil départemental de l'Ordre n'a été saisi de plaintes de patients en CMU portant sur le refus de soins ».

Le CoMeGAS se rappelait immédiatement au bon souvenir de l'Ordre en contredisant l'affirmation de son secrétaire général, et en rendant public une lettre du Conseil de l'Ordre au CoMeGAS, datée du 21 février 2005, dans laquelle il était reconnu que « certains conseils départementaux de l'Ordre des médecins nous ont effectivement rapporté des cas, heureusement rares, où les médecins ont cru possible de refuser leurs soins aux personnes bénéficiant de la couverture maladie universelle ».

Après avoir pointé la mémoire sélective de l'Ordre, le CoMeGAS aggravait son cas en estimant que le sujet était suffisamment grave, et l'évolution de la proportion de refus suffisamment alarmante, pour saisir la Haute Autorité de lutte contre les discriminations (HALDE). Immédiatement, la CSMF, qui, après sa défaite aux élections des URML, cherchait à faire porter la responsabilité des incohérences de la réforme qu'elle avait signée aux « boulets » de l'Assurance maladie et du ministère de la Santé (ambiance, ambiance...), évoquait « dans cette évolution récente de refus, la conséquence des problèmes réglementaires et informatiques » liés à la mise en place du nouveau parcours de soins », et mettait en garde le CoMeGAS, dans un communiqué qui restera dans les annales :

« *Testing* du Val de Marne. Attention à ne pas désespérer les malades en CMU.

Un collectif de médecins (CoMeGAS) vient de saisir la Haute Autorité de lutte contre les discriminations et pour l'égalité des chances (HALDE), à la suite de la publication du résultat d'un *testing*, et donc sans valeur statistique, réalisé à la demande du Fonds CMU dans six villes du Val-de-Marne qui montrerait que certains médecins refuseraient de prendre en charge des patients bénéficiaires de la CMU. La CSMF ne saurait bien évidemment soutenir de telles pratiques qui, si elles sont réelles, doivent naturellement être condamnées. La démarche de ce collectif qui regroupe une cinquantaine de médecins est certes compréhensible, mais elle constitue un déni de la réalité quotidienne vécue par des milliers de médecins libéraux spécialistes et généralistes confrontés aux bugs du déploiement du médecin traitant. Le fait que la majorité des patients en CMU n'a pas choisi de médecin traitant pénalise au final le médecin sur ses propres honoraires. Malgré cela, et c'est l'honneur de notre profession, l'immense majorité des médecins continue à recevoir les malades en CMU. Les médecins libéraux respectent à la fois l'article 7 du code de déontologie et soignent tous les malades quelles que soient leur origine, leurs mœurs, leur situation de famille, leur appartenance ethnique ou religieuse et leur situation de fortune, et souscrivent à l'obligation faite à tous les professionnels de santé par la loi du 27 juillet 1999 instaurant la CMU de recevoir tous les patients bénéficiaires de ce dispositif. La CSMF, attachée depuis sa création en 1928 au concept d'une "médecine libérale et sociale", a soutenu le principe de la couverture maladie universelle et défend l'égal accès aux soins pour tous. La CSMF, premier syndicat médical français, estime qu'il est dangereux de jeter le discrédit sur une profession toute entière et de laisser croire à l'opinion publique que les médecins libéraux ne sont animés que par les seules logiques de profit. Pire, de telles démarches risquent, par leur médiatisation, de déstabiliser un public déjà fragile, de le désespérer et au final de l'éloigner davantage du système de soins. C'est une responsabilité très lourde que prend le CoMeGAS. La CSMF demande à ce que ce dossier soit pris très au sérieux par les partenaires conventionnels pour que des solutions pratiques adaptées aux bénéficiaires de la CMU soient mises en œuvre rapidement et que cesse la surenchère médiatique. »

Confronté à une réalité certes accablante, le syndicat signataire choisit de mettre en doute les résultats du *testing* « sans valeur statistique », fait fi du principe de réalité en affirmant que « les médecins libéraux respectent [...] l'article 7 du code de déontologie et soignent tous les malades quelles que soient leur origine, leurs mœurs, leur situation de famille, leur appartenance ethnique ou religieuse et leur situation de fortune », alors qu'hélas une proportion significative du corps médical, dans ce *testing*, s'en exonère. Plus grave probablement, le syndicat signataire met en cause les patients en CMU : « Le fait que la majorité des patients en CMU n'a pas choisi de médecin traitant pénalise au final le médecin sur ses propres honoraires », ce qui évite de repenser la logique de responsabilisation-pénalisation qu'elle a contribué à installer ou de pointer la responsabilité des services informatiques des caisses. Passons rapidement sur l'accusation selon laquelle le Fonds CMU ou le CoMeGAS jetteraient « le discrédit sur une profession tout entière » quand le Fonds CMU, comme *Que Choisir* avant lui, note qu'une majorité (hélas déclinante) de médecins ne discrimine pas les patients en CMU. Pour nous concentrer sur la conclusion : « De telles démarches risquent, par leur médiatisation, de déstabiliser un public déjà fragile, de le désespérer et au final de l'éloigner davantage du système de soins. C'est une responsabilité très lourde que prend le CoMeGAS. » On se pince, on croit rêver, mais le cauchemar continue. Ainsi, ceux qui désespéreraient Billancourt, ceux qui risqueraient d'aggraver encore la difficulté d'accès aux soins des patients en CMU, ne seraient pas les professionnels de santé qui refusent de recevoir et de soigner ces patients, mais ceux qui dénoncent cet état de fait depuis des années. Autant accuser la vigie sur le pont du *Titanic* d'avoir vu l'iceberg.

La « surenchère médiatique » dénoncée par la CSMF ne va pas cesser. Il est vrai que les médias ont une fâcheuse tendance à ne pas se contenter de l'habituelle omerta qui plombe le milieu médical français, mais, selon le mot d'Albert Londres, à « porter la plume dans la plaie ». C'est ce qui arrivera à nouveau le 17 octobre 2006, journée nationale de lutte contre la misère, lorsque la mission France de Médecins du Monde rendra publique les résultats d'une nouvelle enquête portant sur les refus de soins, centrée cette fois-ci sur les généralistes, au motif que « les généralistes sont devenus l'entrée quasiment obligatoire dans le système de soins depuis la mise en place de la réforme de l'assurance maladie en 2004 via le dispositif du médecin traitant ».

Plutôt que de se cantonner dans un registre incantatoire, Médecins du monde rappelle que « le refus de soins est une infraction et une faute. Les dispositifs facilitant l'accès aux soins des plus démunis sont du registre du droit, pas de l'humanitaire ou de l'assistance. Les professionnels de santé ont l'obligation légale d'accueillir les bénéficiaires de la CMU comme n'importe quel assuré social, de respecter les tarifs reconnus par la Sécurité sociale et de pratiquer le tiers payant ». Mais note que « les dispositions légales ne sont que très rarement utilisées, les bénéficiaires ne souhaitant généralement pas se lancer dans une procédure de signalement complexe, alors que leur principale préoccupation est de trouver un médecin ».

Le résultat de cette nouvelle enquête est attristant : sept cent vingt-cinq généralistes seront appelés, sur 15 secteurs géographiques répartis dans dix villes : Paris, Marseille, Lyon, Saint-Denis, Vénissieux, Le Havre, Nancy, Pau, Valenciennes et Cayenne. 37 % d'entre eux refusent de soigner les bénéficiaires de l'aide médicale d'État, 10 % d'entre eux refusent de soigner les bénéficiaires de la CMU.

Et parmi les motifs invoqués, on retrouve à la fois des propos relevant de l'exclusion sociale : « Je ne m'occupe pas de ces patients », « l'AME me révulse », « Ça ne m'intéresse pas », « On ne peut pas vous prendre, allez à l'hôpital » ; et des propos pointant les réelles difficultés administratives : « On n'est jamais payé, on en a déjà fait l'expérience, désolé », « On n'est pas payé pendant trois ans, c'est de la folie », « On n'est jamais payé, on se fout du monde, tout le monde vous dira pareil. »

À ce stade de la démonstration, certains citoyens qui me lisent penseront : « Je m'en doutais, ces médecins ne courent qu'après le fric, il n'y a que ça qui les intéresse. » Et dans le même temps, certains confrères penseront : « C'est dégueulasse, ce genre d'article nous traîne dans la boue. » Alors que mon but est bien éloigné : il est de faire toucher du doigt, aux uns comme aux autres, à quel point les présupposés néolibéraux de la réforme nous ont fait perdre tous repères, finissant par nous dresser les uns contre les autres, quand la relation entre un soignant et un patient mérite mieux.

Ainsi, insidieusement, le discours des ministres successifs, complaisamment relayé par certains médias prompts à débusquer derrière le bénéficiaire de la CMU le profiteur grassement gavé aux allocations chômage, a propagé au sein du corps médical comme dans le reste de la société cette recherche d'un bouc émissaire, d'un « autre » qui serait responsable, forcément coupable, du déficit annoncé du système. Et dans le même temps, la volonté affirmée de pénaliser le malade sous couvert de responsabilisation, la mise en place de forfaits sur les remboursements, tout cela a complexifié le système au point de pénaliser ceux des médecins qui, envers et contre tout, tentent d'apporter leurs soins à tous sans distinctions. Les *testings* pointent, avec justesse hélas, le nombre grandissant de professionnels de santé utilisant divers stratagèmes pour repousser ceux qui ne peuvent payer leurs soins. Mais qui a dénoncé clairement la responsabilité des signataires, de l'État, de l'UNCAM, dans la faillite actuelle du système informatique des caisses, qui peu à peu décourage même les plus investis au fur et à mesure que s'entassent les impayés et les erreurs de paiement ?

En septembre 2006, le président du conseil départemental (SML) des Yvelines, dans l'éditorial de sa lettre trimestrielle, écrit : « Nous ne devons pas accepter qu'un ministre abolisse un des droits fondamentaux de la médecine libérale, celui du libre consentement du médecin », et explique que si le médecin ne refusera pas de recevoir, lors d'une première consultation, quiconque le lui demanderait, « au terme de ce premier entretien, le médecin doit demeurer libre de décider s'il accepte de prendre définitivement en charge le patient, ou s'il considère que les conditions imposées par cette prise en charge ne lui permettent pas de le faire ». Pour conforter son propos, il ouvre donc ses colonnes à maître Baloup, avocat à la Cour de Paris, qui, sous une citation de Jean-Louis Barrault, « La liberté, c'est la faculté de choisir ses contraintes », explique :

« Si un tel refus est opposé, ce n'est bien sûr pas par une répulsion à l'égard de l'indigent, mais simplement parce que l'acceptation d'un tel patient est pénalisante : interdiction du droit au dépassement, délai de paiement par le tiers payant. L'État, responsable de cette situation obérante, devrait être mal venu à se prévaloir de sa propre turpitude pour faire réprimer ceux qui ne l'acceptent pas. »

L'histoire ne dit pas ce que l'acteur des *Enfants du Paradis*, l'homme qui ouvrit le Théâtre de l'Odéon aux étudiants de 1968, aurait pensé de cette pénible justification.

Le ministre de la Santé, lui, ne la trouva pas à son goût. À l'Assemblée nationale, sans jamais remettre en cause les présupposés idéologiques et les difficultés techniques qui avaient contribué à cet état de fait, il fustigea ceux qui tentaient de masquer leurs refus sous des arguties juridiques, et demanda à l'ordre des médecins de « prendre des mesures plus énergiques ».

Le Bulletin de l'ordre des médecins s'orna ainsi, dans son numéro de novembre 2006, d'une page pratique dans laquelle le Dr Gérard Zeiger, vice-président du Conseil national, rappelait que « refuser de soigner un patient bénéficiaire de la CMU est contraire à la déontologie médicale ». Pour conclure sur les difficultés d'application rencontrées par les professionnels, et noter que ceux-ci « se plaignaient de la paperasserie qu'ils doivent rassembler pour percevoir les honoraires lorsque la carte Vitale n'est pas à jour, des honoraires qui sont conventionnels pour les médecins de secteur 2 alors que leurs charges sont plus élevées, du comportement de certains bénéficiaires de la CMU, du fait que peu de bénéficiaires de la CMU soient inscrits dans le parcours de soins, ce qui pénalise les médecins généralistes et spécialistes consultés, du laxisme apparent dans l'attribution des droits »...

Xavier Bertrand, qui avait lancé peu de temps auparavant en grande pompe un comité national de lutte contre la fraude sociale destiné à vérifier les droits des bénéficiaires de la CMU, apprécierait. À l'Assemblée, l'opposition dénoncerait « un marteau-pilon pour écraser une mouche », tandis que le ministre insistait sur sa fibre sociale en justifiant le « contrôle du train de vie » des CMU par la nécessité de démontrer l'inanité des « fantasmes » de ceux qui pensent que « les allocataires disposent de revenus élevés, ce qui est faux ».

Un rapport fut commandé en urgence à Jean-François Chadelat, ancien directeur chargé des questions de santé chez AXA de 1990 à 1994 dont le précédent rapport avait contribué à mettre en place la réforme Douste-Blazy en entérinant que la santé était un bien de consommation, qui interrogea tous les protagonistes... sauf le CoMeGAS. Il en ressortit un tombereau de mesures annoncées pour contraindre les médecins récalcitrants ainsi qu'une mise en cause sévère de l'inertie de l'Ordre des médecins, reprise par le ministre Xavier Bertrand, tandis que les deux syndicats signataires qu'il continuait à considérer comme seuls représentatifs criaient à la stigmatisation, et pointaient la responsabilité des patients : « Le bénéfice de la CMU est un droit fondamental, qui comporte également des devoirs qui ne sont pas toujours respectés », insistait la CSMF, tandis que le SML demandait que les assurés CMU soient « incités, voire obligés, à entrer dans le parcours de soins ».

Dans *Le Quotidien du médecin*, Richard Liscia, éditorialiste libéral, note très justement : « Successivement, Xavier Bertrand et Philippe Bas ont prononcé sur le sujet des discours d'une extraordinaire sévérité. Certes, on ne pouvait s'attendre à moins dès lors qu'une pratique remet en cause notre vieil humanisme républicain. Mais les cas de refus de soins seraient très rares (surtout si on les rapporte au nombre de consultations) et, souvent, ce sont les complications bureaucratiques que les médecins rejettent, pas les pauvres. On devine donc que, dans cette affaire, l'autorité de tutelle tient beaucoup à ne pas être prise en faute, et même à montrer sa pureté d'âme. Sa condamnation du refus de soins doit avoir une résonance si forte qu'on ne la soupçonnera pas d'être complice ou, pis, de concevoir une médecine réservée aux nantis. »

Une société se juge à la façon dont elle traite les plus faibles, les plus démunis. Et les patients bénéficiant de la CMU, longtemps encore, affronteront les préjugés de ceux qui mettront en avant le comportement de certains d'entre eux (fantasme des classes laborieuses, classes dangereuses ?), et le laxisme dans l'attribution des droits, en se basant sur les analyses à peine orientées de nos grands économistes néolibéraux. C'est par la tête, paraît-il, que pourrit le poisson.

Installer le projet libéral : schizophrénie à l'UMP

Mais à quoi, à qui pouvait bien servir cette destruction systématique d'un système d'assurance maladie qui, des décennies durant, avait permis un égal accès aux soins à l'ensemble de la population ? Sortons un instant du milieu médical pour observer la manière dont, dans les entreprises, aujourd'hui, on s'y prend pour briser la résistance d'un secteur industriel, du personnel d'une usine, afin d'opérer une délocalisation la moins coûteuse possible pour les actionnaires. D'abord faire monter la pression en annonçant, même si l'usine semble fonctionner normalement, une rentabilité insuffisante. Ensuite, nommer un *cost cutter*, un nettoyeur, chargé de donner un vigoureux coup de balai dans les effectifs, de modifier les modes de fonctionnement, de remettre en question les avantages acquis. Et pour gagner cette bataille, le nettoyeur devra d'abord identifier, au sein du corps social de l'entreprise, ceux qui portent la mémoire de l'usine, ceux qui se sont le plus investis dans sa bonne marche. Il conviendra de mettre la pression tout d'abord sur ceux-là, de les dérouter par des directives contradictoires, en évidence nuisibles à la bonne marche de l'entreprise, et qu'ils tenteront de refuser de suivre, se mettant par là même en péril face à leur hiérarchie.

Pour installer le projet néolibéral, pour faire basculer enfin la santé dans le domaine de l'économie de marché, pour privatiser sans avoir l'air d'y toucher, il fallait tout d'abord alerter l'opinion sur le gouffre insondable du déficit de l'Assurance maladie. Puis désigner des coupables, patients surconsommateurs abusant de la CMU ou fraudeurs à la carte Vitale, médecins peu regardants sur les arrêts de travail et les prescriptions en affection longue durée. Mettre en place un système pénalisant, complexe, afin de déstabiliser médecins et patients. Rendre chacun des acteurs coupable aux yeux de tous les autres, afin de briser, petit à petit, la solidarité qui unit le patient et le soignant. Fragiliser les dispositifs de dispense d'avance de frais, en multipliant les incidents de paiement, et en les passant sous silence. Décourager, surtout, au sein du corps médical, les médecins les plus investis socialement, ceux pour qui le soin ne se concevait pas sans une réflexion sur la santé et la société. La lente mise à mort des 8 000 médecins référents, l'incurie et la désinvolture avec laquelle UNCAM et ministère, au-delà de belles paroles et de promesses de rendez-vous sans lendemain, avaient laissé les syndicats signataires pourrir le dossier en n'organisant même pas un semblant de réunion de convergence entre les dispositifs du médecin référent et du médecin traitant, alors que cette convergence était prévue au plus tard le 15 novembre 2005... Tout cela participait du même plan, de la même méthode bien rodée. Et, cerise sur le gâteau, ce reniement de la parole de l'Assurance maladie, cette rupture unilatérale d'un contrat optionnel d'incitation à la qualité, éliminait toute possibilité ultérieure d'améliorer le système, hors du paiement à l'acte. Quel médecin, demain, sur les cendres de l'option médecin référent, serait assez naïf pour choisir de s'intégrer dans un dispositif de prévention ou de qualité des soins ? Ne restait plus, une fois la réforme installée dans sa complexité et ses incohérences, qu'à attendre patiemment l'explosion née de la frustration des médecins et des assurés sociaux.

Beaucoup diront que j'exagère, que je caricature, que je cède ici à la théorie du complot. Et effectivement, la mise en œuvre de la réforme est si complexe, certaines de ses contradictions sont si déroutantes, que cette thèse de la destruction intentionnelle du système ne peut être à ce jour affirmée sans l'ombre d'un doute. Il pourrait s'agir d'autre chose, d'une simple ahurissante succession de maladresses et d'incurie. Mais choisir cette seconde explication me semble un affront méprisant envers les concepteurs de la réforme.

Est-ce à dire que ceux-ci, œuvrant avec une intelligence retorse dans le double discours permanent, auraient sciemment, dès le départ, mis en place le dernier subterfuge permettant à terme la privatisation du système de santé, une fois la faillite de l'assurance maladie solidaire actée et consommée ? La réalité est probablement plus complexe, tant la santé et la maladie représentent, pour chacun d'entre nous, un enjeu vital. À l'UMP, pas encore tout à fait mort, somnole un vieux fond de gaullisme social, ressorti de la naphtaline de temps à autre lorsque Jacques Chirac, le temps d'une campagne, réinvente la fracture sociale pour se situer à gauche du candidat du moment (Balladur en 1995, Sarkozy en 2007). Et ce qui est terrible, avec cette vieille antienne, c'est que même si elle a beaucoup servi, même si elle a beaucoup trompé, elle reste séduisante non seulement pour les électeurs, mais même pour ceux qui l'entonnent une énième fois. Parce que chacun de nous aimerait se voir en héros, et que se regarder dans la glace en réalisant qu'on fait partie de ceux qui ont mis un terme, cinquante ans plus tard, aux idéaux nés de la Résistance n'est pas chose facile. Quand bien même on compte parmi ses amis de grands commis des assurances, avides de se saisir de l'opportunité historique de s'investir dans ce noble et grand marché...

Ainsi, tout au long de ces dernières années, les incohérences de la réforme peuvent-elles aussi être analysées comme résultant de la lutte schizophrène, paradoxale, entre diverses tendances au sein du gouvernement en place.

D'un côté, la tradition gaulliste, issue du Conseil national de la Résistance, avec ce vaste programme ardemment mis en œuvre dans une France en ruine :

> « a) Sur le plan économique :
> - l'instauration d'une véritable démocratie économique et sociale, impliquant l'éviction des grandes féodalités économiques et financières de la direction de l'économie ;
> - une organisation rationnelle de l'économie assurant la subordination des intérêts particuliers à l'intérêt général [...] ;
> - le retour à la nation des grands moyens de production monopolisée, fruits du travail commun, des sources d'énergie, des richesses du sous-sol, des compagnies d'assurances et des grandes banques [...].
>
> b) Sur le plan social :
> - le droit au travail et le droit au repos, notamment par le rétablissement et l'amélioration du régime contractuel du travail ;

- un rajustement important des salaires et la garantie d'un niveau de salaire et de traitement qui assure à chaque travailleur et à sa famille la sécurité, la dignité et la possibilité d'une vie pleinement humaine [...] ;
- la reconstitution, dans ses libertés traditionnelles, d'un syndicalisme indépendant, doté de larges pouvoirs dans l'organisation de la vie économique et sociale ;
- un plan complet de sécurité sociale, visant à assurer à tous les citoyens des moyens d'existence, dans tous les cas où ils sont incapables de se le procurer par le travail, avec gestion appartenant aux représentants des intéressés et de l'État [...] ;
- une retraite permettant aux vieux travailleurs de finir dignement leurs jours. »

Et face à ce souvenir, la réalité du moment, la tentation de tout céder au néolibéralisme, à un capitalisme financier sans autre finalité que sa perpétuation et son extension à l'ensemble des activités humaines, parce que c'était ainsi, que nous étions arrivés à la fin de l'Histoire, et qu'il n'y avait, pour rappeler encore l'argument massue de Margaret Thatcher : « *no other alternative.* »

Schizophrénie, ai-je dit... Ici, une incise. Je suis bien conscient des idées reçues dont est affublée cette pathologie psychiatrique. J'utilise le terme dans l'acception devenue usuelle : le terme schizophrénie, introduit initialement par E. Bleuler, signifie littéralement « esprit/cerveau coupé/divisé ».

Schizophrénie, donc, hésitations paradoxales entre deux choix mutuellement exclusifs, dont l'un, le maintien d'une assurance maladie solidaire, apparaissait certainement aux gouvernants comme le plus difficile, mais aussi le plus noble, et l'autre, la privatisation, comme le plus « profitable » (une responsabilité en moins pour le gouvernement et la représentation parlementaire), mais aussi le plus inavouable aux assurés-électeurs.

Et plus s'approchait l'élection présidentielle de 2007, plus cette schizophrénie s'affirmait. Complexifier le système, décourager les généralistes, habituer les malades à la pénurie (qui implique de payer plus cher ce qui est devenu denrée rare), tout ceci avait bien fonctionné. Mais il était nécessaire, pendant quelques mois, et jusqu'au scrutin, de pacifier un peu le secteur, d'éviter l'explosion, et un remake de 2002. Lâcher un peu de lest, promettre quelque revalorisation aux généralistes « à l'horizon 2007 » (en espérant que nul parmi eux ne réalise que le propre de l'horizon, c'est que plus on avance, plus il recule...), commencer à mettre en place (enfin, après des années de tergiversation) la filière universitaire de médecine générale, discipline jamais vraiment reconnue par le lobby hospitalo-universitaire à la hauteur des « spécialités d'organes »...

Car si l'explosion du système était programmée, elle n'était pas censée se produire avant les élections. Ce moment clé où par enchantement le gouffre abyssal de la Sécurité sociale se comble, le temps de vanter les mérites d'une réforme exemplaire, de se féliciter d'une convention simple « rustique, la meilleure qui soit » (dixit Philippe Bas, transparent ministre délégué à la Sécurité sociale).

Fin 2006, le système avait, en grande partie grâce à la réforme, atteint un niveau d'instabilité inégalé depuis des années. En ville, comme je l'ai largement commenté, et à l'hôpital. Là aussi, la mise en pratique des dogmes néolibéraux s'était heurtée au principe de réalité et avait causé des ravages insoupçonnés. Je ne m'y étendrais pas longuement, car à la différence de certains urgentistes prompts à alerter l'opinion sur l'inadmissible désinvolture de généralistes refusant de travailler jour et nuit sans repos compensateur, je n'ai pas pour habitude de stipuler pour autrui. Mais la différence entre un généraliste et un médecin hospitalier, c'est avant tout que... tout généraliste a un jour fréquenté l'hôpital, quand le cloisonnement mis en place par la caste médicale fait que très rares sont nos confrères hospitaliers qui ont, même brièvement, affronté la réalité d'un cabinet de médecine générale en ville.

Comment des fonctionnaires sauvèrent Jean-Marc Sylvestre

Plutôt que de jouer le jeu du pouvoir en nous opposant, je voudrais pointer du doigt à quel point, dans les murs de l'hôpital comme dans les rues de la ville, nous sommes les uns et les autres confrontés aux mêmes logiques absurdes, et au même gâchis humain et sanitaire. Pour ce faire, rien n'est plus édifiant que de se retourner vers l'homme qui a éclairé de ses lumières la toute première partie de ce livre : Jean-Marc Sylvestre, l'homme qui n'y croyait pas, et que l'assurance maladie solidaire avait pourtant sauvé.

C'est l'histoire d'un mec (l'économiste le raconte dans *Une petite douleur à l'épaule gauche*), c'est l'histoire d'un mec qui a un job en or, comme il le dit lui-même : « Vu de l'extérieur, j'étais sans doute un modèle de carrière. Je jouissais d'une liberté éditoriale totale, dans ce pays profondément colbertiste, je pouvais asséner chaque fois que l'actualité m'en donnait l'occasion une pédagogie du système libéral. »

Peut-on rêver mieux comme job, en effet ? Surtout lorsque l'on est persuadé qu'« on ne peut compter que sur soi-même, je n'ai pas arrêté de le répéter en ajoutant que le monde n'évoluait que sous le coup des égoïsmes humains », et que l'on est donc d'autant plus zélé à affirmer qu'en dehors du credo libéral, il n'y a point de salut.

Cependant, notre économiste médiatique n'est pas dupe, et sait fort bien qui tient les rênes : « Depuis belle lurette, je savais que cette pseudoautorité était juste la partie émergée du pouvoir, bien réel celui-là, qui n'appartenait qu'au média. »

C'est cette distance entre le rôle médiatique joué et l'aventure médicale personnelle douloureuse au cœur de l'ouvrage, qui donne au livre de Jean-Marc Sylvestre sa résonance, comme cela avait été le cas (je l'ai analysé dans *Patients si vous saviez*) du réalisateur italien Nanni Moretti racontant dans *Journal intime* son combat contre le cancer.

Cela commence, début juin 2002, un matin devant la glace, par une gêne brutale au niveau de l'œil droit, « comme une décharge électrique », suivie d'« un léger voile noir qui m'occultait la partie basse de l'écran ». Jean-Marc Sylvestre se décrit avec lucidité comme un homme pressé, peu habitué à s'attarder sur ce genre de petits bobos, d'autant qu'il met un point d'honneur à ne pas dépenser à mauvais escient l'argent de la Sécurité sociale. Mais conseillé par son entourage, il se rend quand même chez une ophtalmologiste qui le reçoit en urgence, avant de l'adresser à un confrère pour une imagerie du fond d'œil. Pour l'homme qui espérait probablement s'en sortir avec la prescription d'« un peu de collyre pour nettoyer tout cela », la première réaction est une réaction de fuite :

« J'étais piégé, je le sentais, je ne comprenais rien à ce qui m'arrivait. J'étais parti pour une série d'analyses plus compliquées les unes que les autres mais dont le seul effet serait de creuser le trou de la Sécurité sociale. De telles dépenses pour une poussière dans l'œil. »

L'imagerie révèle un petit accident vasculaire, dû, selon l'ophtalmologiste consulté, à la probable migration d'une petite « saleté » dans les vaisseaux, jusqu'au niveau de l'œil. « Quand cette saleté est très grosse, elle remonte au cerveau et le bloque. C'est beaucoup plus grave dans ce cas, parce que alors vous êtes complètement paralysé. Vous avez eu beaucoup de chance. » L'ophtalmologiste écrit au médecin traitant de Jean-Marc Sylvestre, conseillant de nombreux examens cardio-vasculaires à la recherche de la cause de cet embole. Et celui-ci, en qui l'économiste a toute confiance, va réussir à le convaincre que l'enjeu est de taille, qu'il vient de faire l'équivalent d'un accident vasculaire cérébral. À contre-cœur, JMS passe certains des examens, après avoir été sermonné par son médecin : « Dernier point, arrête de répéter que ces examens sont très coûteux... Tu n'es pas à la télé... Tu fais chier tout le monde avec ce que ça coûte... Il n'y a qu'une chose qui compte, c'est de te soigner... et si on te guérit cela n'aura pas coûté trop cher. Ce qui coûte cher en médecine, c'est quand on échoue et qu'on se trompe. »

JMS va suivre en partie ce conseil, remettant à plus tard certains examens, aussi bien, comme il le décrit lucidement, parce qu'il est intimement persuadé que tout cela ne sert à rien et coûte de l'argent à l'Assurance maladie, que parce qu'il veut mettre derrière lui cet incident, l'oublier, quand bien même il garde une séquelle visuelle. Trois semaines plus tard, un samedi, il se réveille avec une douleur à l'épaule gauche qui va rapidement devenir lancinante, atroce. En province près de Deauville, JMS doit passer le volant à sa compagne, tant la douleur est incapacitante. Sur un parcours de golf, il rencontre un kinésithérapeute local, professeur de gymnastique, qui lui conseille de se rendre chez un rhumatologue de sa connaissance : « Nous n'aurons qu'à passer au cabinet dans l'après-midi et il vous fera une infiltration de cortisone, ça vous soulagera. » Sur les conseils de sa compagne, JMS récuse ce conseil d'ami et appelle son généraliste, lui explique la situation. Celui-ci pose quelques questions, lui demande de rappeler en fonction de l'évolution... Puis rappelle lui-même, une heure plus tard : « J'ai réfléchi à ton bras. Je préférerais que tu n'ailles pas voir ton kiné et ton rhumato. Dans 99 % des cas, ils auraient raison avec leur infiltration. Mais dans 1 % des cas, ils ont tort et j'aimerais pas... »

JMS ne le sait pas encore, mais son médecin de famille vient de lui sauver la vie. Il lui conseille de rentrer sur Paris rapidement et de consulter un confrère rhumatologue, qui recevra JMS le lendemain, un dimanche, et demandera radios et bilan sanguin. La douleur augmente, la fièvre monte. Dans la soirée, le rhumatologue appelle JMS : « Tu as une infection articulaire, je ne sais pas quelle est sa nature, son ampleur, son évolution, mais on va le savoir... Estime-toi heureux. Nous t'aurions laissé faire cette infiltration pendant le week-end et je ne donnerais pas cher de ta peau ce soir, parce que la cortisone aurait diffusé l'infection dans la totalité de ton corps. »

Le rhumatologue ordonne à JMS, par téléphone, de se rendre au plus vite aux urgences de la Croix-Saint-Simon, où se trouve un service très performant dans la prise en charge des infections.

– Je vais appeler le SAMU qui va venir te chercher.

– Non, pas le SAMU, c'est trop sordide...

Jusqu'au bout, et JMS ne le cache pas, il fait écran entre la maladie et lui en interposant des réactions stéréotypées sans commune mesure avec l'enjeu, car comme le lui explique le rhumatologue agacé, il risque une septicémie. « Et dans deux jours tu es mort. »

Effondré à l'arrière d'un taxi, faible, tremblant de fièvre, JMS parvient aux urgences de la Croix-Saint-Simon, puis perd connaissance peu après.

Quand il reprend conscience le lendemain, il est allongé sur un lit, perfusé, assommé par les calmants et antalgiques. Il vient, comme il le raconte dans le détail, de basculer dans un autre monde, celui de l'hôpital. Et cette traversée, qui va durer plusieurs mois de lutte et de souffrance, est aussi l'occasion de confronter ses analyses libérales à la réalité quotidienne de la maladie, avec plus ou moins de lucidité. Les médecins vont passer son corps au crible, tentant de traiter l'infection localisée à l'intérieur de l'articulation de l'épaule, et d'en déterminer la cause. Ils vont faire le lien avec l'incident vasculaire survenu trois semaines auparavant, contacter les médecins qui ont soigné JMS, médecins, qui, comme il le constate avec émerveillement, sont tous interconnectés en une sorte de réseau informel de compétences et d'amitié. Seul un professionnel de santé refusera de répondre aux appels téléphoniques des médecins hospitaliers : sa dentiste, « mondaine officiant [...] auprès d'une clientèle internationale » qui « en un an de travaux, [...] m'avait installé des couronnes pour le prix d'une Audi Quattro, et, au moment où je suis tombé malade, [...] avait engagé la deuxième tranche par la réfection complète des dents du bas, pour le prix d'une Porsche ». Mais lorsque les médecins hospitaliers tenteront de contacter cette adepte de la médecine L'Oréal « un dépassement, parce que je le vaux bien... », pour rechercher l'origine de l'infection à staphylocoque doré qui a failli le tuer, celle-ci se mettra aux abonnés absents.

Entouré, dans tous les établissements où il sera transféré pour examens complémentaires sophistiqués, de médecins et d'infirmières disponibles, hypercompétents et généreux, l'homme qui s'était persuadé, libéralisme oblige, que l'« on ne peut compter que sur soi-même » et que « l'essentiel pour un médecin normalement constitué est de faire de l'argent », est bien forcé de réaliser : « J'ai été soigné par des équipes de médecins dont les statuts sont très différents et parfois antagonistes... J'ai été incapable de distinguer qui était fonctionnaire et qui ne l'était pas. »

Certaines infirmières participeront, sans langue de bois, à la prise de conscience de JMS, telle celle-ci, qui l'aide à se préparer avant l'intervention cardiaque qui doit lui ôter la « poubelle explosive » que l'on a découvert à la naissance de l'aorte, et qui peut être responsable de son accident visuel comme de son infection :

« Vous, vous êtes le pire. Je vous écoute, le matin à la radio. Pour ceux qui n'ont pas compris, vous en remettez une couche à la télé le soir. Vous êtes grave de chez grave. »

Confronté à la maladie, JMS est amené à réviser certaines de ses certitudes :

« Je me sentais con. Je me souvenais de certaines chroniques. En deux minutes il m'était arrivé sans doute d'assassiner un directeur de l'Assistance publique, de brocarder certaines pratiques médicales, d'accuser des chirurgiens de dilapider l'argent public. Sans doute en toute bonne foi, sur la foi en tout cas de statistiques que je connaissais par cœur. Or voilà que maintenant j'étais dans la machine, et je voyais que la machine tournait rond. »

JMS sera sauvé, sauvé par ce système dispendieux qu'il a si souvent critiqué, sauvé par ces personnels au nombre desquels on compte ces fonctionnaires forcément trop nombreux, pas assez productifs, trop attachés à leurs avantages acquis, que chronique après chronique les économistes libéraux affublent de tous les vices. Sera-ce suffisant pour modifier son jugement sur le long terme, pour l'amener à une déchirante révision de ses présupposés ?

On pourrait le croire en lisant ces quelques lignes en fin d'ouvrage :

« Ce qui m'est arrivé, dont j'ai fait le récit dans les pages précédentes, ne me donne pas plus qu'à d'autres de crédibilité pour proposer un plan de réforme de la Sécurité sociale. Je me sens cependant autorisé à dire que beaucoup de mes amis libéraux ont tort. Ils n'attendent qu'une chose, qu'elle s'écroule cette Sécurité sociale, qu'elle disparaisse et que sur ce champ de ruines, on invite les assurances privées ou les mutuelles à prendre en charge la couverture de la totalité des risques-santé. Ils ont donc tort, selon moi. Sauf que, si la Sécurité sociale fait faillite, les assurés, les consommateurs de médecine, iront chercher ailleurs la couverture dont ils ont besoin – et l'on n'aura pas eu raison d'éviter de réformer notre Sécu. »

Louable remise en cause de la doctrine libérale, dont la portée est hélas constamment diminuée par l'absence de questionnement sur de nombreux dogmes liés à l'argent. Ainsi lorsqu'il se réveille après avoir perdu connaissance à son arrivée à l'hôpital, JMS s'étonne qu'on ne lui ait encore demandé aucun document administratif : « Je me suis aperçu que je n'avais donné à l'hôpital ni renseignements, ni papiers d'identité, ni numéro de Sécurité sociale, ni adresse. » L'infirmière lui explique que pendant qu'il dormait elle a tout réglé, rempli les papiers, comme elle l'aurait fait pour toute personne arrivant dans des conditions aussi dramatiques. « On a fouillé dans vos affaires et trouvé votre passeport cette nuit... On a téléphoné ce matin à votre bureau pour avoir votre numéro de Sécu. Et puis un jour, quand vous pourrez marcher, vous descendrez au bureau remplir quelques papiers mais rien ne presse. »

L'économiste le reconnaîtra :

« Jamais, à quelque étape que ce soit, il n'a été pour moi question d'argent. Mon numéro de Sécurité sociale, l'assurance santé complémentaire souscrite par TF1, la carte Vitale dans la poche, tous ces papiers ont constitué un véritable passeport pour une médecine sans souci. »

Une médecine sans souci ? Soyons clairs : le système d'assurance maladie a sauvé la vie de Jean-Marc Sylvestre. Et si son assurance complémentaire y a contribué, quelle leçon en tirer pour ceux qui, par manque de moyens, ne peuvent y avoir accès ?

Et rapidement, dans les lignes qui suivent, l'économiste va remettre en cause à nouveau les éléments mêmes qui ont permis de le prendre en charge efficacement, de le sauver, sans devoir d'abord s'assurer qu'il était solvable : « ... la carte Vitale est une invention diabolique [...] son utilisation a complètement démonétisé l'échange entre le patient et l'appareil de santé... » Propos qu'il répétera devant moi ce fameux jour d'avril 2004 où je découvrirai pour la première fois l'existence des Fossoyeurs, où je réaliserai, peu de temps avant que Philippe Douste-Blazy en fasse son leitmotiv, que pour les néolibéraux il faut res-pon-sa-bi-li-ser les malades en les faisant payer, en détruisant les mécanismes de tiers payant en médecine générale.

Et toujours cette obsession du « combien ça coûte » que je serai amené à dénoncer, tant elle est incohérente par rapport aux enjeux, et inopérante :

« J'ai demandé, après coup, combien avait coûté tel ou tel acte, telle ou telle opération, tel traitement antibiotique, je n'ai jamais obtenu de réponses [...]. D'après une évaluation rapide, l'ensemble de mon accident de santé [...] aurait coûté aux environs de 250 000 euros [...]. Il faudrait tout faire pour que, à un moment ou un autre, le patient sache le prix de ce qu'il consomme. »

Pour quoi faire ? Qu'est-ce que cela changerait ? À la tribune de l'association Dialogues, deux ans plus tard, Jean-Marc Sylvestre se scandalisera que ses médecins n'aient pas connu le prix des traitements antibiotiques qu'ils lui avaient administrés pour sauver sa vie, quand bien même « le *return* était trop improbable ». D'où vient cet aveuglement ? L'aveuglement volontaire d'un homme auquel ses médecins n'ont cessé de répéter qu'il les faisait chier avec sa litanie ergotante sur les coûts de tel ou tel examen : « Il n'y a qu'une chose qui compte, c'est de te soigner... et si on te guérit, cela n'aura pas coûté trop cher. Ce qui coûte cher en médecine, c'est quand on échoue et qu'on se trompe. »

Comment comprendre ce paradoxe, d'un homme sauvé par un système dans lequel la vie humaine prime sur l'argent – « je sais aujourd'hui que, sans ce système de santé français et la capacité d'investigation qu'il donne aux médecins, j'étais mort. Dans une logique purement financière, aucun contrôleur de gestion n'aurait pu accepter de telles dépenses. » – et qui continue à raisonner comme un contrôleur de gestion ???

D'autant que jamais Jean-Marc Sylvestre ne questionnera

certains des présupposés qu'il affirme au cours du livre, sur les médecins et l'argent, expliquant par exemple au sujet de sa dentiste que si elle exerce hors convention en fixant ses tarifs, très élevés, comme elle l'entend : « Pour pouvoir profiter d'un tel système, il faut être un bon médecin. Il faut surtout que ça se sache et aller à la rencontre d'une clientèle friquée. » Lorsqu'on songe que les fonctionnaires qui contribuèrent à sauver la vie de JMS ne réussirent jamais à joindre cette professionnelle de santé, alors que dans le cadre d'une probable infection nosocomiale tout renseignement aurait pu permettre d'améliorer le traitement du patient, on peut se poser des questions sur l'aveuglement volontaire de l'économiste. Non, un médecin n'est pas meilleur qu'un autre parce qu'il décide de pratiquer des tarifs plus élevés. Non, face à la maladie, les habituels préceptes libéraux, la loi du chacun pour soi, la compétition de chacun contre tous, ne fonctionnent pas. Il existe d'autres valeurs au monde que l'argent, et la médecine ne s'exerce pas comme un commerce.

Lire attentivement *Une petite douleur à l'épaule gauche* est, pour un médecin, une expérience étrange. Peu de patients pénètrent aussi profondément dans l'univers médical que ne le fit l'économiste. Peu d'entre eux se retrouvent ainsi mis à nu. Lorsque, dans les années quatre-vingt, j'exerçais les fonctions de réanimateur cardiaque dans une unité de soins intensifs de cardiologie, combien en ai-je vu arriver en urgence dans « mes » lits, de ces quadragénaires *up-to-date* aux dents longues, de ces quinquagénaires terrassés sur un terrain de golf, dont l'univers soudain basculait ? Hommes dans la force de l'âge, portant beau, habitués à exercer le pouvoir dans un système pyramidal, et qui soudain se retrouvaient horizontalisés dans un lit de réanimation, nus, bardés de perfusions, sanglés de cables électriques, la poitrine rasée par endroits pour assurer le maintien des électrodes, et obligés de faire leurs besoins dans un pistolet ou de demander le bassin... Il y avait quelque chose de profondément troublant, au fil des jours, à voir ces hommes réclamant à leur arrivée, à peine le masque à oxygène ôté, le téléphone dans leur chambre pour pouvoir continuer à diriger leurs affaires comme si de rien n'était, découvrir peu à peu qu'ils avaient aussi un corps, et que ce corps, qu'ils avaient pour beaucoup d'entre eux traité jusque-là comme un simple véhicule, nécessitait certains égards, certaines précautions. Je n'en connais aucun qui n'ait appris quelque chose de lui-même, de son rapport au monde, pendant cette traversée. Il est clair que ce fut aussi le cas pour Jean-Marc Sylvestre. Mais les préceptes libéraux sont apparemment plus difficiles à remettre en cause que les mauvaises habitudes. Peut-être est-ce lié à ce que nous choisissons tous de faire de notre temps de cerveau disponible ?

Hôpital 2007 : l'hôpital-entreprise

Réformer l'hôpital. Vaste programme. Mais par où commencer ? La réforme Douste-Blazy mit essentiellement en place trois chantiers : une modification de la « gouvernance » des établissements hospitaliers (au prétexte de faire entrer à l'hôpital public la « culture » gestionnaire du privé), une modification des statuts des professionnels de santé y exerçant (sous couvert d'améliorer leur flexibilité), et enfin la mise en place d'une tarification à l'activité (T2A), calquée sur le paiement à l'acte de la médecine de ville.

Sur le chapitre de la gouvernance, je ne m'étendrai pas : il s'agit de remplacer les différents « services » de l'hôpital, par des « pôles » rassemblant plusieurs services, parfois sans grande cohérence médicale. Comme le notent dans *Le Monde Diplomatique* le professeur André Grimaldi, diabétologue, et le professeur José Timsit, interniste en décrivant « à la Pitié-Salpêtrière, est né un "pôle néphro-chirurgical" regroupant la maternité, l'urologie, l'orthopédie, la néphrologie, la chirurgie endocrinienne, la chirurgie digestive... la cohérence [étant] d'abord et avant tout financière, permettant à terme la mise en commun de certains personnels (infirmières de salle d'opération par exemple) et surtout la suppression de postes de surveillante (cadres infirmiers) ». En gros, on demande aux gestionnaires administratifs, toujours plus nombreux, d'appliquer les recettes du privé, dans la gestion des appels d'offres comme dans celle des personnels.

Intéressons-nous surtout à la tarification à l'activité, qui a le mérite d'illustrer parfaitement la boutade de l'humoriste américain H.L. Mencken : « Il existe pour chaque problème complexe une solution simple, directe... et fausse. » De quoi est-il question, au départ ? De l'affirmation, cent fois répétée, que le « budget global » des hôpitaux est attribué sans tenir compte de l'activité réelle des établissements. Qu'à cela ne tienne, la technostructure invente le concept de tarification à l'activité.

Tout commence en 2002, avec l'annonce officielle par Jean-François Mattei de la mise en place du plan « Hôpital 2007 : un pacte de modernité avec l'hospitalisation » : « Avec Jean-Pierre Raffarin, nous souhaitons redonner aux établissements hospitaliers publics et privés confiance en leur avenir et fierté de leur métier au service de la santé des patients et de l'excellence de la médecine française », grâce, entre autres, à « une tarification à l'activité incitative » car « elle est seule capable, à terme, de responsabiliser les acteurs ». Ah, responsabiliser les acteurs ! Grand rêve de nos politiques, ni responsables ni coupables, mais obligés jour après jour, année après année, de morigéner un peuple français bas du front...

Dans un premier temps, pendant des années, on a embolisé le fonctionnement des services en astreignant médecins et infirmières à noter laborieusement chaque acte effectué lors d'une hospitalisation, pour une pathologie donnée. Ensuite on en déduit une tarification pour chaque acte, que l'on applique avec la bonne conscience du devoir accompli, en se félicitant mutuellement, au ministère, d'avoir mis fin à l'opacité du système précédent. C'est hélas sans compter sur les effets pervers de tout système trop éloigné du réel pondu par des technocrates sans aucune expérience du soin.

Certains médecins gestionnaires peuvent alors être tentés d'utiliser le système en optimisant le codage des actes, c'est-à-dire en exagérant la gravité de l'état du patient pour alourdir la facturation à la Sécurité sociale. Dans *Marianne*, un médecin passé à l'hôpital du Val-de-Grâce témoigne :

« Tous les ans, vers le mois de novembre, tous les patients qui arrivaient avec une douleur dans la jambe avaient droit à leur scanner pour détecter une embolie pulmonaire. Il fallait de l'activité pour conserver le budget. »

Un premier rapport de l'Inspection générale des affaires sociales (IGAS) et de l'Inspection générale des finances (IGF) sur les dépenses hospitalières, rendu public en décembre 2005, conclura que le premier effet pervers de la tarification à l'activité aura été d'« engendrer une dérive non maîtrisée des dépenses ». En fait, comme le révélera Anne-Sophie Stamane dans *L'Humanité*, ce document remis à Xavier Bertrand en juillet 2005 sera resté prudemment enfoui dans un tiroir pendant six mois (!)... et ne sera rendu public qu'une fois terminé le débat parlementaire sur le financement de la Sécurité sociale. Je cite Anne-Sophie Stamane :

« Chaque maladie traitée rapportant une somme déterminée à l'hôpital, la T2A favorise par exemple l'augmentation artificielle des durées d'hospitalisation pour les pathologies rémunérées à la journée, encourage à tirer le diagnostic vers l'affection la plus lucrative ou à fragmenter la prise en charge pour multiplier les factures. Autre biais : "La sous-tarification des actes externes peut inciter les établissements à les transformer en séjours." En clair, la T2A pousse à faire du chiffre. Menant la logique à son terme, l'analyse avertit du risque de "dégradation de la qualité et de l'accès aux soins", ou de "spécialisation uniquement sur les segments d'activité les plus rentables". L'IGAS et l'IGF préconisent pour 2006 une pause dans l'application de la T2A. »

Qu'à cela ne tienne. Quand un rapport contredit les affirmations erronées et les préjugés des ministres, la bonne solution, c'est de l'enterrer le plus longtemps possible. Il faudra donc attendre juin 2006 pour que soient confirmées les dérives prévisibles de la T2A, comme le note la CGT : « La presse se fait l'écho depuis deux jours d'une enquête des services de la CNAM révélant des pratiques frauduleuses dans la tarification essentiellement dans les cliniques privées commerciales[1]. La CGT se félicite que des mesures soient engagées afin de récupérer les sommes indûment versées.

Le 6 juin, lors de la tenue de son conseil, la direction générale de la Caisse nationale a confirmé nos soupçons, l'enquête en cours révélant des pratiques d'ordre frauduleux dans au moins deux cents établissements. La CGT a déclaré lors de ce conseil : "L'annonce des chiffres de dépenses des cliniques privées en mars nous avait interpellés ! Nous sommes dans du dérapage non contrôlé, avec l'utilisation de la T2A comme aide à la fraude. Attention, il y aura une inégalité de traitement entre les assurés sociaux, les malades vivant dans la contrainte de contrôles et des acteurs de santé privés poursuivant en toute impunité des fraudes caractérisées. Cette situation d'injustice relève du désordre social. La CGT demande que soit mis fin à ces pratiques de détournement." Preuve est faite que la T2A, qui a été mise en place sous la pression du secteur privé lucratif sans cadrage et sans évaluation réelle de son coût, se révèle comme un outil au service de la rentabilisation financière.

Parallèlement, elle met à mal les établissements publics qui ont des contraintes liées à la continuité des soins, à un accès universel, à la recherche et à la formation. »

Mais au-delà de cet aspect purement financier, la tarification à l'activité pose des problèmes médicaux et éthiques très graves. Comme le note Alain Grimaldi : « Des hospitalisations répétées mais courtes pour une même pathologie mal soignée seront plus rentables qu'une seule hospitalisation plus longue, avec des soins de qualité. Et cela ne relève pas de la caricature... » Ou encore : « En diabétologie, une dialyse ou une amputation rapportent

1. Dans son enthousiasme, la CGT omet de préciser que la somme des surfacturations évoquée par la CNAM est de 20 millions d'euros, qui auraient été prélevés indûment par 300 établissements de soins au total... dont la moitié seraient des hôpitaux publics. Hôpitaux et cliniques plaideront la complexité de la nomenclature. La CNAM lancera des contrôles sur l'activité de cliniques privées soupçonnées de surfacturation.

plus, en codage, qu'une éducation du patient à la prévention. Pour le bien de notre service, devons-nous les laisser perdre leur orteil ? »

Au-delà de ces complications ubuesques, n'oublions pas le temps humain, médical et infirmier, nécessaire pour le codage, temps humain indisponible pour le soin. Et surtout, ouvrons les yeux sur l'effet pervers majeur de cette T2A, si déstabilisant qu'il n'a jusqu'ici, à ma connaissance, jamais été dénoncé clairement : **la sélection des patients en fonction de la rentabilité de leur pathologie.**

Le crépuscule des vieux

Nous l'avons vu lors de la canicule, nous le revoyons chaque fois qu'un reportage télévisé s'attarde quelques instants dans un service d'urgence hospitalier : les couloirs sont encombrés de brancards sur lesquels attendent, parfois depuis des heures... des personnes âgées. Quasi exclusivement. Certes, les délais d'attente dans les services des urgences se sont considérablement allongés ces dernières années. Certains urgentistes perdent leur temps à accuser les généralistes de ne pas travailler jour ET nuit, alors que l'afflux des patients aux urgences a lieu majoritairement dans la journée, lorsque les généralistes assurent, eux aussi, la permanence des soins. Mais là, pour tirer parti de la tarification à l'activité, nombre d'hôpitaux font transiter l'ensemble des patients entrant à l'hôpital par le service des urgences, même si leur hospitalisation est programmée, encombrant « fictivement » les urgences. De plus, les restrictions à la dispense d'avance de frais en médecine générale, les refus de soins aux CMU par certains médecins de ville, amènent toute une population désorientée à se tourner vers l'hôpital, ce qui a des conséquences dramatiques sur les délais de réception et de traitement des vraies urgences, qui, selon diverses études, ne représentent que 15 % des recours aux services des urgences.

Revenons à ces personnes âgées patientant sur des brancards pendant des heures. Du temps où j'exerçais en tant que médecin de garde aux urgences hospitalières, au milieu des années quatre-vingt, il était déjà délicat de faire accepter une personne âgée de plus de quatre-vingts ans dans un service hospitalier. Pour des raisons déjà alors tristement évidentes, même si elles n'étaient jamais clairement explicitées. Les chefs de service, les praticiens hospitaliers, dans leur majorité, préféraient faire la visite dans un service rempli de « beaux malades », de néphropathies rares, de maladies vasculaires ésotériques, plutôt que de traîner le chariot dans un hospice de vieillards. Là où un malade plus jeune, souvent, est hospitalisé seulement s'il présente une pathologie évolutive qui va nécessiter des examens complémentaires, une réflexion collégiale, une certaine stimulation intellectuelle, bien des personnes âgées, à leur grand dam, nécessitent une hospitalisation lorsque leur état général se dégrade globalement, parfois à l'occasion d'une simple affection intercurrente : une chute minime, une infection virale banale, une dénutrition ou une déshydratation passagère, qui peuvent durablement les fragiliser.

Déjà, dans les années quatre-vingt, il me fallait, comme à mes collègues, développer des trésors de patience et d'argumentation pour vendre dans les services (j'ai conscience de ce que ce mot a d'horrible, mais il représente hélas la réalité que je décris) les personnes âgées que je recevais aux urgences. Tout d'abord, faire téléphoner en début d'après-midi mon externe, qui avec une naïveté feinte s'enquérait du nombre de lits vides dans chaque service, au cas où...

Puis, si une personne âgée nécessitait une hospitalisation, prendre moi-même le téléphone, et entamer la négociation :

« Oui, c'est Christian Lehmann... Oui, comment tu vas ? Oui, oui, je n'oublie pas que je dois passer voir ton malade, celui qui a une myocardiopathie non obstructive... Demain vers 10 heures, je pense. OK... OK... Non... Non, je ne t'appelle pas de la réa cardiaque, là... Figure-toi que je suis de garde aux urgences... J'ai eu ta surveillante générale tout à l'heure, en début d'après-midi. Je crois qu'il te reste deux lits, c'est bien ça. Ah... tu n'es pas sûr ? Ne t'inquiète pas, j'ai vérifié. Il te reste deux lits dans le secteur de médecine interne. Et j'aimerais t'adresser une patiente, là, madame Meignard... pour surveillance d'une pneumopathie de la base droite chez une diabétique... Non, non, elle n'est pas sous insuline. Son âge... Oh, écoute, à tout casser... soixante-dix et quelques... Sa date de naissance ?... Écoute, si tu y tiens... J'ai là sa radio, ses examens biologiques... Ah, sa date de naissance... Elle est née le 15 août 1901, le jour anniversaire de Napoléon... Oui, 1901... Oui, ça lui fait quatre-vingt-quatre ans mais, physiologiquement, elle fait beaucoup moins. Et sa fille et son gendre l'ont accompagnée, c'est une dame qui est très bien entourée, il n'est pas question de placement, juste d'une surveillance pendant quatre cinq jours au maximum, le temps que son généraliste puisse la reprendre en charge... Non, elle n'est pas incontinente. Non, elle n'est pas démente... juste un peu confuse parce qu'elle avait peur d'être hospitalisée... »

Et ainsi de suite, parfois pendant une bonne dizaine de minutes, de service en service, avant d'emporter le morceau. Aujourd'hui, la fermeture des hôpitaux de proximité, la diminution du nombre de lits hospitaliers, la mise en concurrence des patients par la tarification à l'activité pour se conformer, là aussi, aux préceptes libéraux, ont rendu ce genre de mission quasi impossible. Qui n'a pas vu à la télévision Patrick Pelloux ou l'un de ses collègues plaider au téléphone, d'hôpital en hôpital, pour trouver un service qui veuille bien accueillir une personne âgée ne sait pas ce que signifie le mot « frustration ».

Car là où auparavant le médecin des urgences pouvait user de persuasion, vendre son patient âgé, faire appel à la mauvaise conscience ou à l'humanité de son interlocuteur, la T2A représente aujourd'hui un barrage quasi infranchissable. Quel médecin gestionnaire, contraint à la performance, encombrerait son service de patients âgés, dont l'hospitalisation risque d'être longue, problématique, coûteuse en terme de personnel, et ce pour un « *return* », comme dirait Jean-Marc Sylvestre, bien médiocre. Car dans la cotation de la T2A, bien évidemment, on n'a pas comptabilisé l'humanité, le temps nécessaire pour mobiliser une personne âgée, l'aider à sa toilette, la faire manger. Tous ces actes si peu glorieux, si peu nobles, si on les compare à un bon Pet-Scan ou à une belle chirurgie ambulatoire sous microscope électronique... Adieu la dimension humaine du soin, adieu le temps perdu auprès des malades angoissés, l'accompagnement des personnes âgées, l'heure des actes techniques à haute valeur ajoutée a enfin sonné. Dans *Panorama du médecin*, un gériatre enfonce le clou : « La T2A, c'est comme un restaurateur qui dispose par table de dix couverts. Son rêve, c'est d'accueillir dix industriels fortunés et pressés qui resteront une heure plutôt que dix petites mamies qui resteront attablées jusqu'à trois heures autour d'un thé citron. À la longue, il finit par virer les mamies. »

Avec la T2A, « le risque serait effectivement de sélectionner nos patients ou les maladies que nous prenons en charge en fonction des tarifs ou des risques prévisibles, ce que font les cliniques privées », reconnaît dans *Libération* Rose-Marie Van Lerberghe, ancienne directrice des ressources humaines de Danone, nommée à l'américaine à la direction générale de l'Assistance publique de Paris, le temps de superviser la mise en place de la nouvelle gouvernance avant de retourner dans le groupe privé Suren spécialisé dans le secteur hautement prometteur de la prise en charge de la personne âgée... Comme quoi, le secteur public mène à tout, à condition d'en sortir. Mais elle ajoutait : « Il n'y a pas de système de financement parfait. Ces risques, nous les connaissons et nous nous donnons les moyens de les éviter en définissant des objectifs de qualité mesurables inscrits, au même titre que l'activité globale et les résultats économiques, dans les tableaux de bord qui guident notre travail de pilotage. » Que ceux qui sont rassurés lèvent le doigt. Et balaient les copeaux d'ébène en sortant.

Le 2 novembre 2006, dans *La Croix*, le professeur Pierre Pfitzenmeyer, quelques mois après avoir remis au gouvernement un rapport sur l'hôpital face au vieillissement de la population, déclare au journaliste Pierre Bienvault : « À l'hôpital, les personnes âgées sont accueillies de manière indigne. » Si le coup de gueule de ce gériatre va faire beaucoup de bruit, c'est qu'il tranche nettement avec la langue de bois habituellement employée dans le milieu médical, et que ce donneur d'alerte, d'emblée, va dénoncer les suites données à son travail :

« Ce rapport a, sur le coup, reçu un accueil favorable. C'est ensuite que le plan m'est surtout apparu comme un effet d'annonce. Ses orientations sont intéressantes, mais les moyens sont largement insuffisants. » Que n'a-t-il pas dit ! Qualifier d'effet d'annonce le plan solidarité grand âge du gouvernement est du plus mauvais effet, et les deux corapporteurs vont prendre soin, dans les jours qui suivent, de modérer dans les médias les propos du trublion, en vantant les services du ministère. Pierre Pfitzenmeyer n'en a cure, il assume son diagnostic. Il dénonce la véritable ségrégation médicale et sociale qui se déploie vis-à-vis de nos concitoyens les plus âgés, les plus malades et handicapés. Il pointe les progrès médicaux de ces quarante dernières années, et la situation aujourd'hui paradoxale de ces « survivants », qui ont pu continuer à vivre dix ou quinze ans supplémentaires... et qui au soir de leur vie sont accueillis dans les hôpitaux de manière indigne. Son propos, bien évidemment, n'est pas de fustiger les personnels : « Le problème n'est pas lié à un manque de dévouement ou d'humanité des équipes soignantes. Il repose sur des questions d'organisation et de moyens [...] Quand on pose un plateau-repas près d'un malade et qu'on le reprend une heure plus tard, intact, sans que personne ait eu le temps de faire manger le malade, oui, c'est de la maltraitance. » Il pointera aussi les effets pervers de l'hyperspécialisation hospitalière : « Au cours des trente dernières années, notre système de santé n'a cessé de développer une médecine de pointe [...] le problème, c'est que dans le même temps, on ne s'est pas donné les moyens de développer des services de gériatrie, de médecine, de soins de suite, de réhabilitation où l'on soigne, non pas une pathologie unique, mais une personne dans sa globalité. » Cette problématique, c'est celle que rencontrent chaque jour les médecins généralistes, considérés par la caste médicale comme spécialistes de tout, voire bons à rien... Enfin, Pierre Pfitzenmeyer, sans la nommer dans l'article, va mettre en cause la T2A : « Un patient très âgé va avoir besoin de plus de temps pour récupérer qu'un patient plus jeune. Il va donc rester plus longtemps dans ce lit de cardiologie ou de pneumologie où il aura été placé. Parfois, faute d'avoir pu trouver une place dans un service de soins de suite, le chef de cardiologie ou de pneumologie va devoir le garder plusieurs semaines dans un lit qui, pendant ce temps, ne pourra pas être occupé par d'autres patients ayant besoin de soins plus aigus »... et plus rentables, serais-je tenté d'ajouter. Et le professeur termine en fustigeant la politique du bouc émissaire, qui n'est cette fois-ci ni CMUiste, ni étranger titulaire de l'aide médicale d'État, ni fonctionnaire forcément abonné aux arrêts de travail, mais simplement une personne âgée, trop âgée pour représenter autre chose qu'un poids dans une société toute entière vouée à la concurrence libre et non faussée : « De manière insidieuse, on en est même arrivé à créer un sentiment de culpabilisation chez nos concitoyens très âgés en laissant entendre qu'ils coûtent de plus en plus cher, pour les retraites, à la Sécurité sociale... Résultat, sans arrêt, je vois en consultation des patients, qui me disent : “Docteur, je coûte trop cher, je suis un fardeau...” »

Ainsi, à l'hôpital comme en ville, la mise en œuvre de réformes basées sur des préceptes néolibéraux et présentées comme indispensables aboutissait à un gâchis humain et financier, aux dépens des patients et des soignants. L'important étant d'équilibrer les comptes, coûte que coûte (c'est le cas de le dire). Clôturons cette parenthèse sur l'hôpital par cette confrontation entre deux points de vue profondément opposés illustrant parfaitement le fossé entre l'élite autoproclamée des décideurs issus de l'ENA, et la piétaille des exécutants de base.

Interrogée par *Libération*, Rose-Marie Van Lerberghe, ex-directrice de l'AP-HP (Assistance publique-Hôpitaux de Paris), livre son souvenir le plus marquant de la canicule de 2003 : « Durant cette épreuve, j'ai vu ces mêmes personnels qui s'étaient plaints ne plus se poser de questions, prendre des initiatives, et faire face. Et quand, au même moment, je lisais, ici ou là, que la canicule démontrait l'état de délabrement de l'hôpital, j'étais sidérée car les hôpitaux de l'AP-HP m'apportaient chaque jour la preuve du contraire. En une semaine, nous avons pris en charge deux mille personnes supplémentaires, c'est énorme. Pour prendre en charge un malade en continu, il faut quatre personnes : il nous aurait donc fallu huit mille agents de plus. Or tout a bien fonctionné sans moyens supplémentaires.

L'hôpital a fait front de façon remarquable. L'enjeu était là : faire en sorte que puissent s'exprimer ressources et valeurs que le système occulte au quotidien et que la crise me révélait. »

Prenez le temps de relire ces phrases de l'ex-directrice des ressources humaines de Danone, d'en mesurer l'ironie : « En une semaine, nous avons pris en charge deux mille personnes supplémentaires, c'est énorme. Pour prendre en charge un malade en continu, il faut quatre personnes : il nous aurait donc fallu huit mille agents de plus. Or tout a bien fonctionné sans moyens supplémentaires. »

Marie-Christine Fararik, manipulatrice radio, secrétaire générale du syndicat SUD Santé à l'AP-HP, donnait sans ambiguïté son sentiment sur cette analyse : « Ce que j'entends, c'est qu'il faudrait être tout le temps sur le pont, et toujours pour la bonne cause. Une médecine où l'on n'aurait plus aucuns droits, juste le droit de se donner et de se battre à fond. Bref, faire en somme toujours de la médecine de guerre. La canicule, nous, on l'a vécue. C'était atroce. Et juste après, on a embrayé sur un plan d'économie. Vous comprenez que l'on se pose des questions. »

Ah la la, ces professionnels de santé qui se posent des questions, c'est d'un chiant ! Pourquoi se poser des questions, alors que l'avenir s'annonce radieux. Un avenir tout en bleu, aux couleurs de l'UMP. Bienvenue, mesdames et messieurs, à la Convention Santé de l'UMP... Vous verrez, la visite vaut le détour...

Le spectre du plan Juppé

Grand-messe organisée au millimètre près par la machine à élire le prochain président de la République, la Convention Santé de l'UMP a lieu le 27 juin 2006, près d'un mois après le désaveu de la réforme Douste-Blazy par une majorité du corps médical. Dans ce contexte houleux, et alors qu'il consulte l'ensemble des représentants du corps médical, opposants compris, Xavier Bertrand, le ministre de la Santé, ouvre la journée de débat par un discours attendu vantant les réussites de la réforme. Se situant dans la filiation gaulliste, il affirme avoir « engagé depuis 2004, avec les professionnels de santé, une réforme fidèle aux valeurs de solidarité et de responsabilité de 1945, une réforme qui produit ses premiers résultats... Prenons quelques chiffres. 16 milliards d'euros de déficit en 2005 sans la réforme : en, fait, il a été de 8 milliards ; en 2006, il sera de 6 milliards, et en 2007 il atteindra 4 milliards : il aura donc été divisé par quatre et ce, en moins de trois ans[1]. Le retour vers l'équilibre, fidèles en cela à notre feuille de route, nous permet de garantir l'avenir de notre Sécu, ce système où l'on cotise selon ses moyens, mais où l'on est soigné selon ses besoins, tout en investissant dans le système, comme je l'ai souligné. » S'ensuivra un plaidoyer pour la prévention, la démarche qualité, la transparence, l'innovation accessible à tous, la tarification à l'activité à l'hôpital, le médecin traitant, l'absence de discrimination... Avant de conclure sur la nécessité d'une bonne gestion, et réaffirmer le caractère indispensable du renforcement de la lutte contre la fraude. C'est ici que, pour la première fois, j'entendrai citer le chiffre de 15 % d'arrêts de travail injustifiés, chiffre repris sans aucune explication ni biblio-

1. Jean de Kervasdoué, professeur titulaire de la chaire d'Économie et gestion des services de Santé au Conservatoire national des arts et métiers, est moins optimiste à ce sujet : « La réforme Douste-Blazy de 2004 n'a rien résolu. La méthode a consisté à transférer aux générations à venir 50 milliards d'euros par la prolongation de la durée de remboursement de la CRDS au-delà de 2014 donc. Ces 50 milliards ne seront cependant pas suffisants puisque la Cour des comptes estime, à mon avis de manière prudente, qu'il faudra transférer, en 2008, 37 milliards d'euros, qui ne sont pas encore financés. Par ailleurs, le ministre de la Santé, Xavier Bertrand, ne fait mention dans ces déclarations que du régime général, en oubliant qu'il y a 1,5 milliard de déficit dans le régime agricole. »

graphie cohérente dans le dossier remis aux participants, comme s'il s'agissait d'une vérité révélée, ce qui m'amènera à enquêter sur le sujet et à découvrir comment en deux ans on serait subitement passé de 6 % d'arrêts de travail « litigieux », à 15 % d'arrêts « injustifiés ». Le ministre évoquera aussi la « carte Vitale II avec photo, personnalisée et plus sécurisée », sans évoquer son coût, ou le fait qu'elle ne permet pas, d'après les experts, de réduire la fraude. Et enfin, toujours dans le domaine de la lutte contre la fraude, il annoncera le lancement à l'automne d'un comité de lutte contre la fraude sociale à la CMU : « La CMU est un véritable droit, auquel nous sommes attachés, et il n'est pas question que qui que ce soit entrave l'accès aux soins des titulaires de la CMU. Mais il n'est pas question non plus que puissent bénéficier de la CMU des personnes qui ont des revenus bien supérieurs au plafond. Voilà pourquoi il est normal de vérifier enfin les ressources des bénéficiaires. »

Au-delà d'un satisfecit que l'on sent assez mesuré, Xavier Bertrand va à plusieurs reprises tacler le programme socialiste en matière de santé : « Un projet socialiste inexistant et étriqué en matière de santé, qui sera d'ailleurs dépassé par notre propre bilan dès 2007 », martelant cette vieille « évidence » que le camp naturel du corps médical serait la droite : « J'entends bien les attentes, les impatiences parfois, les exigences aussi des professionnels de santé. Je veux d'ailleurs leur dire combien ils doivent se méfier du silence des socialistes sur la pratique libérale, et s'inquiéter de certains de leurs projets comme le paiement par capitation. Entre les socialistes et nous, je sais où se situe la confiance des professionnels. »

Cette insistance révèle assez l'inquiétude du ministre, que les résultats aux élections professionnelles n'ont pas laissé indifférent. Résultats qui n'ont pas échappé à nombre d'intervenants membres du clan Sarkozy, quand Xavier Bertrand a gardé jusqu'alors une neutralité prudente, continuant à s'activer dans l'équipe gouvernementale en restant fidèle à Jacques Chirac et Dominique de Villepin. Le bilan du ministre, et de la réforme, va être sévèrement étrillé par certains d'entre eux. Et Michel Chassang, président de la CSMF, subira quelques piques de

Dominique Paillé, député sarkozien, qui ironisera sur « le spleen des médecins de la CSMF au lendemain des élections », avant de voler au secours de celui-ci quand, cruel retour de bâton, un médecin spécialiste présent dans la salle annoncera que dans son entourage, beaucoup s'apprêtent à voter socialiste. Le spectre d'un plan Juppé bis balaiera alors toute velléité d'ironie. Dominique Paillé, s'exprimant au nom de l'UMP, louera l'action du syndicat « majoritaire » : « Ce qu'a fait la CSMF est pour nous exemplaire et si aujourd'hui elle reçoit en retour ce mécontentement… c'est un manque de clairvoyance profond du corps médical qui vient de lui infliger ce camouflet. » Le député des Deux-Sèvres concluera en espérant que, contrairement au pronostic de ce médecin spécialiste, les médecins voteront bien à droite, car sinon… « il y aurait effectivement beaucoup à s'interroger dans l'intérêt général et dans l'intérêt du pays ».

Étrange assertion, qui voudrait que l'intérêt de la CSMF, l'intérêt de l'UMP, se confondent avec l'intérêt du pays, au point que voter contre l'un ou l'autre mette en péril la République…

Au-delà de ces péripéties, de ces passes d'armes, la Convention Santé brillera surtout par l'absence de représentation spécifique de la médecine générale ou des associations d'usagers à la tribune, où se succéderont sénateurs, députés, chefs de service hospitaliers, économistes de santé et spécialistes de santé publique, représentants de l'industrie pharmaceutique, anciens ministres… Seul représentant des usagers, le journaliste Michel Chevalet viendra parler du cas personnel de son fils, gravement handicapé suite à un accident de la circulation, du combat solitaire d'une famille frappée par un handicap lourd, et de la difficile prise en compte par le système de santé français de ces pathologies. Quant à la médecine générale, le Dr Michel Chassang révélera la place que lui réserve son organisation en affirmant à propos du parcours de soins : « Personne n'envisage qu'il soit nécessaire de passer par un médecin généraliste pour le suivi régulier de sa cardiopathie hypertensive ou de sa maladie d'Alzheimer. »

Plaidoyer pour les firmes

Avant que Nicolas Sarkozy n'apparaisse en fin de journée pour son discours programmatique, l'une des interventions les plus applaudies sera celle de Jean-François Dehecq, président directeur général de Sanofi-Aventis, qui va, au côté de François Juvin, le Monsieur Santé du candidat UMP, se livrer à un talentueux plaidoyer pour l'industrie pharmaceutique française, oscillant entre la pose truculente d'un bateleur hors pair et les menaces à peine voilées d'un industriel puissant. Mettant en avant le poids financier de sa firme, il interpelle dans l'enceinte de l'Assemblée nationale les députés sur le risque de perdre une industrie française : « C'est une des rares industries qui ne va pas se délocaliser. Quand nous nous délocalisons, nous nous délocalisons vers les États-Unis... L'industrie pharmaceutique, c'est une des rares industries que peut garder la France (*applaudissements*). Mon objectif, avec mes godasses tricolores et mes bretelles tricolores, ça a été depuis le début de bâtir pour la France une industrie pharmaceutique qui soit digne de ce nom. Trente-cinq ans après, vous les députés vous adorez venir inaugurer mes centres de recherche et mes usines... J'aimerais que vous vous en souveniez un peu quand vous êtes assis à l'Assemblée nationale et quand vous votez les lois... parce que cette industrie, oui, c'est un monstre... Sanofi-Aventis ça vaut 100 milliards d'euros vous collez toute l'industrie automobile occidentale y compris les États-Unis, l'Allemagne et la France, c'est moins cher que ça... c'est plus de 10 % de la capitalisation boursière de Paris... C'est trente-cinq mille emplois en France à très haute valeur ajoutée... C'est le premier payeur d'impôts en France... J'exporte à peu près l'équivalent d'Airbus tous les ans sans demander à personne de me subventionner et en payant des impôts très lourds.... Je voudrais dire surtout aux députés : ne bousillez pas l'industrie pharmaceutique... En fin d'année, comme on n'a pas de politique de santé, on a au moins une politique budgétaire... et ça consiste à chaque fois à couper et à rogner... Couper, vous ne pouvez pas faire autrement, puisque de toute façon les dépenses de santé vont augmenter de manière dramatique, vous ne savez faire que ça... (*applaudissements*) Essayez de ne pas massacrer sans réfléchir à ce qui va arriver à cette industrie sinon vous n'aurez plus rien à inaugurer. »

Si le ton est parfois très véhément, c'est que le bilan de ces deux années de réforme de l'Assurance maladie est contrasté pour les firmes pharmaceutiques, le ministre de la Santé n'ayant pas hésité à les mettre fortement à contribution, à coups de taxes permettant de boucler le budget qui ont sévèrement réduit les bénéfices autrefois très conséquents de ce secteur. Mais au-delà des taxes, c'est aussi en faisant pression sur le corps médical dans son ensemble, et tout particulièrement sur les généralistes, que la réforme de l'Assurance maladie a quelque peu amoindri la rentabilité de ce secteur. Parlons clair. Les firmes pharmaceutiques ont très longtemps bénéficié en France d'un formidable avantage : un financement socialisé de la dépense médicamenteuse, un système de distribution des soins libéral, une visite médicale florissante... et un pouvoir politique peu enclin à s'immiscer dans les questions de santé. Mais l'augmentation des dépenses médicamenteuses, couplée à quelques affaires retentissantes de retrait de médicaments du marché et à la réticence croissante de certains médecins à accepter le discours marketing des firmes, ont modifié la donne.

Du côté du pouvoir politique, alerté par des spécialistes de la santé publique, on a fini par s'émouvoir de l'exception médicamenteuse française. Sur la planète, il n'existe pas une autre nation qui consomme autant de boîtes de médicaments que nous. Pas une. Il existe des pays où la dépense médicamenteuse par individu est plus forte, car le prix unitaire du comprimé est plus élevé, mais aucun pays dans lequel autant de boîtes passent le comptoir des pharmacies. Longtemps, le politique a réagi en proposant des prix de remboursement plus bas que dans des pays similaires... et les firmes ont compensé le manque à gagner en jouant sur les volumes, grâce à la visite médicale. Pas certain, au final, que cela ait servi les impératifs de santé publique. Qui plus est, cela a toujours confiné les médecins, et particulièrement les généralistes, dans une situation très inconfortable, pris en tenaille entre des patients à qui culturellement on avait appris à considérer la consultation comme obligatoirement prescriptrice, un pouvoir politique éprouvant agacement et mépris devant ces médecins prescrivant des médicaments à l'efficacité parfois mal évaluée, et des firmes dont certains représentants commerciaux eux-mêmes, derrière le sourire de circonstance, cachaient mal le mépris que généraient en eux leur connaissance du secteur, et les pratiques et exigences d'une certaine partie du corps médical.

Dans un ouvrage récent basé sur un long entretien, « Le Grand Méchant Loup pharmaceutique », cherchant à présenter les agences du médicament sous un jour favorable en minimisant certains de leurs travers comme l'indépendance toute relative de certains experts vis-à-vis des firmes[1], Philippe Urfalino, sociologue, peu avare de qualificatifs désobligeants vis-à-vis des donneurs d'alerte qui dénoncent les travers des firmes, répond d'une manière très surprenante à l'interpellation de son intervieweur :

« Question : Les "relations" peuvent aussi prendre la forme de la collusion d'intérêts... On pense par exemple aux 20 000 euros par médecin et par an que les firmes pharmaceutiques consacrent à la communication sur leurs produits.

Philippe Urfalino : c'est vrai, l'industrie pharmaceutique est le mécène du milieu médical... »

J'ai cherché dans *Le Petit Robert* la définition de mécène : « protecteur généreux des arts et des sciences ».

Cette définition d'une surprenante clémence contraste avec les qualificatifs employés pour les donneurs d'alerte, ces médecins, ces scientifiques, qui pointent depuis des années, en France et à l'étranger, les errances du secteur pharmaceutique : « Je suis

1. Bernard Debré, médecin urologue et député UMP de Paris, ne mâche pas ses mots : « La délicate question de l'indépendance des autorités de tutelle vis-à-vis du contexte économique et social que représente l'industrie pharmaceutique... est un leurre. »

frappé par une certaine tendance à la diabolisation, qui confine çà et là au retour de la théorie du complot [...] (la revue *Prescrire*) plaide l'existence du camp des firmes et du profit d'un côté et du camp des malades de l'autre [...] ce que je voudrais mettre en cause ici, c'est une mauvaise information, des amalgames et une grille de lecture fautive [...] les visiteurs médicaux sont parmi les rares interlocuteurs qui se soucient des besoins du médecin. »

Cette défense de la visite médicale n'est pas neuve, comme n'est pas neuve la mise en cause des donneurs d'alerte. Comme je l'ai écrit dans *Patients si vous saviez*, la revue *Prescrire*, revue française indépendante d'information sur le médicament, est dans le collimateur des firmes depuis de nombreuses années. Membre d'un réseau international de revues thérapeutiques indépendantes, elle constitue pour le médecin soucieux d'une information scientifique débarrassée de l'argumentation marketing et économique, un outil majeur, voire indispensable. Mais sa critique argumentée des techniques de communication des firmes met mal à l'aise ceux des médecins qui continuent à voir dans ces dernières un simple « mécène ». À les en croire, l'implication de Big Pharma (selon le vocable adopté par John Le Carré après son magistral roman *La Constance du jardinier*) dans l'information du corps médical ne pose pas problème. C'est la thèse défendue par la CSMF, dans *Qu'est-ce que la CSMF ?*, un petit ouvrage très informatif publié aux éditions l'Archipel :

« Question : Les laboratoires et leurs campagnes de marketing auprès du corps médical et des malades ne risquent-ils pas d'exercer une influence abusive dans le domaine des prescriptions médicamenteuses ?

Michel Chassang : Toute dérive peut être dangereuse. Elle doit être dénoncée et combattue. Pour la visite médicale, il convient de veiller à améliorer le qualitatif et donc son contenu... Pour autant, il ne faut pas exagérer l'"intoxication" supposée des médecins en matière de visite médicale, constamment mise en avant par le lobby anti-industrie pharmaceutique. Les médecins savent quand même distinguer l'information médicale de la pression "marketing"... »

Est-ce si sûr ?

Le Vioxx® : une affaire exemplaire

Un exemple frappant, celui du retrait précipité du Vioxx® (rofecoxib) en septembre 2004, a contribué à ébranler profondément ce type de certitude. Ce médicament destiné à soulager les douleurs de l'arthrose visait un large marché : une partie importante de la population des pays riches est touchée par l'arthrose, les douleurs rhumatismales. Or le Vioxx® fait l'objet, avant même sa commercialisation, d'une promotion intense, y compris dans les médias grand public ; ce médicament prétendument révolutionnaire bénéficierait d'un atout majeur par rapport aux anti-inflammatoires classiques : une excellente tolérance digestive. Pour tous les patients souffrant d'aigreurs d'estomac liées à la prise fréquente d'anti-inflammatoires, c'est, apparemment, une bonne nouvelle, et l'attente générée dans le public par cette information... désintéressée est forte.

Une chronologie simple permet de retracer cette affaire :

Mai 1999 : autorisation de mise sur le marché aux USA du Vioxx®.

Novembre 1999 : autorisation de mise sur le marché en France du Vioxx®.

Le prix demandé aux patients est élevé : 10 francs français par comprimé quand la dose quotidienne d'un anti-inflammatoire classique comme l'ibuprofène revient à 2 francs. Dans un premier temps, le médicament n'obtiendra pas le remboursement par la Sécurité sociale, car le tarif demandé semble trop élevé par rapport à l'avancée thérapeutique vantée.

Le laboratoire fait bénéficier les pharmacies hospitalières d'un prix extrêmement bas, 1 centime le comprimé, soit mille fois moins cher que le prix en ville. Ce véritable dumping a pour but d'amorcer la prescription hospitalière, sachant que, selon le professeur Hazebroucq, directeur de la pharmacie centrale de l'Assistance publique-Hôpitaux de Paris : « Les firmes savent bien qu'un médicament prescrit par un grand professeur d'université a peu de chance d'être changé par un médecin généraliste... »

Dès cette époque, le résumé des caractéristiques du médicament publié aux USA fait état d'une tendance à l'hypertension artérielle plus élevée sous Vioxx®.

Mai 2000 : l'étude VIGOR, présentée à un congrès britannique, compare le Vioxx® à un anti-inflammatoire classique, le naproxène. Elle laisse apparaître une augmentation des accidents cardiaques sous Vioxx®.

Août 2000 : la revue *Prescrire* titre « Rofécoxib, un antalgique AINS décevant : Vioxx® comprimés » et fait part d'un doute sur une augmentation des risques cardiaques dans une étude en cours, en notant que « ces données sont difficiles à interpréter en l'absence de compte-rendu détaillé ». La revue, véritable « bible » des médecins soucieux d'accéder à une information indépendante, considère que le Vioxx® « n'apporte rien de nouveau », et ceci alors que la promotion du médicament auprès des médecins bat son plein.

Novembre 2000 : dans un second article consacré à une étude après un an de commercialisation en Grande-Bretagne, la revue *Prescrire* répète que « le bilan laisse persister un doute quant à un risque cardiaque particulier ».

Février 2001 : une analyse détaillée de l'étude VIGOR par l'administration américaine du médicament n'est pas en faveur du Vioxx® : s'il semble exister une diminution des effets indésirables digestifs graves, celle-ci est annulée par un excès d'accidents cardio-vasculaires graves, et ce dès le premier mois de prise du médicament. De plus, les experts de la FDA, Food and Drug Administration, découvrent que l'incidence des accidents vasculaires a été minorée par les médecins et chercheurs ayant signé l'étude.

Juin 2001 : le Vioxx® est admis au remboursement en France.

Août 2001 : le Dr Topol, cardiologue américain, publie dans le *Journal of the American Medical Association*, une revue de l'étude VIGOR passée au crible avec son équipe ; les taux d'infarctus sont significativement plus élevés sous Vioxx® qu'avec un placebo (« médicament » chimiquement neutre utilisé comme témoin).

Le laboratoire Merck a rencontré le Dr Topol et tenté d'obtenir, sans succès, le retrait de son article, avant publication.

Le service marketing du laboratoire Merck remet en cause les conclusions de l'étude VIGOR : ce ne serait pas le Vioxx® qui causerait plus d'accidents vasculaires... mais le naproxène, auquel il était comparé, qui serait protecteur vasculaire (le naproxène n'a jamais été utilisé dans cette indication).

Les congrès, les journaux médicaux, sont envahis de communiqués de presse assurant de la sécurité cardio-vasculaire du Vioxx®, thèse appuyée par les nombreuses prises de position de grands professeurs de médecine, que Gilles Bardelay, de la revue *Prescrire*, qualifie dans *Le Monde* de « dealers d'opinion »...

En France, l'Agence de sécurité sanitaire critique les « faiblesses méthodologiques » du travail du Dr Topol, et reprend à son compte les explications du marketing de Merck : s'il y a excès d'infarctus sous Vioxx®, « cette différence serait liée à l'action antiaggrégante plaquettaire (fluidité sanguine) du naproxène que ne possède pas le rofécoxib ».

Mars 2002 : Au salon du Medec, grand-messe de la formation et de la communication médicale sponsorisée par les firmes pharmaceutiques, le Vioxx® est plébiscité par les six mille deux cent quatre-vingt-deux médecins participants amenés à désigner les « meilleurs médicaments de l'année ».

Septembre 2002 : En présence du professeur Michel Boisron, président du comité médical du Medec 2002, du professeur Bernard Glorion, président du Conseil national de l'Ordre des médecins, du Dr Claude Maffioli, président de la CSMF et président du comité médical du Medec 2003, de divers représentants du ministère de la Recherche, de l'Assemblée nationale, de députés et sénateurs illustres... le Vioxx® reçoit le « prix du médicament de l'année », dans la catégorie « recherches internationales », pour « sa remarquable tolérance gastro-intestinale qui a été plébiscitée plus encore que son efficacité anti-inflammatoire », selon *Le Quotidien du médecin*.

2002 : l'Assurance maladie rembourse environ 116 millions d'euros pour le Vioxx®.

2003 : l'Assurance maladie rembourse environ 125 millions d'euros pour le Vioxx®.

Avril 2004 : l'Agence européenne du médicament annonce que le Vioxx® n'a pas montré d'« avantage gastro-intestinal significatif » et que, sur le plan cardiaque, les médicaments de sa classe « pourraient présenter un léger désavantage de sécurité » par rapport aux anti-inflammatoires plus classiques. L'autorisation de mise sur le marché n'est pas révisée. Le prix du médicament reste identique.

Septembre 2004 : à la suite d'une nouvelle étude, la firme MSD annonce le retrait du Vioxx® après la mise en évidence d'effets indésirables cardiaques sévères. Une estimation américaine fait alors état d'environ trente mille infarctus et morts subites d'origine cardiaque imputables au Vioxx®, sans compter les accidents vasculaires cérébraux.

Aucune agence française ne publie d'estimation de l'incidence des dégâts cardio-vasculaires du Vioxx® en France, selon le principe bien connu du nuage radioactif de Tchernobyl, qui veut que les catastrophes sanitaires ne passent pas nos frontières, grâce au zèle et à la vigilance de nos élites.

3 janvier 2005 : Nos élites. Parlons-en.

Philippe Douste-Blazy, spécialiste en cardiologie, professeur d'économie de la santé, ministre de la Santé, venu faire la promotion de la réforme qui porte son nom sur RTL, est interrogé au sujet du Vioxx®. Plus de trois mois après le retrait brutal de ce médicament.

– Un médicament c'est très sérieux, ça a des effets positifs et négatifs. Ça donne une autorisation de mise sur le marché et on fait ces médicaments-là, on les donne aux personnes pour des indications données. Alors là attention parce que, aujourd'hui, nous n'avons absolument pas, nous, estimé qu'il y avait plus d'effets négatifs que d'effets positifs et donc nous, et d'autres pays dans le monde, y compris d'ailleurs la FDA, la Food and Drug Administration, très dure aux États-Unis, n'ont pas estimé qu'il y avait plus de problèmes négatifs que de problèmes positifs, donc ils ont continué. En réalité qu'est-ce qui s'est passé ? Un article dans *The Herald Tribune* ou *The New York Times*, je ne me souviens plus, sort, donc on rend public, disons qu'il pourrait y avoir quelques problèmes pour cet anti-inflammatoire, l'opinion publique se rend compte de cela, vous les journalistes, et c'est normal, vous en parlez. À partir de là le président directeur général de la grande société pharmaceutique décide que pour des raisons de marketing, il vaut mieux le retirer du marché tout de suite plutôt que de continuer ce produit parce que dans un journal à grand tirage, on dit qu'il peut y avoir des effets secondaires. Mais oui il peut y avoir des effets secondaires ! Résultat, il l'enlève, dès l'instant où il l'enlève, ça finit par une émission comme celle-là, par quelqu'un de très sérieux comme vous qui dit, mais on enlève ce médicament parce qu'il est dangereux. Mais en fait...

– C'est ce que les patients ou les malades peuvent imaginer !, lance Gérard Courtois.

– Oui c'est ce que tout le monde croit ! Ou peuvent imaginer, répond Philippe Douste-Blazy. En réalité je crois que le président directeur général a eu peur de faire face à un article grand public où on parle d'effets secondaires bien classiques et bien connus en médecine, et a peur à ce moment-là pour son action et pour la Bourse.

– Quelle sera la solution ?, l'interroge Richard Artz.

– Je dis qu'il faut faire attention, que la Bourse, le rendement à court terme c'est très gentil mais ça a des limites, c'est la raison pour laquelle je plaide pour un capitalisme social et libéral. Je pense que c'est très important comme philosophie de pensée. Le capitalisme, l'ultralibéralisme n'est pas un bon système. Là je crains, enfin s'il doit y avoir des problèmes pour Vioxx®, faisons-le, je suis le premier à vouloir les enlever les médicaments qui sont dangereux donc je veux dire moi je suis ni de près ni de loin proche des industries pharmaceutiques. Je dis simplement que là, dans le cas particulier, aucun expert au monde n'a trouvé qu'il y avait un effet négatif. Or il se trouve que le P-DG l'enlève, si le P-DG l'enlève c'est qu'il a peur pour son action à court terme, donc pour ses actionnaires à court terme. Ça, si c'est ça, c'est lamentable.

– Autrement dit, à vos yeux, les contrôles sont assez stricts tels qu'ils existent et les experts sont suffisamment indépendants ou totalement indépendants des laboratoires pharmaceutiques ?, poursuit Gérard Courtois.

– C'est les journaux qui de temps en temps compliquent la chose ! réplique Richard Artz.

– Non, non, pas du tout !, rétorque le ministre. Non, ça c'est un second sujet, donc le premier sujet dont je parle, c'est en effet le grand public est mis au courant par des journaux d'effets secondaires et nous on sait qu'il y a des effets secondaires, nous les médecins...

Gérard Courtois enchaîne :

– Il arrive qu'en dehors des grands journaux il y ait également des publications scientifiques qui...

– Alors çà c'est autre chose, lorsque *Nature* sort en disant qu'il y a un effet secondaire terrible, le médicament est mort tout de suite et heureusement il est enlevé du marché. Les agences du médicament aussi, françaises, européennes, américaines peuvent l'enlever...

Échange surprenant. À plus d'un titre. L'explication donnée par le ministre de la Santé, spécialiste en cardiologie, professeur de santé publique, au sujet du Vioxx®, l'un des scandales médicamenteux les plus retentissants de ces dernières années, est la suivante :

- Il n'y a pas de problème particulier avec le Vioxx®, et il n'y a eu aucune publication scientifique sur d'éventuels effets négatifs du Vioxx® ;
- la décision de retrait est disproportionnée, et liée à un réflexe de panique face à un risque de chute de l'action boursière de la firme qui fabrique le médicament.

Notons la remise en cause par le ministre de l'ultralibéralisme et du capitalisme financier sauvage ! Hormis cet éclair de lucidité, cette interview ouvre un vaste questionnement sur le fonctionnement de notre système français de pharmacovigilance...

Que nous révèle l'affaire du Vioxx® de la sécurité sanitaire en France ?

Que nous révèle cette affaire de la manière dont sont formés et informés les médecins ? De la manière dont sont formés et informés leurs représentants les plus illustres ?

Comment expliquer que, dès le mois d'août 2000, des généralistes, des spécialistes, des pharmaciens, des étudiants en médecine, lecteurs d'une revue indépendante en langue française, soient déjà alertés de l'existence d'un possible risque cardiovasculaire du Vioxx®... mais que dix-huit mois plus tard, six mille de leurs confrères, professionnels de santé comme eux, élisent ce médicament « médicament de l'année ». Comment expliquer que, plus de quatre ans après cette première mise en garde en langue française, et alors que des dizaines d'articles sont parus à ce sujet dans la presse internationale, le ministre de la Santé puisse aligner à l'antenne d'une grande radio d'ahurissantes contrevérités ?

Je n'ai pas la réponse à ces questions.

Franchement, elles me dépassent.

Elles donnent au petit médecin généraliste référent à 20 euros que j'étais alors, au misérable petit médecin traitant à 21 euros que je suis aujourd'hui, qui ne reçoit pas les représentants commerciaux des firmes et n'a jamais prescrit de rofécoxib malgré la pression insistante de certains services hospitaliers ou de certains patients, de fortes migraines [1].

1. Et j'imagine, au vu des sommes qu'a dépensées la Sécurité sociale à la suite de la mise sur le marché d'un médicament aux effets indésirables graves sur la foi d'études savamment retravaillées... que ces questions donneraient aussi de fortes migraines à ces assurés sociaux qu'on cherche à tout prix à responsabiliser, dont on diminue la couverture maladie, qu'on accuse de frauder avec l'argent de l'Assurance maladie solidaire. « Selon que vous serez puissant ou misérable... » écrivait La Fontaine, qui devait déjà avoir compris comment fonctionnent nos élites politiques, implacables avec les faibles, indulgentes envers les puissants...

Pression marketing : l'exception française

Qui croire ?

Le président de la CSMF, Michel Chassang, qui affirme que « les médecins savent quand même distinguer l'information médicale de la pression "marketing" »...

Ou le SMG, ce petit syndicat « sorti des poubelles de l'histoire », qui note dans un communiqué publié le 23 décembre 2004, quelques jours avant l'étonnante prestation de Philippe Douste-Blazy sur le sujet du Vioxx® à RTL, que le ministre vient de signer l'arrêt de mort du FOPIM, Fonds de promotion de l'information médicale et médico-économique :

« LA LIQUIDATION DU FOPIM : UN ENTERREMENT DE PREMIÈRE CLASSE POUR LA SANTÉ PUBLIQUE EN FRANCE.

Alors que l'industrie pharmaceutique dépense en budget marketing 20 000 euros par an et par médecin,

Alors que cette même industrie pharmaceutique aveuglée par une course effrénée aux profits est éclaboussée par une succession de scandales qui ont fait des milliers de victimes parmi les patients (Staltor®, Vioxx® et autres Celebrex®),

Ce jour dans la plus grande discrétion est mis fin par les autorités publiques au Fonds de promotion de l'information médicale et médico-économique (FOPIM) qui avait pour but de développer une information médicale concernant les médicaments, indépendante des firmes pharmaceutiques, par la constitution d'une base de données informatique mise gratuitement à disposition des médecins et par l'octroi de subventions aux très rares publications médicales qui fonctionnent sans la manne publicitaire desdits laboratoires pharmaceutiques.

Trop, c'était trop, quand une structure dérange le très puissant lobby du médicament, avec la complicité du gouvernement, on la supprime. »

« Avec la complicité du gouvernement » !!! Oh, on voit tout de suite les gens aigris !

En fait, la réforme a amené Philippe Douste-Blazy et Xavier Bertrand à transférer les compétences du FOPIM à la Haute

Autorité de santé... tout en intégrant les visiteurs médicaux dans le dispositif !

En clair, il s'agit de demander à la Haute Autorité de santé d'établir des référentiels de bonne pratique médicale... et de charger les représentants commerciaux des firmes pharmaceutiques de délivrer cette bonne parole aux médecins !

De cette façon, la réforme Douste-Blazy légitime la visite médicale à la française, en lui appliquant une « charte de la visite médicale éthique » purement déclarative, et en lui permettant de regagner du terrain dans un corps médical de plus en plus réticent à recevoir ses représentants.

S'agit-il de sombres manœuvres de Big Pharma, de lobbying inavouable ? Même pas. Dans l'esprit du ministre, dans l'esprit des députés qui ont voté cette loi, c'est une manière de transférer un poste de dépenses publiques (l'acheminement des informations validées par les autorités de santé) vers le privé (les firmes pharmaceutiques). Cette confusion très libérale entre l'intérêt public et l'intérêt privé, on la retrouve à tous les étages de la réforme, comme à l'hôpital où on met en place des modes de gestion des entrées calquées sur le privé, comme dans les agences de sécurité sanitaire dont les experts exercent à titre bénévole... en étant rémunérés par les firmes pharmaceutiques [1] !

Pour être convaincus d'avoir fait là un choix judicieux, il faut et il suffit que les députés, aveuglés par le dogme libéral, soient persuadés d'avoir ainsi servi à la fois la santé publique et les

1. Ces erreurs ne sont pas neuves. Ainsi, dans les années soixante, les législateurs et les réformateurs thérapeutiques qui ont mis en place la méthodologie des protocoles d'essais cliniques des médicaments, pour éviter des catastrophes comme celle de la thalidomide (un sédatif prescrit aux femmes enceintes dans les années cinquante, causant des naissances monstrueuses), ont ensuite laissé les seuls industriels du médicament aux manettes de ces études, et ce pour des raisons comptables. Cela évitait de mettre en place un système de contrôle et de recherche publique performant... mais coûteux. Cela a eu pour conséquence, entre autres, de stériliser la recherche, les firmes se contentant de tester des molécules très proches de celles qui existaient déjà, et inondant le marché de copies au lieu de creuser des pistes réellement innovantes.

comptes de l'État. Comment se fait-il, pourtant, que pas un d'entre eux n'ait suffisamment de culture économique pour questionner le bien-fondé de cette démarche ?

Peut-être aurait-il fallu leur conseiller la lecture du *Point*, hebdomadaire de la droite décomplexée, qui quand Jacques Marseille passe son tour, peut être amené à des réflexions très pertinentes sur le système de santé français. Ainsi en mars 2004, sous le titre « La pression des laboratoires », la rédaction du *Point* se penchait sur les... spécificités du système français, notant que, « selon le Haut Conseil pour l'avenir de l'assurance maladie, le volume des prescriptions médicamenteuses représente, en France, un problème massif et ancien... la France est au premier rang mondial en volume de prescription de médicaments par habitant. Or, et c'est le Haut Conseil qui l'écrit, "plusieurs indicateurs permettent de s'interroger sur le bien-fondé d'un tel niveau de prescriptions pharmaceutiques". Si les raisons de cette consommation excessive ne sont pas simples[...] il en est une qui pèse d'un poids particulier : l'influence massive de l'industrie pharmaceutique sur le corps médical. Un chiffre la résume à lui seul. En France, les laboratoires dépensent 20 000 euros par an et par praticien pour la promotion du médicament. Cette influence débute dès la faculté : pendant les stages de l'étudiant à l'hôpital, une firme va par exemple financer le pot offert par les externes, les apprentis médecins les plus jeunes, au reste du service. Quand le praticien s'installe, le coup de pouce est un peu plus conséquent : on peut lui donner le dictionnaire Vidal des médicaments, un outil professionnel fort utile pour mémoriser les caractéristiques des milliers de produits composant la pharmacopée. Le hic, c'est que cet ouvrage est légalement un support publicitaire : les firmes paient l'insertion dans le dictionnaire des "mentions légales" des produits qu'elles veulent, tout en se gardant la possibilité de retirer certaines indications ou la mention de certains dosages qu'elles ne souhaitent pas promouvoir. »

Suit un rappel des sommes conséquentes que peuvent recevoir certains experts hospitaliers :

« "Pour une ou deux réunions par mois au siège du groupe,

tel expert percevait dans ma firme 400 000 francs par an en moyenne il y a cinq ans", raconte un ex-cadre supérieur de ce secteur aujourd'hui à la retraite. Les médecins ont un autre argument : "Ce n'est pas parce que nous avons de bonnes relations avec des représentants de l'industrie pharmaceutique que nous prescrivons davantage leurs produits." Nous aimerions les croire, mais sur ce point les visiteurs médicaux nous font vite déchanter. Les laboratoires en emploient vingt-quatre mille en France. "Mon employeur s'est concentré sur la promotion d'une dizaine de produits. Dans chaque zone géographique, nous sommes maintenant plusieurs visiteurs médicaux à présenter les mêmes médicaments aux médecins que nous avons sélectionnés, les plus gros prescripteurs", raconte l'un de ces professionnels en activité. Il faut savoir que 15 % des médecins assurent la moitié des prescriptions médicamenteuses. "Le plus important dans notre métier, c'est de très bien cibler les médecins les plus rentables', et ensuite de ne pas les lâcher", précise un autre visiteur... Au final, les résultats sont là : "Au lieu d'enregistrer des hausses de volumes de prescriptions de quelques pour-cent par an, nous réussissons à atteindre des pourcentages de 30 à 40 % pour les produits que le laboratoire a décidé de promouvoir", certifie ce professionnel expérimenté. »

Peut-être faudrait-il abonner les députés de l'Assemblée nationale au *Point*, avant qu'ils ne votent une prochaine réforme de l'Assurance maladie ?

Car il n'est nul besoin d'être un grand économiste pour comprendre la perversité du système mis en place. D'un côté, les pouvoirs publics, le ministère de la Santé, font pression sur les firmes pharmaceutiques françaises, comme le dénonce à juste titre Jean-François Dehecq, en bouclant leurs fins d'années difficiles (et elles le sont toutes) par des taxes sur le bénéfice des firmes, décidées selon des critères extrêmement flous. Dans le même temps, CNAM et ministère mettent en place des mécanismes de maîtrise amenant à faire pression sur les médecins, et en particulier sur les généralistes, nous l'avons vu, en leur promettant une revalorisation en échange de la baisse de certaines prescriptions.

Tout se passe en fait comme si les deux partenaires, gouvernement et firmes, sans jamais l'avouer ouvertement, prenaient acte de leur impuissance respective à moraliser leurs relations. Comme si gouvernement et Parlement savaient pertinemment que les firmes sont en panne d'innovation et utilisent tous les artifices de la communication pour générer des volumes de prescription sans commune mesure avec les besoins sanitaires réels des Français, ce qui justifierait de les punir par cet empilement de taxes exceptionnelles sur les bénéfices. Comme si les firmes savaient que les pouvoirs publics ne se sont donné aucun réel moyen de contrôle sanitaire du médicament en leur sein, en ville ou à l'hôpital, et que pour pallier le faible coût relatif négocié pour certains médicaments anciens, il serait licite d'utiliser toutes les ficelles pour faire prescrire largement dès leur mise sur le marché de pseudoinnovations, et d'utiliser tous les moyens pour maintenir une grande partie du corps médical sous tutelle. Et parmi ces moyens, la nouvelle légitimité octroyée sous le sceau de la Haute Autorité de santé par ces mêmes pouvoirs publics à une visite médicale en partie discréditée et boudée par un nombre croissant de professionnels de santé.

Pris au cœur de ces contradictions, le médecin généraliste devient un simple pion que chacun tente de manipuler avec un même mépris pour son honnêteté intellectuelle et sa compétence. Combien de temps cela durera-t-il encore ? Et combien de temps les tutelles sanitaires feront-elles la preuve qu'elles sont moins bien informées sur le médicament que le plus humble des soutiers de la médecine ?

Quant aux patients, comment leur assurer l'accès à une information indépendante, impartiale ? La loi Kouchner du 4 mars 2002, dite loi sur les droits des malades, s'y est employée.

« Art. L. 4113-13. - Les membres des professions médicales qui ont des liens avec des entreprises et établissements produisant ou exploitant des produits de santé ou des organismes de conseil intervenant sur ces produits sont tenus de les faire connaître au public lorsqu'ils s'expriment lors d'une manifestation publique ou dans la presse écrite ou audiovisuelle sur de tels produits. Les conditions d'application du présent article sont fixées par décret en Conseil d'État. Les manquements aux règles mentionnées à l'alinéa ci-dessus sont punis de sanctions prononcées par l'ordre professionnel compétent. »

Cet article prévoit d'exiger de tout expert ou professionnel de santé s'exprimant publiquement dans les médias qu'il annonce l'existence éventuelle d'intérêts financiers ou d'une rémunération par une firme pharmaceutique. Cela éviterait les habituelles interventions de professionnels vantant sans retenue dans les médias telle nouvelle technique révolutionnaire, telle innovation pharmaceutique, comme ce fut le cas pour le Vioxx®, en France et à l'étranger, pendant des années, alors qu'ils sont rémunérés par la firme commercialisant le produit. Cela rendrait moins délicate la tâche des donneurs d'alerte, ce « lobby anti-industrie pharmaceutique » fantasmé par la CSMF, alors qu'il est constitué en majorité de professionnels indépendants et isolés qui ne bénéficient certes pas des mêmes moyens logistiques que Big Pharma, et de loin... Mais, par un malencontreux hasard, les décrets d'application de cette loi, cinq ans plus tard, ne sont toujours pas publiés. Les professionnels de santé affichant la transparence qu'est en droit d'attendre le public sont donc rares, et d'autant plus méritants : outre les experts médicaux, qui publient leurs éventuels conflits d'intérêt sur les sites des agences de sécurité sanitaire et du médicament, seule l'UMESPE-CSMF, branche spécialiste de la CSMF, remercie ouvertement sur son site les laboratoires Astrazeneca, Aventis et Pfizer, de leur soutien.

Sarkozy, en toute franchise

Ce 27 juin 2006, lors de la Convention Santé de l'UMP, Nicolas Sarkozy fit un triomphe. Certes, son discours fut prononcé devant un auditoire qui lui était majoritairement acquis, et lui fit une *standing ovation* à son arrivée. Mais sur le fond, les propositions en matière de santé étaient cohérentes, et montraient à quel point l'équipe de campagne du candidat non déclaré à la présidence de la République avait su écouter le terrain, et analyser les effets de la réforme.

Rappelant son attachement au système français qui « garantit à chacun, quel que soit son revenu, son âge ou l'affection dont il souffre, une couverture maladie et un accès rapide sur tout le territoire aux soins dont il a besoin », Nicolas Sarkozy fait le constat de la fragilisation extrême du système. Aux médecins, il explique que l'objectif ne doit pas être de dépenser moins mais de dépenser mieux, que le mouvement de réforme doit s'opérer de façon moins heurtée et plus fluide (la rupture tranquille, en somme...), que la coordination par le médecin traitant doit donner lieu à une rémunération forfaitaire à raison du nombre de patients pris en charge (réinventant de fait l'option médecin référent mise à bas par Philippe Douste-Blazy), que les généralistes doivent être rémunérés à l'égal des spécialistes. Il plaide pour une augmentation du numerus clausus afin de pallier le manque de médecins, encourage la participation des médecins de ville à l'hôpital pour éviter la fermeture des hôpitaux locaux, affirme la nécessité d'un système d'évaluation permanente de la qualité des soins. L'un dans l'autre, le programme défini n'a rien pour choquer les médecins. Mais c'est dans les propositions de financement que le candidat va avancer ses propositions novatrices : « Les médecins qui accepteront l'évaluation de leurs pratiques et qui valideront leur formation continue bénéficieront d'espaces de liberté tarifaire dans le cadre du colloque singulier avec leurs patients. »

En clair, cela signifie que seraient autorisés à demander des dépassements d'honoraires les médecins qui feraient la preuve d'une formation médicale continue validée. À première vue, cette proposition d'idéologie très libérale est dans le droit fil de la méritocratie défendue par Nicolas Sarkozy. Mais s'appliquant au monde de la santé, elle se décline d'une manière surprenante.

Car ce que Nicolas Sarkozy propose là, c'est tout l'inverse de l'espace d'incitation à la qualité que représentait l'option référent. Dans l'option référent, des généralistes impliqués dans la formation médicale continue contractualisent avec les caisses et bénéficient en échange du respect d'un cahier des charges d'un complément de rémunération. Dans ce système tous les patients, **y compris les plus démunis**, peuvent bénéficier sans supplément d'honoraires ni dépassement de l'accès à ces médecins. Ce que propose Nicolas Sarkozy, c'est un système dans lequel, certes, les pouvoirs publics mettent en place une validation de la qualité de la formation continue des médecins... mais dans lequel, au bout du compte, auront en priorité accès aux médecins ayant satisfait aux exigences de qualité... **les patients les plus fortunés**. Autrement dit, il s'agit d'un système méritocratique, dans lequel c'est le patient, individuellement, et non plus la collectivité, à travers les caisses d'assurance maladie, qui paie le coût de la démarche qualité...

Plus loin dans ce discours de trente minutes très construit, Nicolas Sarkozy va entonner l'air « des abus, des gaspillages et de la fraude », rappelant que selon les estimations, celle-ci représenterait entre 5 et 10 % des dépenses de santé, soit entre 7 et 14 milliards, « l'exact montant des déficits ». Après avoir habilement préparé la salle en citant le cas anecdotique d'une patiente ayant consulté soixante-quinze médecins en un mois et acheté douze boîtes d'anxiolytiques par jour, il enchaîne :

« Je suis également partisan de l'introduction dans des conditions équitables... équitables, j'ose le mot aussi... d'une franchise sur la consommation de soins... Alors je vais vous dire un mot là-dessus : parce que promettre des dépenses de santé toujours plus grandes sans poser la question du financement ça n'aurait aucun sens. Nous parlons d'assurance maladie... Y a-t-il une seule assurance sans franchise ? Non. La question de la franchise c'est pour moi une question incontournable. Elle pourrait être forfaitaire et acquittée chaque trimestre car c'est la seule façon de res-pon-sa-bi-li-ser les patients. Je m'explique : si les dépenses d'assurance maladie diminuent et donc le déficit diminue, on pourra alors, à la suite du débat au Parlement, baisser le montant de la franchise. Si les dépenses augmentent, et donc le déficit augmente, on pourrait alors augmenter le montant de la franchise.

La franchise serait due par tous les assurés sociaux mais pourrait tenir compte de leur revenu et prévoir des exonérations pour les enfants, les bénéficiaires du minimum vieillesse, les chômeurs, voire les étudiants. Mais c'est un système qui me semble beaucoup plus prometteur que le système d'irresponsabilité globale qui consiste à dire il n'y a qu'à augmenter la CSG... parce qu'il n'y a qu'à augmenter la CSG, ça fait de la croissance en moins, de la consommation en moins, des emplois qui coûtent plus cher, et personne ne sait comment c'est géré... »

Voilà.

C'est dit avec une clarté exemplaire, encore rehaussée par la petite note de François Fillon sur son blog, ce jour-là :

« Dans le cas de la santé nous ne devrions pas hésiter à considérer l'augmentation des dépenses, pour peu qu'elles soient rationalisées, comme le signe d'un progrès et comme l'un des moteurs principaux de notre économie. Le corollaire de cette attitude nouvelle est la responsabilisation des patients qui doivent prendre eux-mêmes en charge la partie des dépenses de santé qu'on appelle de confort ou qui sont générées par des comportements irrationnels dans les limites de leurs capacités contributives. »

Avant de nous pencher sur le mécanisme de cette franchise, rappelons-nous les propos de Philippe Douste-Blazy, en mai 2004, à *Cent minutes pour convaincre* :

« Je vais déjà vous dire, les débats qu'il y avait, certains, on pouvait dire... des gens qui nous envoient des mails et qui disent : " Ce n'est pas compliqué, faisons une franchise de 100, ou 200, ou 300 euros par personne et comme ça, les 100, ou 200, ou 300 premiers euros, vous les payez, après ça sera l'Assurance maladie." Ça... je le refuse, nous le refusons parce que c'est comptable, c'est injuste parce qu'on ne peut pas faire payer de la même manière celui qui a un gros salaire, que celui qui est au SMIC... Le système changera, ce ne sera plus le système de l'Assurance maladie que l'on connaît, je vous l'ai dit il y aura brutalement, qu'est-ce qui se passe quand il y a une franchise de 200 euros ? Eh bien vous avez tout de suite des gens pour vous dire, moi je vous les paie, les assureurs, c'est un système que je ne veux pas, en tout cas je ne resterais pas dans ce système politique si vraiment on perd le système de la protection sociale. »[1]

Voici donc enfin clairement identifiés « ces gens qui nous envoient des mails » et veulent changer le système de l'assurance maladie en introduisant une franchise.

Rappelons d'abord ce qu'est une franchise : c'est la somme, prévue dans un contrat d'assurance, qui reste à la charge de l'assuré (donc non indemnisée par l'assureur) dans le cas où survient un sinistre.

Nicolas Sarkozy n'a jamais caché son penchant pour cette solution au problème posé par les dépenses de santé. Dès 2001, dans *Libre*, il écrivait :

« Je crois utile qu'un système de franchise soit mis en place comme pour tout processus d'assurance. Ainsi, les 500 premiers francs [76,22 euros] de dépenses de santé annuelles des assurés sociaux ne seraient pas remboursés, afin de responsabiliser ceux-ci. »

Et même si, à la tribune de la convention UMP, aucun chiffre n'a été cité, la note de François Fillon semble clairement indiquer que la franchise pourrait bien être à la hausse par rapport à 2001 :

« Comment comprendre que le paiement d'une franchise soit insupportable dans le domaine de la santé alors qu'une charge de plusieurs centaines d'euros par an pour la téléphonie mobile ou l'abonnement Internet ne pose pas de question ? »

1. Vous vous souvenez du courageux Philippe Douste-Blazy, dernier rempart d'une assurance maladie solidaire contre les suppôts des assurances privées ? Vous savez, Philippe Douste-Blazy, l'homme que l'on voit applaudir à tout rompre Nicolas Sarkozy lors du meeting de septembre 2006 où celui-ci fut intronisé « petit maître à penser » par Doc Gyneco ? L'homme qui rêve d'être Premier ministre, et assure les journalistes que « son premier cercle, autour de François Fillon, pense que Sarkozy leur appartient. Il faudra qu'ils apprennent à le partager car Nicolas [leur] a dit qu'il n'y aurait pas d'antagonisme sarkozystes-chiraquiens. »

D'un côté comme de l'autre, on voit que le projet néolibéral a avancé, au point que, conformément au rêve de l'Organisation mondiale du commerce, la santé peut aujourd'hui être considérée par un candidat à la présidentielle et par un de ses principaux idéologues comme un secteur du marché globalisé, à l'instar de la téléphonie mobile ou de l'Internet. Par la simple omission d'un mot, en un véritable tour de passe-passe sémantique, Nicolas Sarkozy enterre l'idée d'assurance maladie solidaire pour affirmer : « Nous parlons d'assurance maladie... Y a-t-il une seule assurance sans franchise ? Non. » C.Q.F.D.

Pas à pas, nous le voyons, et sans que les politiques l'avouent clairement, nous quittons le domaine d'une protection sociale du risque maladie réellement solidaire, pour entrer dans le domaine d'une protection individuelle, en fonction des revenus. Car un système de franchise « forfaitaire et acquittée chaque trimestre » aurait des effets qu'on a du mal à imaginer, pour les patients aux faibles revenus mais pas assez pauvres pour en être dispensés (sont cités comme bénéficiant d'une exonération, outre les enfants, difficilement taxables dans un contexte électoral, les personnes bénéficiant du minimum-vieillesse et les chômeurs).

Certains d'entre eux réduiraient davantage encore leur train de vie déjà modeste pour pouvoir accéder aux soins. D'autres tenteraient de retarder certains soins afin de concentrer leurs dépenses dans un laps de temps plus court, afin de payer le minimum de franchise. D'autres enfin renonceraient à se soigner. Tous, partant, seraient fragilisés, et, à l'instar du spectre du chômage, cette fragilisation, cette précarité dans l'un des domaines les plus fondamentaux, la santé, rendrait cette population plus malléable encore vis-à-vis du patronat.

En novembre 2006, présentant le projet et les dix engagements de l'UMP pour les législatives, François Fillon précisera les détails du système de franchise envisagé : il s'agirait de remplacer « les forfaits mis en place ces dernières années », soit le forfait de 1 euro par consultation ou acte de biologie et un forfait de 18 euros sur les actes techniques au-dessus de 91 euros, par une franchise annuelle de 50 à 100 euros, modulable, et dont « pour des raisons évidentes d'équité et de santé publique, certains patients, comme les enfants ou les personnes titulaires du minimum vieillesse, seraient exonérés ou bénéficieraient d'une franchise réduite ».

Notons, tout d'abord, que le tarif de la franchise se précise, et qu'elle pourrait atteindre, dès sa mise en place, 100 euros par personne, ce qui n'est pas négligeable. Notons aussi que cette franchise est censée se substituer au forfait de 1 euro mis en place par Douste-Blazy... prétendument pour repousser le spectre honni de la franchise... alors que dans les faits, le forfait de 1 euro a mis le pied à l'étrier à sa grande sœur. Petit forfait deviendra grand, avions-nous prévenu dans le « Manifeste contre les mensonges de la réforme », dès décembre 2004. Notons que, petit à petit, les enfants et les bénéficiaires du minimum vieillesse, censés être exonérés si l'on en croit le discours de Nicolas Sarkozy en juin, pourraient, en novembre, selon François Fillon, bénéficier d'une simple ristourne sur la franchise...

Rien d'étonnant chez des néolibéraux qui avaient déjà applaudi à deux mains quand Philippe Douste-Blazy, pour responsabiliser l'assuré, avait décidé d'appliquer le forfait de 1 euro aussi bien aux dialysés qu'aux cancéreux et aux accidentés du travail ; toutes catégories dont on sait bien le goût pour la médicalisation à outrance des moindres petits bobos de l'existence...

En l'état du projet, cette franchise serait non remboursable, même par les assurances complémentaires, mais on voit mal comment ce genre de dispositif tiendrait, sur le long terme, surtout si la franchise était amenée à augmenter... Dans la revue *Commentaire* (hiver 2006-2007), Jacqueline Simon, ancienne directrice du groupe d'assurance Victoire, chiffre un niveau de franchise raisonnable à... 600 euros par personne. En 2004, « le système se serait équilibré avec une franchise de 600 euros par personne protégée. » Prônant une plus grande implication de l'assurance privée, elle note : « Accepter de remettre en cause certaines des dispositions de la protection sociale, c'est tourner une page, c'est fermer une parenthèse qui dure depuis maintenant trente ans. Les esprits obscurcis par de longues querelles doctrinales n'y sont pas encore prêts ». Fermez la parenthèse, les assureurs arrivent au galop...

Ce projet inquiétant n'est défendable que si l'on a préalablement posé le postulat, largement distillé dans l'opinion publique, que le déficit de l'Assurance maladie est insupportable (en passant sous silence les exonérations de cotisations sociales aux entreprises, non compensées, et le glissement des fruits de la croissance, ces dix dernières années, des travailleurs vers les actionnaires), comme je l'avais entendu dès ma rencontre du troisième type d'avril 2004.

Ce projet n'est défendable que si l'on a martelé, durant des années, que le patient est un « consommateur de soins », et non pas un malade, comme le sous-entendait alors le discours de Claude Bébéar.

D'où l'insistance des néolibéraux, depuis des années, pour affirmer que le secteur santé est un secteur commercial comme un autre, et qu'il faudrait responsabiliser les « patients qui doivent prendre eux-mêmes en charge la partie des dépenses de santé qu'on appelle de confort ou qui sont générées par des comportements irrationnels dans les limites de leurs capacités contributives ». C'est dit. Les dépenses de santé ne sont pas liées à la maladie mais à des dépenses de confort ou des comportements irrationnels. À partir de ce constat, on peut, par vagues successives, réduire la part dévolue à la solidarité, et augmenter la part laissée aux complémentaires.

Lesquelles, particulièrement au niveau des assurances privées, n'attendent que cela.

Marie-Chantal en rêvait, les AGF l'ont fait

C'est un communiqué de presse du groupe Médéric, en date du 1er septembre 2006. On y lit : « À l'occasion de sa prise de fonctions, Guillaume Sarkozy a indiqué être “fier de prendre la direction de Médéric, un acteur historique majeur de la protection sociale. Mon ambition est que Médéric relève les défis des réformes à venir qui transformeront profondément l'intervention des acteurs complémentaires, notamment dans le domaine de la santé, pour jouer un rôle de premier plan dans l'amélioration des services de protection sociale." »

Mais ce n'est pas, et de loin, le seul indice de ce qui se profile. En avril 2006, les AGF lançaient un nouveau concept haut de gamme. Voici ce que j'en écrivais dans *Les Inrocks* à l'époque :

« La marchandisation de la santé est en marche, cette transformation apparemment inexorable de la relation patient-soignant en une relation de service client-prestataire de soins. Poussant cette logique à fond, les AGF innovent, en proposant un produit haut de gamme, Excellence Santé, qu'on croirait tout droit sorti d'une pub de Terry Gilliam restée sur le sol de la salle de montage du film *Brazil* : "Vous êtes riche ! Méga-riche ! (Harpe céleste) Riche au-delà des rêves les plus fous de la plèbe que vous exploitez !!! Et pourtant, face à la maladie (*scie de violons angoissants, à la Bernard Hermann dans* Psychose), votre argent ne vous est d'aucune utilité ! Face à la maladie (*coup de tonnerre brutal dans un ciel serein*), vos actions, vos business plans ne vous protègent en rien ! Livrés aux caprices de brancardiers trotskystes en mal de RTT, de généralistes conventionnés sourds à votre détresse, vous voici soudain condamné à la promiscuité de salles d'attente tiers-mondistes ! Heureusement (*re-harpe céleste*), AGF est là. Grâce à Excellence Santé, comme un millier de dirigeants d'entreprise française à très gros revenus, vous bénéficierez, pour une modique cotisation annuelle de douze mille euros, d'un accès privilégié pour toute notre gamme de services : bilans de santé, coaching administratif et médical hypertendance, mais surtout, en cas de maladie, prise en charge haut de gamme ! Fini, la médecine partageuse, fini, les délais d'attente insupportables ! Grâce à Excellence Santé, vous passerez avant les gueux ! Existe aussi en version femme ou maîtresse – 4 000 euros, et 2 000 euros par enfant à charge." Ainsi les AGF ont-elles imaginé dresser des contrats avec la crème de la crème des patrons, pour offrir aux riches un passe-droit, et ce dans un contexte de démographie médicale déclinante, de fragilisation d'un système à bout de souffle. La polémique naissant actuellement autour de ce projet politiquement incorrect jusqu'au surréalisme risquerait pourtant de passer sous silence un point crucial : ce que Gilles Johanet, directeur de la branche Santé, théorise aux AGF existe déjà en France, depuis bien longtemps, et sans que l'Ordre des médecins s'en émeuve plus que cela. Depuis des décennies, les patients prenant rendez-vous à l'hôpital public se voient proposer des délais plus ou moins longs, selon qu'ils choisissent la consultation publique ou la consultation privée du praticien, seule la hauteur de leur rémunération servant alors de critère au zèle médical. Excellence Santé, c'est donc la rencontre finalement assez cohérente de deux logiques d'exclusion, la médecine L'Oréal : “Un dépassement parce que je le vaux bien” pacsant à ciel ouvert avec la société ultralibérale : “Ma carte Gold vaut mieux que ta Vitale.” Difficile de suivre le cheminement de Gilles Johanet dans cette affaire : lui qui avait avec d'autres porté au sein de la CNAM un vrai projet qualité en médecine générale, le médecin référent, doté d'un cahier des charges social autant que médical : égal accès aux soins grâce à la dispense d'avance de frais, respect des tarifs conventionnés, limitation du nombre d'actes, formation des médecins indépendante des firmes pharmaceutiques... se retrouve, dans un système bloqué (où le médecin référent a été enterré vivant avec la “réforme”) à proposer un produit basé sur la seule notoriété de praticiens leaders d'opinion, cooptés selon des règles échappant à toute transparence, et sans qu'on sache bien ce que le patient friqué gagnera à passer dans les mains de ces médecins “vus à la télé”. Quel est leur cahier des charges ? Quels sont leurs liens avec l'industrie pharmaceutique, quand on sait que les firmes cherchent constamment à s'attacher les services de grands patrons, pour lancer tel ou tel produit “innovant”, comme l'affaire du Vioxx® nous l'a hélas rappelé ? Si le but recherché est de faire bouger les lignes, d'ouvrir demain des contrats de qualité à l'ensemble de la population, comme AGF et d'autres ont tenté de le faire en chirurgie dentaire, pourquoi diable commencer par un projet aussi caricaturalement élitiste ? La réforme Douste-Blazy, sous couvert de sauvegarder l'essentiel, a consisté en un petit arrangement tarifaire entre amis, UMP d'un côté, syndicats de spécialistes adeptes des dépassements tarifaires de l'autre. La solidarité n'est plus qu'un concept vidé de son sens, quand l'actuel directeur de la Sécu, ancien d'AXA placé par Chirac à la présidence de la CNAM, entérine une prime au mérite des médecins-conseils afin de promouvoir une logique d'entreprise au détriment de la prise en charge des patients. La Sécu est mourante, et dans ses soubresauts, n'en doutons pas, nous verrons ressurgir pas mal d'hydres jusque-là inavouables. »

Le tollé médiatique fut tel, que le projet de Gilles Johanet fut remballé dans les cartons. Pour un temps[1].

La boîte de Pandore est ouverte. En octobre 2006, c'est au tour des Mutuelles du Mans Assurances (MMA, assurance privée malgré son nom trompeur), de lancer une nouvelle formule « Santé Double Effet », en proposant, moyennant une majoration de 15 % de la cotisation de base, un remboursement de la moitié de la surprime versée si les dépenses de santé de l'assuré pendant la période sont faibles ou nulles. Le but, comme l'explique le président des MMA, est d'attirer une clientèle jeune qui rechigne à souscrire une complémentaire : « Nous sommes au début d'un remaniement de l'offre d'assurance en matière de santé. Le produit de base qui rembourse la consultation chez le médecin devient inadapté face à l'envolée des coûts et l'accroissement des transferts sur le budget des familles. Si on ne rebâtit pas une offre cohérente, les jeunes vont cesser de s'assurer et les cadres qui cotisaient pour une chambre privée en cas d'hospitalisation, pour des lentilles ou des couronnes en céramique, vont chercher à faire des économies et baisser en gamme. »

Du côté des mutuelles et des associations de patients, on

1. Un fin connaisseur du dossier me fit remarquer que ce type de contrat ressurgirait un jour ou l'autre : « Tu comprends, avec le scandale que font les gauchistes autour des stock-options, ce serait un moyen idéal pour les entreprises de remercier les hauts salaires les plus méritants sans encourir la vindicte publique. »

dénonce le mauvais coup porté à la notion même de solidarité, de mutualisation des risques.

Jean-Pierre Davant, président de la Mutualité française, condamne l'initiative : « Ce type de mesure vise à augmenter de 15 % les primes des malades. Seuls les assurés n'ayant pas été souffrants seront remboursés d'une partie de leur cotisation. Ce n'est pas en pénalisant les malades que l'on améliorera le système de santé. Vous risquez d'avoir des gens confrontés à des moments difficiles qui éviteront de se faire soigner pour récupérer leur prime. Cette proposition est dangereuse sur le fond. En poussant les assurés à se couvrir en fonction de leurs besoins, on met à mal le principe de la solidarité. C'est un rude coup porté au régime obligatoire et à l'assurance complémentaire. »

Même son de cloche chez *Que choisir* : « Au nom de la liberté individuelle, on introduit dans la santé le bonus-malus de l'assurance automobile. Mais à chaque fois qu'on individualise, on engendre des effets pervers. Le risque est que l'individu pourrait ne plus aller consulter un médecin de peur de ne pas récupérer la moitié de sa prime. »

Xavier Bertrand, le ministre de la Santé, n'est pas en reste, qui écrit au président des MMA pour l'informer que son projet va « à l'encontre des principes de solidarité et de mutualisation qui sous-tendent l'organisation de l'Assurance maladie », alors que les MMA ne font que s'adapter à la situation créée par la convention, à coups de déremboursements et de forfaits divers.

Certains penseront qu'après tout confier une partie de la gouvernance du système aux assurances privées, si l'on se réfère aux lois du marché, est une excellente chose. Car le dogme est formel : la concurrence tire les tarifs vers le bas...

Hélas, ce n'est pas le cas aux USA, loin de là. Le système d'assurance maladie, essentiellement privatisé, n'est certes pas déficitaire. La variable d'ajustement y est d'une autre nature : une masse grandissante d'Américains, près de quarante-six millions aujourd'hui, dénués de toute protection sociale... Et pour les autres, un surcoût non négligeable lié à deux facteurs jamais pris en compte par les chantres de la concurrence à tout va.

Le premier, c'est, bien entendu, la nécessité de rendre le secteur profitable à l'actionnaire. Il n'est pas ici question d'atteindre simplement l'équilibre, mais de dégager une marge bénéficiaire à deux chiffres chaque année. C'est cela de plus que paiera l'assuré.

Le second, c'est la nécessité, dans cette foire d'empoigne que devient la chasse au client, d'augmenter de manière conséquente le budget de promotion et de publicité destiné à ferrer le chaland, avec un surcoût estimé de 20 % pour ce seul poste marketing. Car la libéralisation du secteur, comme lors de l'introduction des « Tou Tou You Tou » dans le renseignement téléphonique, s'accompagnera d'une féroce bataille publicitaire entre complémentaires, dont la note, in fine, sera payée par l'assuré.

Alors, bien sûr, les petits malins se diront que le meilleur moyen de s'en sortir est encore d'anticiper le mouvement, de devenir actionnaire d'un groupe assurantiel privé. Bien vu ? Non, désolé. Tout faux. Parce que, au royaume des grands fauves, on est toujours bouffé par plus gros carnassier que soi.

Novembre 1999 : les ministres de cent trente-quatre États-membres se rencontrent à Seattle, USA, pour un nouveau round de discussions de l'Organisation mondiale du commerce. Parmi les sujets brûlants, le projet prioritaire de l'OMC : la privatisation des secteurs de l'éducation, de la santé, de la protection sociale, du transport et du logement social. Le but de l'OMC est alors d'étendre l'économie de marché aux services traditionnellement publics. Dès 1999, la Coalition des industries de service américaine, alias USCSI, affiche ses espoirs quant aux négociations du GATT : « Nous pensons pouvoir progresser largement dans les négociations afin de dégager les opportunités pour les compagnies américaines de s'implanter sur les marchés des systèmes de soins étrangers... Historiquement, les services de santé dans de nombreux pays étrangers ont largement été sous la responsabilité du secteur public. Cette appartenance au secteur public a rendu difficile l'implantation marchande des industries de services du secteur privé US dans ces pays étrangers... »

Continuons dans la voie tracée par les néolibéraux, et attendons-nous, demain, à ce que notre système de santé serve à financer les retraites et les fonds de pension aux USA...

Xavier Bertrand sauve les meubles

À l'approche de l'élection présidentielle, le ministre de la Santé tente de clore certains dossiers laissés en déshérence, comme celui des médecins référents, ou celui de la création d'une véritable filière de médecine générale à l'université. Pour ce faire, et malgré les cris d'orfraie poussés par les caciques de la CSMF, qui y voient une trahison de leur partenariat privilégié avec l'UMP, Xavier Bertrand appelle à ses côtés, au courant de l'été 2006, Sandrine Buscail. Cette ancienne présidente du Syndicat national des jeunes médecins généralistes, signataire du « Manifeste contre les mensonges de la réforme », hérite, au poste de chargée de mission pour la médecine générale auprès du ministre, d'une lourde tâche. Dans un ministère habitué à recevoir hospitaliers et grands patrons, elle doit changer l'image vaguement méprisante véhiculée depuis des années d'un généraliste sous-traitant, mal formé aux grands chantiers de la prévention, dernière roue du carrosse du système de santé.

Cette nomination représente, pour les généralistes, un espoir ténu. Espoir entretenu par le ministre lui-même, qui à l'automne 2006 ne cesse de clamer la nécessité de revaloriser la médecine générale. C'est que, année après année, l'évidence s'est faite plus aveuglante. La médecine générale est en perdition. Les étudiants la désertent pour s'orienter vers des spécialités autrement plus lucratives, au point que chaque année, lors du choix des postes, le premier étudiant à choisir la médecine générale est sifflé par ses pairs... Comment, en effet, être assez stupide pour choisir une filière méprisée, sans cesse dévalorisée malgré les grandes phrases vides de sens sur le pivot du système de santé ?

Année après année, le déséquilibre français s'accroît, la densité de médecins généralistes en France devient l'une des plus faibles d'Europe, le ratio spécialistes/généralistes dépassant bientôt le 55/45, quand la plupart des pays occidentaux fonctionnent avec près de 70 % de médecins de premier recours.

Et c'est cette pénurie de médecins généralistes, connue, programmée, ignorée depuis des années par les technocrates, que semble découvrir brutalement le ministre, alerté quotidiennement par les interrogations des députés, des conseillers régionaux, des maires, qui sur le terrain cherchent désespérément une solution à la désertification médicale.

Fini, les promesses, les tergiversations, Xavier Bertrand paraît décidé à prendre le problème à bras-le-corps.

Courant novembre 2006, il pose un ultimatum aux négociateurs de la convention, cherchant désespérément à boucler avant les élections tous les dossiers en suspens. Parmi eux, la convergence entre le médecin référent et le médecin traitant, qui un an après la date butoir du 15 novembre 2005 n'a pas vu le jour, tant est évidente la mauvaise volonté des syndicalistes signataires à traiter cette question que Michel Chassang ne cesse de considérer comme secondaire : « Réparer les retards n'est pas préparer l'avenir. »

Sur ce dossier comme sur celui d'un secteur optionnel proposé aux chirurgiens, Xavier Bertrand pose un ultimatum à la CNAM et à la CSMF : si rien n'a été fait d'ici le 31 janvier 2007, le ministre tranchera par décret.

Cet empressement soudain a d'autres raisons que la volonté de faire place nette. Car le 2 décembre 2006, profitant de son exposition médiatique lors de la journée mondiale de lutte contre le sida, Xavier Bertrand, dernier juppéiste du gouvernement... annonce dans un entretien au *Figaro* son ralliement à Nicolas Sarkozy, l'homme de la franchise, au motif que le président de l'UMP a « une vraie volonté de faire bouger les choses, et l'énergie pour le faire ».

Dans le même temps, Frédéric Van Roekeghem sort de son

rôle habituel d'Harpagon pour annoncer, sourire aux lèvres, en couverture d'*Impact-Médecine* : « Je m'engage à revaloriser les généralistes d'ici Mars. »

Embrassons-nous, Folleville.

Cette volonté de régler les dossiers en suspens s'exerce pourtant dans un climat extrêmement tendu. Tout est en place, à quelques mois de l'échéance électorale, pour une nouvelle explosion dans le secteur de la santé, en une sorte de 2002 à l'envers. À l'époque, totalement sourd aux revendications des généralistes refusant d'être corvéables jour et nuit, Lionel Jospin avait essuyé leur fronde. Nombre d'analystes estiment qu'elle a été récupérée par la CSMF au profit de l'UMP.

Fin 2006, une nouvelle épreuve de force s'annonce.

Les syndicats de spécialistes de l'UMESPE-CSMF ferraillent de leur côté pour obtenir pour tous les spécialistes un secteur optionnel, promis depuis 2004 par Philippe Douste-Blazy aux seuls chirurgiens de secteur 1, leur permettant de pratiquer des dépassements d'honoraires encadrés tout en bénéficiant d'une prise en charge partielle de leurs cotisations sociales. Michel Chassang et Dinorino Cabrera tonnent contre les prévisions de croissance des dépenses de santé prévues dans le plan de financement de la loi de Sécurité sociale pour 2007, qui entérinent un taux de progression des dépenses hospitalières de 3,5 %, lorsque la médecine de ville devrait se contenter d'un maigre 0,8 %[1].

Un intense lobbying de leur part auprès des parlementaires remontera ce taux à 1,1 %, au grand soulagement des firmes

1. La colère des médecins de ville par rapport à cette étonnante différence de traitement est aggravée par la publication de documents internes de la CNAM qui pointent l'ampleur des dépenses de prescription faites à l'hôpital mais facturées sur les comptes des soins de ville, en progression de plus de 20 % entre 2005 et 2006 ! En 2006, l'hôpital aura représenté 51 % des dépenses de Sécurité sociale, et les honoraires des médecins généralistes, objet de tractations byzantines, seront passés sous la barre des 3 %. Les médecins traitants, coordinateurs du meilleur système de santé du monde, représentent 2,9 % de la dépense globale de la Sécurité sociale... cherchez l'erreur.

pharmaceutiques, inquiètes de la volonté de Xavier Bertrand de faire pression sur le corps médical pour que celui-ci diminue encore les prescriptions afin de dégager des marges de revalorisation. En effet, le ministre de la Santé explique aux médecins qu'il souhaite diminuer de 2,6 % l'enveloppe des produits de santé, et donc du médicament, afin d'obtenir un taux de progression des honoraires des médecins de 3,5 à 4 %. Ces vases communicants ne sont pas du goût du LEEM, qui pourtant devrait se satisfaire que le ministre octroie dans le même temps la possibilité pour les firmes pharmaceutiques de participer financièrement de manière conséquente à la formation médicale des médecins, alors que cette participation est reconnue comme nuisible à la qualité des soins délivrés aux patients, et à l'information des médecins [1]. Et, courant janvier 2007, Xavier Bertrand récidive en introduisant au dernier moment à l'Assemblée nationale un amendement permettant aux firmes de mettre en place des programmes industriels « d'aide à l'observance », un élément majeur de la stratégie globale de Big Pharma pour tenter de maîtriser la totalité de l'information-santé du grand public. Ces programmes de fidélisation masquée des patients, contrairement à ce que prétend le ministre, ne sont aucunement une obligation de la réglementation européenne, qui, bien au contraire, interdit pour le moment toute publicité directe au consommateur, au grand dam des firmes qui bénéficient largement de ce système aux USA. Nouvel exemple de la contre-productivité des dogmes néolibéraux, selon lesquels il importe, avec une vision comptable à court terme, d'extérioriser vers le privé le maximum de « services » – ici la formation des médecins et l'information-santé des patients –, quitte à ce que les firmes

1. Sur le site du Formindep, collectif pour une formation médicale indépendante au service des seuls professionnels de santé et des patients, le Dr Dominique Dupagne signe, dans un article intitulé « L'Empire contre-attaque », une brillante autopsie de cette décision lamentable. À lire particulièrement : « Huit ans pour construire l'Étoile noire », et « Le ministère le plus bête du monde », sur www.formindep.org.

pharmaceutiques y trouvent leur intérêt... et un confortable retour sur investissement à la charge de l'Assurance maladie...

Les soubresauts de la CSMF ne sont rien en comparaison de ce qui bouleverse le camp adverse, celui des opposants à la convention, vainqueurs des élections professionnelles de juin 2006 avec près de 60 % des voix. Car par un tour de passe-passe, Xavier Bertrand va confier au sénateur Vasselle le dépôt d'un amendement adopté en catimini au Sénat pour ôter tout pouvoir de nuisance aux syndicats que le pouvoir a décidé de considérer « non représentatifs » malgré leur succès électoral[1].

Ce déni démocratique contre lequel s'élèveront les députés et sénateurs de l'opposition[2] constitue le seul moyen pour Xavier Bertrand de sauvegarder l'axe UMP-CSMF bien mis à mal dans les urnes car, contrairement aux prévisions de Michel Chassang, MG France, Espace Généraliste et FMF se sont rejoints pour créer, au-delà de leurs divergences, une intersyndicale majoritaire qui, devant le refus de reconnaissance de sa représentativité issue des urnes, use d'un artifice juridique pour s'opposer aux avenants signés par la CSMF... même lorsque ceux-ci s'accompagnent de revalorisations financières pour les médecins.

« Les syndicats doivent être reconnus représentatifs parce qu'ils ont été élus, pas parce que le ministre l'a décidé ! » martèle

1. Le Dr Jean Leonetti, député-maire UMP d'Antibes et auteur de la loi sur le droit des malades et la fin de vie, donnera l'explication de cette manœuvre : « Le gouvernement a choisi la voie sénatoriale pour faire voter son texte, car chez les députés, à quelques mois des élections législatives, cet amendement ne serait jamais passé. »

2. Le sénateur Jean-Pierre Godefroy, représentant du groupe socialiste, fustigera cette manœuvre indigne : « Cela revient finalement à annuler autoritairement les résultats d'une élection contrôlée par l'État... Si votre conception du dialogue social, c'est de choisir vos interlocuteurs en évacuant tous ceux qui ne sont pas d'accord avec vous, ce n'est plus du dialogue social, c'est se regarder dans le miroir !... Et pourquoi ne pas changer demain le résultat de toutes les élections dans le pays en disant que tel corps électoral n'est pas représentatif ? Dans un texte comme celui-ci, oser un tel morceau de bravoure, c'est se moquer de l'opinion publique. »

le président de MG France. Bombardés de mails et de lettres par des généralistes furieux de voir le ministre de la Santé s'asseoir ainsi sur le vote de vingt-neuf mille médecins pour continuer à privilégier la CSMF et le SML, les sénateurs réutilisent la bonne vieille technique du copier-coller pour renvoyer les généralistes à leur néant, paraphrasant Philippe Bas, ancien secrétaire général de l'Élysée, ubuesque ministre de la Sécurité sociale, qui déclare qu'il n'est pas question de donner à des syndicats qu'il a décidé de considérer non représentatifs « un pouvoir de nuisance qui ne s'accompagne pas d'un pouvoir constructif[1] ».

Michel Chassang, président de la CSMF, botte en touche en assurant n'avoir rien demandé : « Je n'approuve ni ne désapprouve. Je constate simplement que le Parlement a décidé d'exprimer clairement l'esprit du législateur en corrigeant son erreur initiale. Mais c'est le problème de la représentation nationale, pas le mien. » Son prédécesseur à la tête de la CSMF, le Dr Claude Maffioli, nommé à la HAS et président de l'Union nationale des professions libérales, s'émeut, lui, de l'avis du Conseil économique sensible aux arguments des opposants. L'UNALP « refuse de faire de l'élection un critère principal, voire unique, de mesure de la représentativité ». Selon elle, ce serait « une prime donnée à ceux qui n'ont pas de programme et qui ne sont que simplement contestataires ». Ah... délices de la démocratie... Entre l'UMP d'un côté et les représentants de la CSMF de l'autre, les opposants redécouvrent la stéréo.

L'intersyndicale majoritaire saisira le Conseil constitutionnel, et l'opposition parlementaire fera de même, en vain. Mais la manœuvre laisse quand même de grosses traces de pneus dans la purée du petit, au moment où le gouvernement prône le dialogue social devant les syndicats de salariés (lesquels deman-

1. Forte pensée républicaine d'un ministre qui, souhaitant devenir député dans une circonscription de la Manche « prenable » aux législatives, pousse la nomination du député UMP sortant, à sa demande, à la Cour des comptes, malgré les préventions de Philippe Seguin lui-même, et obtient pour celui-ci un poste de « conseiller maître en service extraordinaire à la Cour des comptes ».

dent eux aussi, tout simplement, que la représentativité soit liée aux résultats électoraux). Quelques jours après ce vote, les sénateurs donneront une nouvelle preuve de leur profonde implication dans les questions de santé publique en participant à un festin offert sous les ors de la République par British American Tobacco[1].

Si tout cela n'était pas suffisant pour chauffer les généralistes à blanc, l'annonce faite par le ministre de la création (enfin) d'une filière universitaire de médecine générale à l'université, indispensable à former de jeunes étudiants à une discipline que jusqu'à présent nombre d'entre eux n'ont pu expérimenter pendant leurs études, se heurte à l'absence de financement nécessaire. La caste hospitalo-universitaire voit en effet d'un mauvais œil les généralistes enseignants, ces pelés, ces galeux qui depuis vingt-cinq ans portent à bout de bras avec un statut d'intérimaire l'enseignement de la médecine de premier recours dans les facultés, réclamer enfin d'être titularisés et traités comme des égaux. Des généralistes dans les facultés, oui, mais à condition qu'ils tiennent leur rang ! La riposte ne se fait pas attendre, enseignants et étudiants se mettant en grève, rejoints et soutenus dans leurs manifestations par les généralistes en exercice qui savent pertinemment que la survie même de leur discipline est

1. Comment ne pas céder à la tentation de tresser, une dernière fois, les lauriers de Margaret « *There is no alternative* » Thatcher, la playmate du mois de nos amis néolibéraux. L'effondrement de l'URSS a permis aux dealers de tabac de racheter à bas prix des usines locales, de promouvoir le tabagisme dans des pays où la culture de santé publique était quasi inexistante, d'assurer l'asservissement de millions de femmes et de jeunes, sous couvert d'un humanisme de façade, et de la sponsorisation de réunions sportives, voire du soutien actif d'économies nationales sinistrées. Comme le déclarait ingénument Dan Quayle, ex-vice-président de l'administration Bush Sr : « L'expansion agressive des exportations de tabac est rendue nécessaire par la diminution du tabagisme en Amérique. » Une autre amie de l'humanité a longtemps œuvré dans le même sens. Margaret Thatcher, ex-Dame de Fer, fut salariée par Philip Morris de 1996 à 1998 à hauteur de plusieurs millions de dollars annuels afin de faire du lobbying à direction des pays pauvres pour y promouvoir le tabagisme. Manière originale, sans doute, de régler le problème des retraites par répartition.

mise en danger par ces manœuvres d'appareil pour aggraver encore la déshérence de leur filière, au détriment de la santé publique.

Le cauchemar a déjà commencé

Ainsi les Fossoyeurs ont-ils profondément modifié le paysage sanitaire français, en quelques années à peine. Après avoir installé dans la population l'idée que la santé était un commerce comme un autre, que le système d'assurance maladie solidaire était obsolète et financièrement intenable du fait d'une consommation inadaptée « de confort » de patients qu'il fallait responsabiliser par l'argent, du fait des dépenses inconsidérées de parasites et autres profiteurs des minima sociaux, ils ont appliqué, en ville, à l'hôpital, les dogmes de leur secte, laminant les expériences de sortie partielle du paiement à l'acte en ville, cautionnant et généralisant les dépassements tarifaires, introduisant à l'hôpital le tri des patients en fonction de la rentabilité de leur pathologie, modifiant le fonctionnement de la Sécurité sociale pour y appliquer des objectifs de rentabilité masqués derrière la rhétorique fourre-tout de la maîtrise médicalisée.

Ils ont gravement mis à mal la confiance ténue qu'une partie non négligeable des professionnels de santé accordait encore à la convention médicale, privilégiant les petits arrangements tarifaires entre amis au détriment de la santé publique ou de la démocratie sociale.

Aux patients, enfin, ils ont fait miroiter le vieux rêve de sortir de l'assurance maladie solidaire, et de ne plus payer pour les vieux, les malades, les handicapés, tous ceux qui ralentissent la marche en avant de la cohorte vers des lendemains qui chantent pour l'actionnaire.

Comme l'assène avec cet humanisme un peu rude qui fait tout son charme Éric Le Boucher : « La protection sociale est plus un coût dans la compétitivité internationale qu'un avantage. » C'est bien vrai, quoi. Il faut savoir ce qu'on veut :

prendre soin des faibles et des malades, ou faire péter le CAC 40. Assez de tergiversations !

Ce pari, c'est le pari que Margaret Thatcher, en son temps, fit accepter à la classe moyenne britannique : « Finissez-en avec l'État providence, cessez de traîner derrière vous le boulet de tous ces professionnels de l'assistanat, les chômeurs, les filles mères... Larguez le wagon de queue et vous pourrez, vous aussi, goûter à l'ivresse de l'économie de marché libre et non faussée... » Le résultat fut édifiant, et nombre de ménages de la classe moyenne y laissèrent leur maison, achetée à crédit, lorsque les taux révisables non capés atteignirent 20 %...

Mais ce pari faustien garde tout son attrait, surtout, dans le domaine de la santé, lorsqu'on est jeune et en bonne santé. Allez, avouez-le. Certains d'entre vous, qui me lisez, qui êtes arrivés au bout de votre lecture, pourraient parfaitement se satisfaire d'un système d'assurance maladie individuelle, librement contractée.

Lorsqu'on n'est pas, soi-même, confronté au lourd handicap que constitue la prise en charge d'une maladie au long cours, on a facilement tendance à imaginer que l'on s'en sortira toujours mieux tout seul, qu'il suffit de savoir anticiper sur le long terme, qu'on saura toujours, à temps, s'assurer correctement pour faire face au risque. On peut aisément en arriver à se convaincre que la solidarité est avant tout un poids, un poids financier qu'on porte pour « les autres », ceux que le pouvoir nous désigne comme des parasites, des fraudeurs.

À ceux qui s'imaginent protégés par leur statut social, à tous ceux qui s'imaginent hors d'atteinte, à tous ceux qui rêvent sans inquiétude d'un monde où la santé serait enfin devenue un commerce comme un autre, je répondrai simplement :

H
5
N
1.

H5N1.

Bonne chance.

Vous allez en avoir besoin.

Remerciements

À Véronique,

Aux confrères qui ont accompagné la maturation de ce livre :

Bernard Abbal, Malek Abderrahim, Patricia Allal, Michel Amar, Michel Amouyal, Jean-Pierre Amoyel, Raymond Attuil, Jérôme Aubertin, Pierre Bachelard, Geneviève Barbier, Gilles Bardelay, Gérard Barichard, Hélène Baudry-Lamy, Bernard Becel, Paul Benkimoun, Norbert Bensaïd (†), Yves Bertin, Jean-Luc Besnard, Sophie Bialek, Michel Biland, Francis Blanc, Christian Bonnaud, François Bonnaud, Pascal Bonnet, Luc Bonnin, Jean-Marie Boulongne, Maxime Boumandil, Thomas Bourez, Richard Bouton, Alain Boutry, Claude Bronner, Jean-François Burte, Sandrine Buscail, Stéphane Casset, Yves Cattin (†), Renaud Cazalis, Pascal Charbonnel, Alan Charissou, Alain Chebath, Jean-Benoît Chenique, Gérard Chenu, Christian Chilli, Michel Chrétien, Abdel-Ilah Chiheb, Jacques Cogitore, Claire Colas, François Cordonnier, Pierre Corratge, Pierre Costes, Thierry Dambry, Olivier Darreye, Isabelle De Beco, Eva De Roffignac, Florence De Ruyter-Goyet, Georges Delamare, Mady Denantes, Martine Devries, Jean-Pierre Dio, Patrick Doat, Laurent Dominguez, Catherine Dormard, Jean Doubovetzky, Guy Doukhan, Dominique Dreux, Pierre-Louis Druais, Nicolas Dubuis, Dominique Dupagne, Serge Dupont, Pierre Dusein, Martine Engerrand, Serge Ericher, Georges Yoram Federmann, Fabien Foesser, Philippe Foucras, Jean-

Jacques Fraslin, Jacqueline Fraysse, Eric Galam, Antoinette Galerne, Philippe Garache, Jean-Pierre Garnier, Marcel Garrigou-Grandchamp, Bernard Gay, Jean-Marie Gendarme, Christiane Giraud, Jean Gires, Jean-Pierre Goguelin, Claude Got, Pierre Grandjonc, Jean-Claude Grange, Pierre Grave, Philippe Grunberg, Jean-Paul Hamon, Pascal Hericotte, Marcel Hess, Didier Joseph, Jean-Claude Joseph, Jacques Juillard, Georges Jung, Jean-Claude Kahn, Marie Kayser, Simon-Daniel Kipman, Jean-Pierre Laguens, Jean Laleuw, Stéphane Lambert, Pascal Lamy, Jean-Marie Le Guen, Philippe Le Rouzo, Jean-François Leduc, Marc Legrelle, Béatrice Lognos, Georges Lorenzo, Yves Maba, René Magniez, Eric Mahé, Christian Mallemont, Loutfaly Mamodaly, Pascale Marco, Hervé-Jean Maréchal, Jean Margaritora, Jacques Marlein, Pierre Martin, Alain Martinole, Jean-François Massé, Marité Mattera, Philippe Mauboussin, Philippe Masquelier, Jean-François Mazoyer, Didier Ménard, Eric Mener, Patrick Millour, Marc Mondan, Jean-Louis Montastruc, Paul Montastruc, Patrice Muller, Axel Munthe (†), Thierry Navelier, Pierre Nevians, Bernard Opoczynski, Anne-Marie Pabois, Alain Paupe, Elisabeth Pénide, Henri-Jean Philippe, Claude Pigement, Bernard Plédran, Georges Pradoura, Thérèse Prieur, Alain Queguiner, Olivier Querouil, Denis Rambour, Hugues Raybaud, Jean-Claude Régi, Vincent Renard, Guillemette Reveyron, Bruno Ripault, François Roche, Hugues Rohan (†), Jacques Rouillier, Frédéric Rouquier, Franck Roussia, Philippe Roux, Olivier Rozand, Marcel Ruetsch, Bruno Schnebert, Michel Sciara, Serge Ségu, Philippe Sopena, Thierry Stefanaggi, Xavier Tarpin, Marc Termonia, Bernard Topuz, Bruno Toussaint, Louis Van, Hervé Vilarem, Michel Villiers, Patrick Vogt, David Widgery (†), Richard Wild, Franck Wilmart, François Wilthien, Bruno Wisman, Marc Zaffran... et tous les autres.

À tous les collaborateurs de la revue *Prescrire*, http://www.prescrire.org

À tous les collaborateurs de la revue *Pratiques*, http://www.pratiques.fr

À tous les membres de l'association Formindep, médecins, citoyens, qui œuvrent pour une formation médicale indépendante au service des seuls professionnels de santé et des patients, http://www.formindep.org

À José Caudron, Olivier Cyran, Marie Desplechin, Jean de Kervasdoué, Sébastien Fontenelle, Eric Halphen, Richard Hasselmann, Bernard Maris, Michael Moore, Catherine Mills, Hélène Oswald, Christian Saout, Sandra Serrepuy-Boutin, Thierry Souccar, Roy Thinnes

À Marie-Pierre Lehmann, qui n'a pas eu le temps terminer « Le capitalisme est en train de s'auto-détruire » de Patrick Artus et Marie-Paule Virard

À l'équipe d'Ideneo : Frederic Denesle, Arnaud De Crouzet, Candice Martzel, http://www.ideneo.com, pour la conception et la maintenance de http://www.christianlehmann.net

Aux patients qui m'honorent de leur confiance,

À tous ceux qui, quel que soit leur métier, tentent de l'exercer avec persévérance, compétence, courage, honnêteté et lucidité.

« Près de moi seront des hommes, et être un homme parmi les hommes et le demeurer toujours, quelles que soient les circonstances, voilà le vrai sens de la vie. »

Fedor Dostoïevski,
in « Les Démiurges », *Nikos Lygeros*.

Parus aux éditions Privé

Sébastien Fontenelle
Un juge au-dessus des lois, janvier 2005.

Élise Galand et Romain Icard
Suzy contre mon gros loup, janvier 2005.

Monsieur X
Au secours ! Lionel revient, janvier 2005.

Bertrand Delais
Le Pire d'entre nous, février 2005.

Kevin Wells
Ma fille s'appelait Holly, mars 2005.

Guy Benhamou
Le Pacte, avril 2005.

Guillaume Dasquié
Al-Qa'ida vaincra, avril 2005.

Pierre Martinet
DGSE Service Action, un agent sort de l'ombre, avril 2005.

Camille Pouzol
Mon âge, mai 2005.

Jean-Claude Dague
Il ne me reste que l'honneur, juin 2005.

Jim Dwyer et Kevin Flynn
102 minutes, août 2005.

Emmanuelle Guilcher
Signoret, une vie, septembre 2005.

Pierre-Louis Basse
Séville 82, septembre 2005.

Farid Chopel et Brigitte Morel
Farid Chopel, et je danse encore !, septembre 2005.

Claude Ribbe
Une saison en Irak, septembre 2005.

Antoine Casubolo
La Vie rêvée de Pierre Goldman, octobre 2005.

Jean Saint-Iran
Les Cent Semaines, Villepin vu du Quai, novembre 2005.

Cécile Amar et Didier Hassoux
Ségolène et François, biographie d'un couple, novembre 2005.

Claude Ribbe
Le Crime de Napoléon, décembre 2005.

Jean-Michel Verne
L'Affaire Yann Piat, retour sur une manipulation,
janvier 2006.

John Paul Lepers et Thomas Bauder
Madâme, impossible conversation, février 2006.

Sébastien Fontenelle
Impunités françaises, février 2006.

François Némin et Henri Marnet-Cornus
Transport aérien : le dossier noir, mars 2006.

Karima
Karima, le prix du silence, avril 2006.

Jean Ker
Le Fou de Bruay, avril 2006.

Éric Halphen
Le Bal des outrés, mai 2006.

Guillaume Denoix de Saint-Marc et Candice Bal
Mon père était dans le DC10..., mai 2006.

Haïm Korsia
Être Juif et Français, mai 2006.

Rodolphe Albert
Les Secrets du PSG, juin 2006.

Antoine Casubolo
Coluche, l'accident... contre-enquête, juin 2006.

Mohamed Sifaoui
L'Affaire des caricatures, septembre 2006.

Laurent Wauquiez
Un Huron à l'Assemblée nationale, septembre 2006.

Hannah
Emprise, octobre 2006.

Valérie Duby et Alain Jourdan
Mort d'un banquier, les dessous de l'affaire Stern,
octobre 2006.

Sébastien Spitzer
Ennemis intimes. Les Bush, le Brut et Téhéran,
novembre 2006.

Jean-Michel Verne
Sous le Rocher... exactement, la Malédiction d'Albert, novembre 2006.

Pierre Martinet
De l'ombre à la lumière, novembre 2006.

Jean-Marc Fédida
L'Horreur sécuritaire. Les Trente Honteuses,
novembre 2006.

François Pupponi
La France d'en dessous, décembre 2006.

Fabrice Lhomme
Renaud Van Ruymbeke, le Juge, janvier 2007.

Corinne Tanay
Taisez-vous ! Vous ne savez pas, janvier 2007.

Sébastien Fontenelle
La Position du penseur couché, janvier 2007.

Hélène Risser
Faiseurs de rois, février 2007.

Composition PCA
44400 – Rezé

Impression réalisée sur CAMERON par

CPI
Brodard & Taupin
La Flèche

pour le compte des Éditions Privé
en janvier 2007

Imprimé en France
Dépôt légal : février 2007
N° d'impression : 39874
ISBN : 978-2-35076-053-7